高等医学院校康复治疗学专业教材

日常生活技能与环境改造

汪家琮 主编

華夏出版社

高等医学院校康复治疗学专业教材
组织委员会与编写委员会名单

本书编委会名单

主　　编　汪家琮

副 主 编　周红俊　刘根林

编　　委　(以姓氏笔画为序)

朱　平　刘松怀　刘根林　孙谢文　汪家琮

周红俊　郑　樱

总 序

康复医学是社会发展与进步的产物，与临床医学、预防医学、保健医学共同构成现代医学体系。我国于20世纪80年代开始发展康复医学，并在重视中西医结合的基础上，逐渐形成了自己的学科体系，具有鲜明的中国特色。康复治疗学是康复医学的基本内容之一。我国康复治疗师的需求量至少为30万人，而目前的从业人员只有1万名左右。为了解决康复治疗专业人才严重匮乏的局面，首都医科大学及其康复医学院（中国康复研究中心）和南京医科大学共同努力，使康复治疗学的大学本科教育在2001年首次获得国家教育部的批准，并在全国率先招收康复治疗学本科生，为我国康复医学的学科建设迈出了重要一步。

康复治疗学本科专业建设任重道远，包括师资队伍、系列教材、实习基地、资格认证和专科学会等许多方面，其中系列教材的编写是开展康复治疗学本科教育的最基本条件。首都医科大学康复医学院和南京医科大学第一临床学院联合组织编写的康复治疗学系列教材，填补了我国这一领域的空白，是我国康复医学发展历程中的一次创造性的合作。本套教材由国内著名的康复专家主持撰写，共计19种，多数著作为国内首部专著，内容新颖，应用价值高，涵盖康复治疗学的各个领域，将陆续由华夏出版社出版。

本套教材的特点是：既吸取国外的成功经验，又体现中国特色；既有循序渐进的系统理论，又有先进实用的诊疗技术；充分体现教材的科学性、思想性、先进性、启发性和适用性，以及基本理论、基本知识和基本技能；同时兼顾毕业前和毕业后教育，可以作为临床工作者的参考书。

1.《康复医学导论》由吴弦光主任医师编著，主要介绍康复与康复医学的概念，康复医学在现代医学体系中的地位及其内容和工作方式，是学习康复医学的入门教材。

2.《人体发育学》由江钟立主任医师编著，是国内第一部以新的视角论述人体发育与康复治疗理论的专著。

3.《运动学》由周士枋教授和丁伯坦教授主编，是国内第一部康复治疗理论的基础专著。内容包括：生物力学、正常人体运动学、运动障碍学、运动生理学、运动生化学、运动和心理。

4.《康复心理学》由贺丹军主任医师编著，从残疾人的角度入手，论述其心理特征及心理治疗的理论和技术，是国内第一部康复心理方面的专著。

5.《康复疗法评定学》由恽晓平主任医师主编，内容包括康复评定学概念，相关基础知识，评定原理，评定工具、方法以及临床结果分析，理论与临床操作相结合，兼顾学科进展。

6.《物理疗法与作业疗法概论》由桑德春副主任医师和吴卫红副主任医师等编著，主要介绍物理疗法和作业疗法的基本概念、基本理论、基本特点及学习、运用的基本方法。

7.《运动疗法技术学》由纪树荣教授主编，是国内第一部运动疗法技术学著作，详细介绍运动疗法技术的基本理论及常用的各种治疗技术，以及在实际工作中的应用方法。

8.《临床运动疗法学》由励建安教授编著，是国内第一部以功能障碍和康复问题为纲，演绎运动疗法及其临床应用的专著。

9.《文体疗法学》由金宁主任技师主编，主要介绍利用体育、娱乐项目对患者进行治疗的方法，是 PT 和 OT 的补充和延伸，也是国内第一部文体康复治疗的专著。

10.《理疗学》由乔志恒教授和华桂茹教授主编，内容包括：物理疗法概论、各种电疗法、光疗法（含激光）、超声疗法、磁场疗法、温热疗法、生物反馈和水疗法等。

11.《日常生活技能与环境改造》由汪家琮教授主编，是我国国内有关残疾人日常生活动作训练，以及患者住房和周围环境的无障碍改造的第一部专著。

12.《基础作业学》由陈立嘉副主任医师主编，主要介绍现代作业疗法的基本理论及实践，也是第一部此领域的专著。

13.《临床作业疗法学》由王刚主任医师和王彤主任医师主编，由大陆多位专家和香港、台湾学者共同撰写，是我国第一部作业疗法理论与实践的专著。

14.《假肢与矫形器学》由赵辉三主任医师主编，内容包括：与假肢装配有关的截肢，截肢者康复的新观念、新方法，常用假肢、矫形器的品种特点、处方方法和装配适合性检验方法。

15.《中国传统康复治疗学》由许健鹏教授和高文铸教授主编，上篇简要介绍中国传统医学的基本理论；下篇阐述临床中常用且比较成熟的中国传统康复疗法。

16.《言语治疗学》由李胜利教授主编，借鉴国际言语康复的现代理论和技术，结合国内言语康复的实践经验编写而成，是目前国内内容最全面的言语治疗学教材。

17.《物理疗法与作业疗法研究》由刘克敏博士和陈巍副主任医师主编，是国内第一部指导 PT、OT 专业人员进行临床研究的教材，侧重于基本概念和实例分析，实用性强。

18.《临床康复学》由关骅教授主编，书中介绍康复医学在专科康复各领域的最新进展，反映康复医学与临床治疗医学各专业在早期康复方面的联系，是国内第一本临床康复学教材。

19.《社区康复学》由赵悌尊研究员主编，书中借鉴国际社区康复理论，结合我国社区康复实际，介绍社区常见病残的基本知识、康复训练与服务、残疾预防和常见训练器具等。

在本套丛书的编写过程中，各位编写者都本着精益求精、求实创新的原则，力争达到精品教材的水准。但是由于编写时间有限，难免出现不当之处。欢迎广大读者提出宝贵的意见和建议，以便再版时修订。

本套教材的编写得到日本国际协力事业团（JICA）的大力支持，谨此表示衷心感谢。

高等医学院校
康复治疗学专业教材编委会

2003年6月

前 言

本书是康复治疗学专业系列教材之一。主要为培训康复治疗专业人员而写,同时亦可作为其他康复工作者的参考用书。现就本书的编写作以下说明:

由于本书涉及基础和临床的多方面内容,根据中、日双方专家多次讨论的意见,将所有内容分成三篇进行编写。第一篇是日常生活技能总论,详细介绍日常生活活动的主要内容,日常生活活动能力障碍的主要表现和评定方法,重点介绍物理疗法和作业疗法的基本理论、基本技术及基本操作手法;第二篇是日常生活技能各论,针对造成日常生活活动障碍的常见疾病,分别介绍物理疗法和作业疗法的日常生活活动训练的主要操作技术;第三篇是环境改造,简要介绍我国无障碍环境改造的现状,强调建立无障碍设施的意义,针对城市和农村的不同特点,提出一些具体的无障碍改造方案。

本书编写过程中力争达到下列要求:既有可靠的理论依据,又有较强的可操作性。但由于作者的水平所限,加上时间仓促,文章中不妥之处,请读者加以指正。

本书参考了大量的日文文献。日文的翻译工作,按章节为序,由下列同志帮助完成:吴志文、何静杰、王烨、杨祖福、刘璇、刘建宇、李洁辉。本书初稿的文字校对工作主要由郝春霞医师协助完成。他们的工作都是利用业余时间完成的,在此谨向他们及他们的家人表示衷心的感谢!

本书承蒙周士枋教授和纪树荣教授审阅并提出了很多宝贵意见,特此致谢!

编 者

目　录

第一篇　日常生活技能总论

第二篇 日常生活技能各论

第三篇 环境改造

第一篇

日常生活技能总论

第一章　日常生活活动概述

第一节　日常生活活动的概念与范围

人们因年龄、性别、民族、职业、所处地区和环境的不同,生活方式千差万别,日常生活内容和习惯也各不相同,但生活是人的一种基本权利,人们的日常活动也就具有许多共同之处。以全面恢复人类天赋权利为宗旨的康复医学对日常生活活动(activities of daily living,ADL)的重视是不言而喻的,康复训练的基本目的就是要改善患者的日常生活活动能力,使他们能在家庭、工作和社会生活中最大限度地获得自理。一般认为,日常生活活动是指人们为维持独立生活而每天所必须反复进行的、最基本的一系列身体动作,即进行衣、食、住、行、个人卫生等日常生活的基本活动。日常生活活动是每个人从事学习、生产劳动或娱乐活动的基础。日常生活活动能力是一种综合能力,它对每个人都是非常重要的。在正常人,这种能力极为普通,无需作任何特殊努力即可具备;但对于患者则往往需要经过反复甚至艰苦的训练才有可能获得。

广义的日常生活活动可分为自身照顾活动和生活关联活动两部分。自身照顾活动的内容包括床上活动、进食、清洁整容、穿脱衣服、入厕、入浴、室内移动等最基本的自理活动。生活关联活动(activities parallel to daily living,APDL)是指与日常生活相关联的应用活动,如家务劳动、外出活动等。家务劳动包括炊事、洗涤、清扫、缝纫、育儿等。以炊事为例又可再分为采购、清洗、烹调、饭后清理等系列活动。外出活动包括交通工具使用、公共建筑出入等。生活关联活动也可分为室内活动和室外活动,是作为家庭和社会的一员,在参与家庭生活、社会生活时需要进行的活动,但这些活动并非是任何人为了独立生活而每天都需要进行的活动,如育儿、购物等,可因人而异。

生活质量,也称为生命质量(quality of life, QOL)。它是在世界卫生组织(World Health Organigation,WHO)推荐的健康新概念的基础上构建的。WHO关于健康的提法是"人们在躯体上、精神上及社会生活中处于一种完全良好的状态,而不仅仅是没有患病和衰弱"。这一概念是由单纯生物医学模式向生物心理社会综合医学模式转变的体现。一般认为,生活质量是指个人对自身的物质生活、身心健康和社会职能等各方面的满意程度。医学界研究的重点是残疾对个人或人群生活质量的影响。目前,国际上对于患有不同类型疾病的人群生活质量的评价,还没有统一的标准。由于生活质量评价的内容较广泛,它可以归纳为五个大的方面:①躯体方面,包括症状、体征、辅助检查结果、器官功能和残疾类型、残疾程度等。这方面的评价,以日常生活自理能力为主要内容。②心理方面,包括个人生活满意程度、精神状态、心理活动和承受能力等,其中包括自信心、自卑感、自控力、负罪感、情绪等。③社会方面,包括人际关系、交往能力、社会地位、社会活动范围等。④职业方面,包括就业情况、就业机会、就业能力及经济收入等。⑤健康意识方面,包括对目前健康状况的评价、既往病史的看法、未来健康的展望和对残疾的认识等。

第二节 日常生活活动的主要内容

日常生活活动的范围非常广泛。下面分别予以论述。

一、起居

起居活动的内容非常广泛,包括翻身、坐起、躺下、卧位移动、坐位移动以及站立、坐下、室内行走或使用轮椅移动,轮椅至床、椅子、便器之间的转移等。起居活动往往是为了某种目的而进行的一系列动作。它是构成全部 ADL 动作的基础动作。例如以轮椅使用者为例,为了完成入厕动作,就需要从床上坐起,先转移到轮椅上,去到厕所后再转移到便器上进行排泄。影响起居活动的因素见表 1-1-1。

表 1-1-1 影响起居活动的因素

起居活动	身体功能				认知、心理和精神	社会、环境
	躯干	下肢	上肢	手指		
翻身	◎	○	○	△	有移动的欲望	床的大小合适
床上左右、上下移动	◎	◎	◎	○	正确的身体动作	拥有移动的空间
					空间的认识	利于移动的环境
仰卧位→长坐位	◎	○	◎	○	方向的理解	简明的道路标识
仰卧位→端坐位	◎	◎	◎	○	认识移动的目的	便利的公共设施
坐位前后移动	◎	◎	◎	○	使用方法的理解	楼梯有扶手
坐位侧方移动	◎	◎	◎	◎	台阶的高度合适	
四肢爬行	◎	◎	◎	○	不怕与人的交流	
轮椅移动	○	△	◎	◎		
蹲起	○	◎	△			
站立	◎	◎	△-○	△		
步行(手杖)	○	◎	△-◎	△-◎		

注:◎ 表示关系非常密切;○ 表示关系较密切;△ 表示有一定关系。

二、进食

进食动作仅限定于从盛有食物的容器中舀起送入口中的动作。进食动作作为转移动作来考虑的话,有将餐具摆在餐桌上,将食物盛在容器里,把食物分开等,不包括周围的其他动作。吃完饭收拾剩饭及餐具等,都不包含在内。进食动作之前存在着食欲问题,作为进食动作,首先要做的是将食物分成一口大小,要将整条鱼分开,用小刀将肉切成块,将油炸食品分开等,由于食物的种类形状不同,一口大小的食物可以用筷子夹起,用勺子舀起,用叉子叉住等,最后放入口中。将吃饭的姿势、头的位置和活动范围、视觉范围、上肢活动的范围、餐具的持握和操作、吃饭时手的活动范围和协调性、口的张开程度等,与功能障碍相联系,是很有必要的。由于偏瘫患者不能保持稳定的坐位平衡,需要健侧肢体支撑,有时不能用上肢完成进食动作。脑瘫患儿因为在将食物放入口中、咀嚼、吞咽方面有许多困难,所以应该使用进食自助具。影响进食活动的因素见表1-1-2。

表1-1-2　影响进食活动的因素

进食活动		身体功能						认知、心理和精神	社会、环境
利手(健侧)	非利手(患侧)	躯干	下肢	上肢	手指	咀嚼	吞咽		
取餐具		◎	△	◎	◎			餐具的认识	有进餐场所
食物分成一口大小	持餐具将食物固定	○		◎	◎			使用方法的理解	去食堂方便 合适的餐桌
将食物夹起(舀起)		○		◎	◎			食物形状的理解和固定	习惯使用的餐具
								空间的认识	
								清醒状态	
向口方向移动	餐具放近嘴边	◎		◎	◎			注意力集中	
食物放入口中		○		○	◎			餐前洗手	
								规律的进食习惯	
咀嚼		○				◎		文明的进餐礼仪	
吞咽		○					◎	能与他人共同进餐	
上述动作重复进行直到进食完毕									

注:◎ 表示关系非常密切;○ 表示关系较密切;△ 表示有一定关系。

三、排泄

排泄是指有便意、尿意时,移动到厕所去完成排泄动作。去厕所困难的患者可使用集尿器或使用尿布。由于手指功能差,颈髓损伤患者在使用集尿器时,需用自助具。也有采用自我导尿技术的。对于移动能力受限的偏瘫患者,考虑使用移动式厕所。这时床与移动式厕所的位置关系、扶手有无等就必须要适应个人能力采取最佳方法。女性来月经时,卫生巾的更换,卫生内裤的穿脱,被血液污染的内裤和便器的清洁保持等,应专门考虑。影响排泄动作的因素见表1-1-3。

表 1-1-3　影响排泄活动的因素

排泄活动		身体功能					认知、心理和精神	社会、环境
利手(健侧)	非利手(患侧)	躯干	下肢	上肢	手指	其他		
打开厕所门		◎	○	◎	◎		尿意、便意的控制	便利的厕所适当的设备
进入厕所		○	◎				空间的认识	偏瘫手使用的卫生纸装置
关厕所门		◎	○	◎	◎		使用适当的装置	
站在适当位置		△	◎				厕所排泄的习惯	
脱外裤和内裤	辅助健侧	◎	◎	◎	◎		清洁的意识	
坐在便器上		◎	◎		◎			
排泄完毕		◎	○		○	◎		
取适量卫生纸	辅助健侧	◎	○	○	◎			
擦净会阴部		◎	○	◎	◎			
站起		◎	◎	○	◎			
穿内裤和外裤	辅助健侧	◎	◎	◎	◎			
洗手擦干	同左	◎	○	◎	◎			
打开厕所门		◎	◎	◎	◎			
离开厕所		○	◎					
关厕所门		◎	○	◎	◎			
卫生巾的更换和使用		◎	○	◎	◎			

注:◎ 表示关系非常密切;○ 表示关系较密切;△ 表示有一定关系。

四、整容

整容动作通常包含刷牙、洗脸、梳头动作。整容动作的延伸有化妆,有的也包括剪指甲、剃胡须、用纸擦鼻涕等。刷牙也属于健康管理的内容。对于偏瘫患者,由于身体功能的原因,用两手舀起水洗脸,是非常困难的,可对于普通人,一只手就能完成。因此在这种场合,身体前屈,脸靠近水龙头,洗脸时不让水顺着手掌流向肘部,这样做对于患者也许太难了。对于有认识-失忆症状的患者,可能出现剃须时将一侧脸部刮伤,刷牙动作笨拙,梳不好头发等情况。偏瘫程度很重的情况下,为了健侧的手剪指甲的问题得到解决,可使用指甲剪自助具。颈髓损伤患者可以使用自助具,将剃须物品固定在手掌中剃须。影响整容动作的因素见表 1-1-4。

五、入浴

入浴通常是指用热水洗澡,有进入浴盆、浴池或淋浴这几种形式,包括进行简单的全身擦洗,手足部分泡洗等。用热水泡澡是解除每天疲劳的有效方法。对于颈髓损伤或其他移动困难的患者,根据实际情况,洗澡时可使用自动移动装置,如浴缸内的升降机装置。该装置能够使入浴者向侧方或前后方向移动。影响入浴动作的因素见表 1－1－5。

表 1－1－4　影响整容活动的因素

整容活动		身体功能							认知、心理和精神	社会、环境
利手(健侧)	非利手(患侧)	躯干	下肢	上肢	手指	口腔	脸部	其他		
去洗脸间		○	◎						空间的认识	方便的设备
取牙刷牙膏		◎		◎	◎				工具的选择	舒适的环境
打开牙膏盖	辅助健侧	○	○	◎					清洁身体的意识	
将牙膏挤在牙刷上	辅助健侧	○	◎	○					能接受社会的礼仪	
刷牙		○	◎	◎	◎					
打开水龙头		○	○	◎	◎					
用杯子接水										
漱口		◎	○	◎	○	◎	◎			
舀起水洗脸	辅助健侧	◎	○	◎	◎		◎			
擦脸	两手擦拭	○	○	◎	○		◎			
取梳子		◎	○	◎	◎					
梳头发	压住头发	○	○	◎	◎			颈部		
离开洗脸间		○	◎							

注：◎ 表示关系非常密切；○ 表示关系较密切。

表 1－1－5　影响入浴活动的因素

	入浴活动		身体功能				认知、心理和精神	社会、环境
	利手(健侧)	非利手(患侧)	躯干	下肢	上肢	手指		
在更衣室脱衣服	解开衣扣	辅助	◎	◎	◎	◎	有入浴愿望	有洗澡场所
							对空间的认识	进出方便
进入浴室	开关门		◎	◎	○	○	对工具的认识	环境舒适
进入浴盆	抓住浴盆边缘	同左	◎	◎	○	○	洗澡好坏的判断	
出浴盆	同上	同左	◎	◎	○	○	清洁的习惯	
冲洗身体	用毛巾搓	用毛巾搓后背	◎	○	◎	◎		
洗头发	洗头发	同左	◎	○	◎	◎		
出浴室	开关门		◎	◎	○	○		
擦干身体和头发	拿毛巾擦		◎	○	◎	◎		
穿衣服	穿衣系扣	辅助	◎	◎	◎	◎		

注：◎ 表示关系非常密切；○ 表示关系较密切。

六、更衣

更衣是指更换衣服。衣服一般是用软布料做成的，衣服穿着的基本要求是舒服。但特别软的衣服对认知障碍的患者来说很难穿上。完成更衣动作要求患者有如何使衣服的部位与身体部位相适应的认知判断能力。从社会的方面来看，更衣动作也是非常重要的。着装与时间、场所、目的相适应是作为一个社会人应掌握的常识和行为。影响更衣动作的因素见表 1-1-6。

表 1-1-6 影响更衣动作的因素

更衣活动		身体功能					认知、心理和精神	社会、环境
利手(健侧)	非利手(患侧)	躯干	下肢	上肢	手指	其他		
拿起衣服	同左	○		◎	◎		更衣的愿望	容易穿脱的衣服
穿上一侧袖子或裤腿	辅助	◎	◎	◎	◎	◎	对空间的认识	有不同季节的衣服
穿上另一侧	辅助	同上	(裤子)	(上衣)		(头部)	对时间的认识	有不同场合的衣服
对齐衣领或提上裤子	辅助	◎	○	○	◎		选择合适的服装	
系扣拉锁	辅助固定	○			◎			
整理衣服	同左	○		◎	◎			
脱衣动作与上述动作相反								

注：◎ 代表关系非常密切；○ 代表关系较密切。

七、交流

交流是由发出信息者和接收信息者相互交流信息而组成的一系列活动。交流可以是人与人之间的信息交流，也可以是指人与周围环境之间的信息交流。信息有语言方面和非语言方面的。使用语言是人们进行信息交流的常用方式，具有简单和方便的特点。非语言方面包括：身体动作(如手势、表情、眼神等)和声音特点(音质、音调、语速、语调)以及时间、空间和环境的利用。当使用语言进行信息交流发生困难时，人们就需要通过非语言方式进行信息交流。非语言交流的形式有多种。例如：聋哑人使用的手语、在手掌中用手指书写词句、笑代表高兴、哭代表痛苦或难受、外眼角向上扬起表示愤怒、故意咳嗽使对方停止谈话、说话时用手轻拍对方肩膀表示亲切等。许多疾病可以造成人们交流活动的障碍。不同的障碍可采用不同的代偿方式来解决。例如：对于发音困难又四肢活动能力差的患者，可以用嘴或手指操纵电脑来发出声音传达信息，以完成简单的交流活动。

八、家务

家务是指家庭中的日常事务。家务的范围非常广泛,从简单的扫地到复杂的烹饪,都属于家务的内容。每个家庭的家务的内容是不一样的,做家务的方式也可能不一样。一般来说,家务的内容可以分为三个层次。第一是为了满足生理需求的家务,如与进食、睡眠、排泄相关的准备工作;第二是为了生活的舒适而进行环境的调整,如扫地、布置家具、给阳台上的花浇水等;第三是家族内部、与邻居或社区居民的各种关系的处理。做家务需具备下面六方面的能力:移动能力、上肢能在一定范围内活动、手有精细动作能力、足够的体力、基本的智力、交流能力。下面以烹饪为例加以说明:在做烹饪准备工作过程中,需要在厨房内或厨房和贮藏室之间来回走动,反复拿起、放下各种物品,完成这些动作需要有移动能力以及上肢和双手的配合;做菜过程中要放适量的调味品,完成这一动作要求手的精确配合及基本的智力;在较热的环境中坚持操作一段时间,需要有足够的体力支持;要做出符合要求的饭菜,需烹饪者与服务对象之间反复进行交流,因而烹饪者应具备一定的交流能力。另外,充足的光线、清新的空气、整洁的环境、愉快的气氛,都有利于提高做家务的效率。

九、健康管理

健康管理是指对影响健康的一些日常行为,如进食、睡眠、活动、休息进行合理的安排,养成规律的作息习惯,以利于保持健康状态。另外,坚持定期查体、保持心情愉快、经常参加一些体育锻炼、戒除烟酒等不良嗜好、学习对各种疾病的预防知识等,也属于健康管理的内容。脑血管病、心脏病、糖尿病等疾病长期以来被称为生活习惯病,改变不良的生活习惯,对于控制这些疾病的发展起着重要作用。对心、脑血管病患者要进行低胆固醇和低盐的饮食管理,对糖尿病患者应进行热量控制。为治愈压疮患者,除了注意局部减压之外,补充足够的蛋白质是非常关键的。健康宣教是进行健康管理的重要方式。由于各种原因,口头的宣传容易被忘掉。健康宣教应该反复进行,并且有专人抓具体指导和落实。以服药管理为例:医生应向患者说明每种药物的作用,并强调按时服药的重要性;护士应定时将药品送到患者手中,并监督患者按时服药。服药期间有无禁忌、饭前服还是饭后服、常见的副作用有哪些,应该反复向患者提醒这些问题,以引起患者注意。

十、外出

外出指离开家到外面去活动或办事。外出的意义有三个方面:社会性的外出(如上班、上学等);娱乐性的外出(如旅游、体育活动);为满足基本生活需要的外出(如购物)。买东西或上银行之类的事情可以委托他人去办理,可是像看电影、听音乐会之类的事情必须亲临现场亲身感受就如同上厕所一样,如果被他人代替的话就完全没有意义了。对于脑血管病的老年患者,最初,年龄问题是妨碍他们外出的主要原因。随着他们功能障碍的加重,外出活动越来越困难,使得他们越来越不想外出。他们每天在家中无事可做,逐渐变得情绪低落,心情压抑。因此,有必要帮助这些患者积极外出活动,以利于改善他们的心理状态。

下面分析外出活动过程中可能遇到的问题。首先从室内移动到户外,患者遇到的困难是要经过台阶和狭窄的通道;从居所到公路可能会遇到高低不平或光滑的路面,容易使患者摔倒;到达公路以后,由于拥挤或交通堵塞使患者移动困难。另外,有的患者担心外出时给别人带来麻烦或受到他人的歧视,因此也不愿意外出。由于外出存在种种困难,有的截瘫患者从医院回家后,一直没能外出。

为鼓励残疾患者外出,提高其生活质量,社会有关部门应大力加强无障碍设施的建设,并提供残疾人活动和娱乐的场所,尽量为残疾人外出提供方便。

十一、作息时间安排

每天 24 小时可以大概划分为活动时间和休息时间两部分。活动时间中,对上班者来说,职业活动占大部分时间,其他的活动时间包括做家务和维持生活以及闲暇和娱乐的时间,还有为了提高职业能力、了解社会形势、取得某种资格等而花费的时间。休息时间是指以睡眠为主的恢复精神和体力所花费的时间。

对于一些体力较差的患者来说,需要比正常人更多休息时间。如慢性关节炎的患者,根据疾病的性质,患者只要能够做一些简单活动就可以了,每天需要 10 小时以上的睡眠时间(包括两小时的午睡时间),家务等活动也不要持续很长时间,只要感觉疲劳就马上休息,按照这些要求去做是很必要的,这样有利于防止病情的反复发作。

作息时间管理需要根据功能障碍的程度和病情的特点灵活处理。精神障碍的患者经常出现反常的作息习惯,无法正常工作和学习,并影响周围人的休息。因此,养成良好作息习惯是训练的重要目标。某些疾病的治疗需要增加睡眠时间,可以使用药物,使患者早睡。

每个训练人员都应该重视指导患者如何进行作息时间安排。针对每位患者的不同特点进行合理的作息时间安排,以保证每位患者都能够参加适当的社会活动,愉快的度过每一天。

十二、公共设施的利用

公共设施可分为公共场所和公共交通两部分。前者包括:医院、邮局、银行、商场、公园等;后者包括:公共汽车、火车、地铁、轮船、飞机等。从患者的身体状况来考虑,进入公共场所需要解决的问题包括:如何从居所移动到道路再移动到场所,如何从一层移动到各层或到各房间,如何使用洗手间等;利用公共交通所需要解决的问题包括:如何从居所移动到车站,如何上下车,如何搬运行李,如何购票等。另外,当需要他人帮助时如何求助的问题,也需要训练人员加以考虑。

第三节 日常生活活动能力的获得和自立

在婴幼儿期至儿童期的发育过程中,随着运动能力和智力的不断发展,身体的协调性以及心理和社会性的发展也在不断提高,与此同时,儿童的日常生活活动能力逐步增强并日趋熟练,最终走向自立。在表 1-1-7 中 Havighurst 介绍了人在不同时期应该掌握的日常生活活动能力,对训练人员制订不同年龄段的患者的康复目标具有参考价值。

表 1-1-7 不同时期的 ADL 能力 (Havighurst 1925)

发展阶段	发展目标
婴幼儿期	学习步行 学习拿取固体食物 学习说话 学习排泄 性的差别的学习 达到生理的安定 形成对社会、物体的现实的简单概念 学习与双亲及兄弟姐妹的人际关系 善恶的区别,良心的学习
儿童期	在日常游戏中学习必要的身体技能 把自己看作是生活中的一员,形成健康的态度 学习与游戏的伙伴保持良好的关系 作为男人或女人应承担的社会责任的学习 发展读、写、算的基础能力 发展在日常生活中的必要概念 良心、道德、价值观的发展 完成个人独立 发展对待社会团体和制度的态度
青年期	保持两性朋友的新的成熟的人际关系 完成作为男性或女性应承担的社会责任(角色) 接受自己身体的变化及身体可以有效地发挥作用 不依赖双亲及大人完成情绪独立 建立经济独立的目标 职业的选择及职业前的准备 为结婚和家庭生活做准备 完成作为市民必须掌握的技能和概念 作为社会一员应承担的责任和采取的行动 指导行动的价值观和伦理体系的形成
壮年初期	选择配偶 与结婚对象一起学习生活 家庭生活的开始 孩子的哺育 家庭的管理 承担市民的责任 发现寻找合适的社会团体
中年期	完成成年人的社会责任和市民义务 维持和确立一定的经济水平 能得到 10 岁左右孩子的信任并帮助他们成为一个幸福的成年人 充实自己的业余生活 把自己和自己配偶的个人的人际关系处理好 理解中年期的生理变化,并能适应这一变化 逐渐适应迈入老年人的生活

（续表）

发展阶段	发展目标
老年期	适应身体的肥胖和健康衰退 适应退休及收入减少 适应失去配偶的生活 要与同龄老年人建立良好的关系 确立能够满足生活需要的准备体制

人们在一定日常生活状态下表现出的行为方式叫习惯，它形成了民族文化的一部分。基本生活习惯是为了适应社会而培养成的，是社会的要求，是不分民族和种族的。日常生活活动当中，饮食、睡眠、排泄是伴随着生理机能的发展而发展，更衣和清洁行为是建立在社会、文化、精神的基础上而发展起来的。不同年龄儿童的 ADL 能力见表 1－1－8a～c。

研究表明，由于父母养育子女的知识和关心程度的不断加深，现代社会的儿童在日常生活活动方面更早自立。但是，由于过多的干涉，儿童在创造性和积极性方面有被阻碍的倾向。

表 1－1－8a　不同年龄段儿童的 ADL 能力

	6 个月～1 岁 11 个月	2 岁～3 岁 5 个月
饮食	拿着奶瓶喝奶 拿着杯子喝水 使用勺子、叉子自己吃饭 自己剥桔子皮自己吃桔子	能把牛奶和果汁倒入杯子 吃饭时能用筷子吃饭
排泄	能注意到自己的排泄物 排尿后发出声音告诉别人	有大小便时能告诉别人 想去厕所时能告诉别人 如果想去厕所，自己可以去厕所大小便
起居移动	能爬 独立步行 手扶着扶手 1 个人能登楼梯 不用大人牵手 1 个人可外出	一个人可以上楼下楼 即使不用牵手，一个人可以在人行道上走路
入浴		即便洗头也不哭泣
整容		可以自己洗手 即使不完全但也养成了刷牙的习惯
更衣	别人给穿衣服时有必要的响应，伸出手和脚	可以脱袜子 一个人可以穿运动鞋 自己会穿裤衩 会穿脱简单的服装
交流	别人叫自己的名字能知道 会说一个单词 明白简单的命令	会说 1 个单词 会说日常问候语 会说自己的姓和名 能说出自己看到和听到的事
写字	在纸上乱写乱画	
家务		可帮助准备饭菜和饭后收拾饭桌

表 1－1－8b　不同年龄段儿童的 ADL 能力

	3 岁 6 个月～4 岁 11 个月	5 岁～6 岁 5 个月	6 岁 6 个月～8 岁 5 个月
饮食	吃饭当中不会从座位上随便站起来	可以很好地使用筷子 能打开果汁瓶的盖子	能小心使用小刀之类的锋利东西
排泄	可以独自去家外的厕所解手，排便后可自己使用手纸		上床之前可以自己去厕所
起居移动	可以独自去附近朋友家和游乐场所 可遵从十字路口信号过马路	可以自己去学校 距离 1km 左右并经常去的场所，可独自步行去	能明白[禁止横穿][危险]等标识并按指示去做
入浴	洗澡时可以自己洗身体	洗澡后会用毛巾擦干身体	可以自己洗澡
整容	刷牙漱口 独自洗脸、擦脸 可以自己用梳子梳头	会拧抹布和毛巾	指甲长了会自己剪
更衣	可以独自穿脱普通衣服	穿鞋时能分清左右 衣服湿了脏了即使大人不说自己也会换 会系带子、解带子	即使父母不说自己也能够收拾脱下的衣服
交流	可以用电话进行简单的通话 能读数字和简单的字 能与同伴谈论电视的内容	能认真传达老师给家长的带话 能阅读理解一些简单的书	必要时自己可以打电话 需要时能够记一些要事要点的笔记
写字	可根据示范画出圆、三角形、四角形	能写自己的姓和名	能写一些关于身边发生的事的简单文章 能亲自给朋友写贺年卡并写好收信人姓名寄出
家务	可以用剪刀剪出简单的图形		能小心使用小刀等锐利物品 能使用锤子和螺丝刀

表 1－1－8c　不同年龄段儿童的 ADL 能力

	8 岁 6 个月～10 岁 5 个月	10 岁 6 个月以上
饮食		能很好地遵守吃饭时的规矩礼仪
排泄		
起居移动	可以独自乘坐电车或公共汽车去熟悉的地方，即使中途需换车也可以去；如果别人告诉路线，即使没去过的地方也能去；即使相当远的地方也可以骑自行车往返	需要时可看懂交通工具时刻表和费用表；可以独自边问路边看地图到达没去过的地方；即使不认识的地方，自己也可以利用交通工具前往
入浴		
整容		
更衣	可根据天气和当日的活动来选择合适的衣服	注意自己的仪表，根据场合穿合适的服装

（续表）

	8岁6个月～10岁5个月	10岁6个月以上
交流	对长辈能使用尊敬语言 可以通过查字典搞清楚不懂的语言	能够考虑到对方的立场来讲话；可以阅读理解报纸上的记事及小说等；能关心电视中新闻和时事；能正确区分和使用尊敬语言
写字		
家务	可以独自打扫房间；能操作使用吸尘器、洗衣机等家电；能有计划地存钱买东西；能使用煤气灶、电暖瓶烧开水；可以独自烧开水沏茶	能在自己的房间及教室贴装饰画使房间变得漂亮；会缝扣子；会用小刀或菜刀削果皮或蔬菜皮；会做简单的菜；会维修简单的电器器具

（汪家琮）

第二章　日常生活活动障碍

第一节　ADL 障碍的原因

日常生活活动障碍可由外伤、疾病、发育缺陷或精神因素等多种原因所引起。ADL 障碍可分为临时性和永久性两种情况。人体轻度受伤或所患疾病能够治愈可导致临时性的 ADL 障碍，如轻度踝扭伤可导致短时间的步行困难。人体严重受伤或所患疾病不能治愈则可能导致永久性的 ADL 障碍，如完全性脊髓损伤可导致永久性的步行困难。

引起 ADL 障碍的具体原因有：

1. 疾病

(1)传染病　如脊髓灰质炎、乙型脑炎、脊柱结核等。

(2)孕期疾病　如风疹、宫内感染、妊娠毒血症等。

(3)慢性病和老年病　如心脑血管疾病、慢性阻塞性肺疾病、类风湿性关节炎、多发性硬化病、帕金森病、颈椎病、肩周炎、糖尿病、肿瘤等。

2. 营养不良　如蛋白质严重缺乏可引起智力发育迟缓，维生素 A 严重缺乏可引起角膜软化而致盲，维生素 D 严重缺乏可引起骨骼畸形等。

3. 遗传　可致畸形或器官功能障碍、精神发育迟滞、精神病等。

4. 意外事故　如交通事故、工伤事故、运动损伤、产伤等。可致颅脑损伤、脊髓损伤、骨骼肌肉系统损伤、脑瘫等。

5. 物理、化学因素　如噪音、烧伤、链霉素或庆大霉素中毒、酒精中毒等。

6. 社会、心理因素　可致精神病、心理障碍等。

第二节　ADL 障碍的表现

ADL 障碍的表现与受伤或患病的部位及严重程度有关。以脊髓损伤患者为例，轻度圆锥马尾神经损伤的患者，除了大小便的控制能力受一定的影响以外，其他 ADL 能力完全正常。ADL 障碍的常见表现见表 1－2－1。

表 1-2-1 ADL 障碍的常见表现

ADL	ADL 障碍表现	常见原因
起居	不能翻身、坐起，移动困难	脑血管意外，脊髓损伤，脑瘫
进食	不能握匙，吞咽困难	颈椎损伤，脑血管意外
排泄	大小便失禁	脊髓损伤
整容	不能拿毛巾、牙刷、梳子	颈椎损伤
入浴	不能拿毛巾搓后背	脑瘫，脊髓损伤
更衣	不能完成穿脱衣服动作	脑血管意外，脊髓损伤，脑瘫
交流	不能听、说、写	脑血管意外，盲、聋、哑
家务	不能拖地、烹饪	脑血管意外，脊髓损伤，脑瘫
健康管理	不能按时服药	精神病
外出	不能上台阶、上下公共汽车	脊髓损伤，脑瘫
作息时间安排	作息时间反常	精神病
公共设施的利用	不能去邮局、银行	脊髓损伤，盲、聋、哑

第三节 ADL 障碍的国际分类

康复医学的对象主要是 ADL 障碍的残疾人，其目的是使残疾人丧失或受损的功能得到最大限度的恢复、代偿或重建。因此，学习掌握残疾的概念及分类方法对残疾预防和康复治疗有着十分重要的意义。

一、残疾与残疾人的概念

1. 残疾的定义　残疾是指不能正常生活、工作和学习的一种状态，表现为身体上和精神上的功能障碍或缺陷，包括不同程度的肢体残缺、感知觉障碍、活动障碍、内脏器官功能不全、精神情绪和行为异常、智能缺陷等。

2. 残疾人的定义　残疾人是指由于身体或精神上的不健全，部分或全部失去以正常方式从事个人或社会生活能力的人（WHO，1975 年）。

由于各国经济文化与社会福利制度等的差异，对残疾人制定了不同的政策，以利于保障残疾人权益。不同的国际组织与国家从不同角度提出了残疾人的定义及评定标准。

国际劳工组织对残疾人的定义是：经正式承认的身体和精神损伤在适当职业的获得、保持和提升方面的前景大受影响的个人。据统计，目前全世界残疾人总数约为 5 亿，占世界人口总数的 8%左右。

从康复的角度看，作为一个特殊的群体和个体，残疾人具有以下特点：

第一、残疾人一般都具有不同程度的生活和工作的潜力，经过康复训练和提供康复服务，这些潜力可以得到发挥，使残疾人的生活工作能力得到改善。

第二、残疾人是在身心活动上有不同程度困难的群体，这是由于残疾的存在和影响造成的，应该给与特殊的关心和照顾，以利于克服这些困难的影响，为他们能力的充分发挥创造必要的条件。

第三、残疾人和健全人一样，在社会上享有同样权利和机会，不应受到任何歧视。

因此，WHO认为，需要在社会生活的一切领域为残疾人的充分参与而对环境做出必要的调整，要求社会改变其对残疾人的态度和观念，保障残疾人参与社会生活的基本权力。

二、国际残疾分类

传统的疾病模式是：病因→病理→临床表现。WHO有关专家对多种疾病的过程做了大量的调查研究后提出，这一模式未能说明与疾病有关的全部问题，因为疾病的后果除了治愈和死亡之外，还有相当一部分遗留或伴随着各种残疾。1980年，WHO按照残疾性质、程度和影响，把残疾分为病损(impairment)、失能(disability)和残障(handicap)三个类别。

1. 病损　又称“结构功能缺陷”，指身体结构和功能(生理、心理)有一定程度的缺损，身体和精神与智力活动受到不同程度的限制，对独立生活或工作和学习有一定程度的影响，但个人生活仍能自理，其影响在组织器官水平上。对这类残疾者应积极进行临床治疗和康复功能训练，以防止功能障碍的出现和发展。

病损可分为：

(1)智力病损。

(2)心理病损。

(3)语言病损。

(4)听力病损。

(5)视力病损。

(6)内脏(心肺、消化、生殖器官等)病损。

(7)骨骼(姿势、体格、运动)病损。

(8)多种综合的病损。

在每一类病损中又有许多细分项目。

2. 失能　又称“个体能力障碍”，指由于身体组织结构和功能缺损较严重，身体和精神与智力活动明显障碍，不能独立进行日常生活活动(如穿衣、洗漱)，其影响在个体水平上，造成个体活动能力障碍。对有个体生活活动能力障碍但尚未影响其社会生活功能者，应进行多方面的康复治疗、教育和训练，发展其代偿能力，或以器具辅助，以补偿能力的不足。

失能可分为：

(1)行为失能。

(2)语言交流失能。

(3)生活自理失能。

(4)运动失能。

(5)身体姿势和活动的失能。

(6)精细活动失能。

(7)环境适应失能。

(8)特殊技能失能。

(9)其他活动方面的失能。

在每一类失能又细分为多个项目。

3. 残障　又称“社会能力障碍”,是指由于形态功能缺损和个体能力障碍程度严重,不但个人生活不能自理,甚至影响到生活、学习和工作。对有严重残疾,以致造成社会生活能力障碍者,除进行康复治疗外,更重要的是在社会的层次上调整和改变其生活、学习和工作的条件,以利于重返社会。

残障可分为:

(1)识别(人、地、时)残障。

(2)身体残障(生活不能自理)。

(3)运动残障。

(4)职业残障。

(5)社会活动残障。

(6)经济自立残障。

(7)其他残障。

(1)~(6)类残障又分成9个等级,(7)类中又分成4个等级。

在实际工作中,具体的伤病到底应属于病损、失能还是残障,应具体分析,灵活掌握。如某个在工作中完全无需应用左手小指末节的患者,因伤截去小指末节,此时解剖已有缺陷,手功能也有所减弱,但不影响工作,故属病损。但相反,同为左手小指末节截肢,如为钢琴家或提琴家则将影响职业工作,即应列为失能而不应列为病损。

失能的例子,如中度严重的脊髓灰质炎后遗症患者,两侧肢体畸形萎缩,行动有困难。从整体看行动能力已经受限并已有明显的残疾外观,日常生活活动受到一定的影响,由于经常需要依赖拐杖甚至轮椅等辅助器具才能行动,而导致不能独立生活,其能力已明显不如健全人,这种情况,属于失能。

残障的例子,如完全性截瘫,患者不能站和走,离不开轮椅,人际交往、劳动就业、扶养儿女、赡养父母等社会能力显著受限,起不到与其年龄、性别、文化诸因素相应的社会角色作用,在社会上处于很不利的境况。如工作岗位或上课的教室在二楼以上;或工作岗位虽在一楼但工位上的宽度不便于轮椅接近;或工作、学习单位的大门为多级阶梯,厕所的门又不够宽等,都将成为患者参加社会活动的障碍,社会环境如不改造很难让他适应社会生活,属残障类。

【附件一】我国的残疾分类

1. 视力残疾。

2. 听力语言残疾。

3. 智力残疾。

4. 肢体残疾。

5. 精神残疾。

依据1987年我国残疾人抽样调查分类。本分类主要根据残疾部位,立足于我国国情,暂未包括内脏残疾。

【附件二】肢体残疾的分级

一级

1. 四肢瘫痪，完全性截瘫，双髋关节无自主活动能力，偏瘫，单侧肢体功能全部丧失。

2. 四肢在不同部位截肢或先天性缺肢，单全臂（或全腿）和双小腿（或前臂）截肢或缺肢，双上臂和单大腿（或小腿）截肢或缺肢，双全臂（或双全腿）截肢或缺肢。

3. 双上肢功能极重障碍，三肢功能重度障碍。

二级

1. 偏瘫或截瘫，残肢仅保留少许功能。

2. 双上肢（上臂或前臂）或双大腿截肢或缺肢，单全腿（或全臂）和单上臂（或大腿）截肢或缺肢，三肢在不同部位截肢或缺肢。

3. 两肢功能重度障碍，三肢功能中度障碍。

三级

1. 双小腿截肢或缺肢，单肢在前臂、大腿及其上部截肢或缺肢。

2. 一肢功能重度障碍，两肢功能中度障碍。

3. 双拇指伴有示指（或中指）缺损。

四级

1. 单小腿截肢或缺肢。

2. 一肢功能中度障碍，两肢功能轻度障碍。

3. 脊椎（包括颈椎）强直，脊椎后突畸形大于70°，脊椎侧凸大于45°。

4. 双下肢不等长，差距大于5cm。

5. 单侧拇指伴有示指（或中指）缺损，单侧保留拇指，其余四指截除或缺损。

以下情况不属于肢体残疾范围：

1. 保留拇指和示指（或中指）而失去另外三指者。

2. 保留足跟而失去足的前半部者。

3. 双下肢不等长，差距小于5cm者。

4. 小于70°的脊椎后突或小于45°的脊椎侧凸。

三、国际残疾分类的修订

世界卫生组织曾经先后提出过两种不同的有关残疾发生与影响因素的模型，利用这两种模型来说明残疾发生的过程与影响因素。

（一）线性模型

1980年WHO制定了《国际病损、失能和残障分类》（international classification of impairment，disability and handicap，ICIDH），该分类系统作为WHO众多分类系统的一个重要组成部分，在有关康复及残疾人事务中得到了广泛的应用。在此分类系统中，WHO提出了说明残疾发生机制的线性模型（图1－2－1）。残疾发生与影响因素的线性模型是以生物医学模式为基础建立起来的。生物医学模式将残疾现象当作个人问题，把残疾现象作为由疾病或创伤所导致的结果。它要求以个人治疗的形式提供医疗保健。

该模型存在如下缺点：①没有明确地说明病损、失能和残障概念之间的适当联系。根据该模式，疾病或异常、病损、失能和残障之间的联系（如箭头所指）被解释为一种因果联系模式，并

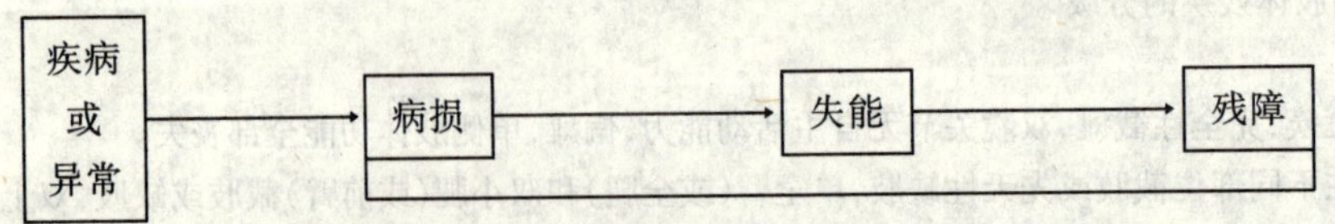

图 1-2-1　残疾发生的线性模型

且有随时间而变化的特征。②这种模式不能从失能和残障向相反方向说明病损,因此,它是一种单向的、从病损到失能最后到残障的变化模式。③它未能适当反映出社会和物理环境在残疾过程中所扮演的角色。

(二)多因素模型

随着医疗康复事业的发展以及国际范围内对残疾人事业认识的不断深入,残疾人活动领域的不断扩大,线性模型经过十多年的应用,暴露出不少问题,迫切需要根据形势发展的变化,作出相应的调整。正是在这种背景下,WHO 从 1993 年起,着手建立新的有关残疾的分类标准,这个新标准命名为《国际病损、活动和参与分类》(international classification of impairment, activities and participation),为保持与原版本名称的一致,简称为 ICIDH-2。

ICIDH-2 提出了一种多因素的综合性残疾发生及其相关因素模型,为从生物学、心理学和社会学角度认识病损所造成的影响提供了一种理论模式,为从身体健康状态、个体活动和个体的社会功能上考察发生的事情提供了一种理论框架。

该模型依据残疾的社会模式,从残疾人整合入社会的角度入手,将残疾作为一种社会性问题,残疾不再仅仅是个人的特性,而且也是与社会环境有关的一种复合体系。因此对残疾问题的干预要求有社会行动,强调这是一种社会集体行动,要求改造环境以使残疾人充分参与社会生活的各方面(图 1-2-2)。

根据该模式,将残疾理解为一种健康状态和情境性因素(即环境和个人因素)之间交互作用而出现的复杂联系的结果,这是一种多因素之间的动态交互作用,这种交互作用有其特殊的方式,由于彼此之间不是一对一的联系,因此其最终结果具有多样性。这些变化与个体的经历和环境因素密切相关,在某一水平上进行干预可以使其他因素发生变化。

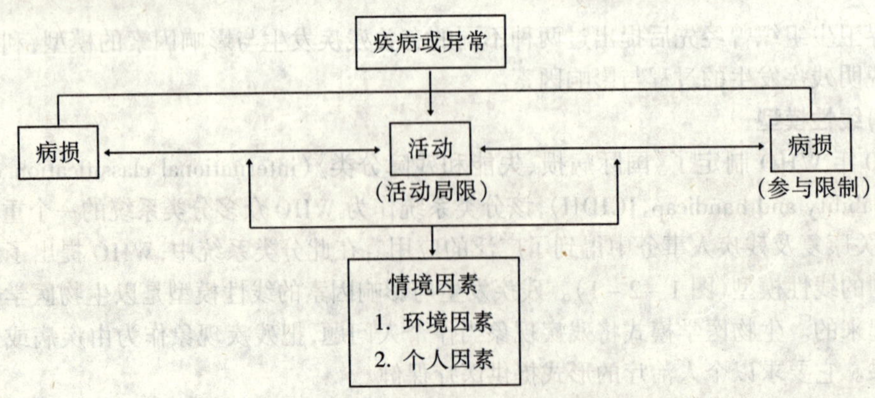

图 1-2-2　残疾发生的多因素模型

病损、活动与参与之间的联系呈多种形式:①有病损但没有活动限制或残疾(例如麻风病引发毁容可能不会出现活动限制)。②有活动限制和残疾但没有显著的病损(例如许多疾病造成日常活动效能降低)。③有参与局限但没有病损、活动限制和残疾(例如艾滋病病毒检验呈阳性的患者或出院的精神病人等)。④也有可能出现反向影响,如肌肉久不活动可能导致肌力下降;长期住院可能丧失社会功能。

新模式中加入了"情境性因素"(contextual factors),残疾过程就发生在其中。这些因素与个体和残疾发生交互作用,并且决定个体在一定环境中的参与水平。这些因素可以分为两类:环境因素和个人因素。环境因素是个人之外的因素,例如社会的态度和建筑物的特点、法律系统等。个人因素是区别于环境因素的,但对个体如何面对残疾将产生影响。这些因素包括性别、年龄、健康状态、身体素质、生活方式、习惯、教养、应对方式、社会背景、教育、职业、过去和现在的经历、整体的行为方式和性格特点、个体的心理品质以及其他在残疾过程中发挥重要作用的特征。

(三)ICF 的概念

根据残疾人事业发展的需要,WHO 将 ICIDH-2 作了进一步的修改,删除了其中对残疾人可能有歧视性的术语,扩大了应用范围,在 2001 年 5 月第 54 届世界卫生大会上,将《国际病损、活动和参与分类》正式改名为《功能、残疾和健康国际分类》(international classification of functioning,disability and health,ICF)。WHO 鼓励各成员国考虑其具体情况在研究、监测和报告中应用 ICF。目前,ICF 已由 WHO 正式颁布,中文版 ICF 也已经完成,并作为 WHO 的 5 种正式语种版本之一出版发行。具体病种的 ICF 标准正在制订之中。

(汪家琮)

第三章　日常生活活动能力评定

由于 ADL 能力反映了人们在家庭内(或医疗机构内)和在社区中活动的最基本的能力,因而在康复医学中是最基本和最重要的研究对象。自 1945 年由 Dearier 首先提出以后,至今已出现了大量的有关 ADL 能力的评定方法。本章仅介绍一些通用的方法,至于与个别疾病密切相关的如 QIF 则在与该疾病有关的章节内介绍。

第一节　ADL 评定的主要内容

一、ADL 的分类

根据性质,ADL 可分为两类。

1. 躯体或基本 ADL　躯体或基本 ADL(physical or basic ADL, PADL or BADL)是在每日生活中与穿衣、进食、保持个人卫生等自理活动和与坐、站、行走等身体活动有关的基本活动。

2. 工具性 ADL　工具性 ADL(instrumental ADL, IADL)是指人们在社区中独立生活所需的关键性的较高级的技能,诸如家务杂事、炊事、采购、骑车或驾车、处理个人事务等,由于大多需借助或大或小的工具,因此称之为工具性 ADL。

二、ADL 评定的主要内容

根据 ADL 的分类,ADL 评定的主要内容分为两大类:PADL 和 IADL。PADL 分为个人自理类和躯体活动类两部分;IADL 分为户外和室内两部分(表 1-3-1)。

表 1-3-1　PADL 评定的主要内容

PADL	IADL	
	户　外	室　内
Ⅰ.个人自理类	1. 乘公共汽车	1. 家庭卫生
1. 穿衣	1. 骑车或驾车	2. 烧水沏茶
2. 进食	3. 使用钱币	3. 切菜做饭
3. 整容	4. 采购	4. 服药
4. 入厕	5. 旅游	5. 用电灯、电话
5. 入浴	6. 社区活动和交际	6. 听广播、看电视
6. 自理生活中的一些徒手操作		7. 写信

(续表)

PADL	IADL	
	户 外	室 内
Ⅱ.躯体活动类 1. 床上活动 2. 坐 3. 站 4. 转移 床—椅(轮椅) 轮椅—卫生间等 5. 步行 6. 上下楼 7. 驱动轮椅		8. 看报纸、杂志 9. 打牌、照相 10. 订收支计划 11. 算账、记账 12. 记住约会、生日和节假日

第二节 ADL 评定的主要方法

一、ADL 评定的目的

1. 确立日常生活活动的独立程度。
2. 确定哪些日常生活活动需要帮助,需要何种帮助以及帮助的量。
3. 为制订康复目标和康复治疗方案提供依据。
4. 为制订环境改造方案提供依据。
5. 观察疗效,评估医疗质量。
6. 进行投资－效益比分析。

二、ADL 评定量表的选择

PADL 反映较粗大的运动功能,适用于较重的残疾,而 IADL 反映较精细的功能,适用于较轻的残疾,而且在发现残疾方面较 PADL 敏感,故常用于调查。由于上述的原因,PADL 常在医疗机构内应用,而 IADL 多在社区老年人和残疾人中应用。目前大多数 IADL 量表的内容不是纯属 IADL 的,多半是在 PADL 的基础上加上 IADL 的内容而成,相反,PADL 量表则多数较纯而不含 IADL 的内容。从内容、信度、效度、简明实用性等方面考虑,单纯评定 PADL 时首选 Barthel 指数(表 1－3－4)或日本 ADL 量表(见第二篇日常生活技能各论);如果除了 PADL 情况外尚需了解认知功能时可选 FIM(表 1－3－8)。若需单纯了解患者的 IADL 情况可首选 FAQ(表 1－3－6),陶寿熙的量表(表 1－3－7)也可供参考。

常用的 PADL 和 IADL 量表如表 1－3－2。

表 1-3-2 常用的 ADL 评定方法

分类名称	提出者	检查项	信度	效度	适用性
PADL					
1.PULSES	Moskowitz 与 Mccann	6	++	++	C
2.Barthel index	Mahony 与 Barthel	10	++	++	C
3.ADL 独立指数 (index of independence in ADL)	Katz	6	+	+	C
4.Kenny 自理评定 (Kenny self care evaluation)	Schoening	85	+	++	C
5.功能状态评定量表 (functional status rating scale)	Forer	30	++	缺	C、R
6.功能独立评定 (functional independence measure)	UDSMR	18	++	++	C、R
IADL					
1.残疾快速评定量表 (rapid disability rating scale)	Linn	18	+++	++	R
2.功能状态指数 (functional status index)	Jette	45	++	+	C
3.功能活动问卷	Pfeffer	10	+	+++	S、C

注:C:临床;R:研究;S:调研;UDSMR:美国康复医学统一资料系统。

选自缪鸿石主编．康复医学理论与实践(上册)．上海:上海科学技术出版社,2000.334。

三、常用的 ADL 评定量表

(一)PADL 量表

1. PULSES 评定量表　由 Moskowitz 和 Mclann1957 年发表,是一种总体功能评定方法(global functional assessment instrument)。评定内容共分 6 项:

P (physical condition)身体状况。

U (upper limb function)上肢自理功能。

L (lower limb function)下肢行动功能。

S (sensory intactness and communication)感觉器官的完整和交流。

E (excretory function)大小便控制能力。

S (situational factors)社会地位因素。

按功能障碍程度分 4 级评定,即:1 级:无功能障碍,能独立完成;2 级:功能有轻度障碍;3 级:功能有严重障碍;4 级:完全依赖。

1957 年 Granger 等肯定此法是有实用价值的总体评定方法,并对原表进行修订。修订表仍按 6 项 4 级评定,但各项评定的具体内容有所改变,主要按患者的依赖程度为评定标准。制定记分系统,总分 6 分(即各项均为 1 级)者功能最佳,24 分(即各项均为 4 级)者功能最差(表 1-3-3)。

表 1-3-3 PULSES 评定法评分内容

P——身体状况(physical condition):指内脏疾病(心血管、胃肠道、泌尿和内分泌疾病)和神经系统疾病
1. 病情很稳定,3 个月复查一次即可
2. 病情尚稳定,需 3 个月内复查一次,但非每周
3. 病情不稳定,至少每周复查一次,需人照顾
4. 病情很不稳定,需每日监护

U——上肢功能(upper limb function):主要指上肢自理功能,如餐饮、穿衣、假肢支具的使用、整容、洗澡等
1. 生活自理,上肢无残损
2. 生活自理,上肢有一定残损
3. 生活自理有困难,需要帮助或指导,上肢有残损或无残损
4. 生活完全依赖他人,上肢有明显残损

L——下肢功能(lower limb function):主要指下肢的行动,如由轮椅移至浴盆、淋浴处或便器,步行,上楼,操纵轮椅等
1. 独立行动,下肢无残损
2. 行动稍受限,下肢有一定残损,如可以行走,但需应用步行辅助器或假肢和支具,可操纵轮椅在无障碍处行动
3. 在帮助和指导下才能行动,下肢有残损或无残损,轮椅行动需给予帮助,或在有障碍处需帮助
4. 完全依赖他人行动,下肢有明显残损

S——感觉器官(sensory components):与语言交流(听、说)和视力有关的功能
1. 独立作语言交流,无视力残损
2. 独立作语言交流,视力有一定残损,但有轻度构音障碍,轻度失语,配戴眼镜或助听器,或需用药
3. 帮助下方能完成语言交流,视力障碍严重,语言交流需翻译或指导
4. 完全不能进行语言交流,不能视物

E——排泄功能(excretory function):指大、小便控制能力
1. 可完全自主控制
2. 正常情况下可控制,但便意急,使用导管、栓剂或其他用具时,无需帮助可以自理
3. 需他人帮助以控制大、小便,但常有失禁
4. 大、小便失禁,经常尿床、溢粪

S——社会地位因素(situational factors):指智力和感情适应能力,家庭的支持,经济能力和社会关系
1. 能胜任本职工作,完成日常工作任务
2. 需对本职工作及日常工作任务做些调整
3. 需要帮助、指导和鼓励才能完成本职工作,或需从公共或私人服务组织得到协助
4. 需长期住院(医院或护理院)

总分 6 分为最佳,24 分最差

2. Barthel 指数　Barthel 指数(the Barthel index,BI)由美国 Barthel 和 Mahoney 于 1965 年发表,是美国康复医疗机构常用的方法。Barthel 指数评定简单,可信度高,灵敏度也高,使用最广泛。它还可用于预后的估计。对于急性脑血管意外和其他脑脊髓疾病患者,在发病后 1 个月以内,住院评定时 Barthel 指数为 0~20 者,35%将死亡,16%能返家。入院时 Barthel 指数 60~100 者,95%左右能返家,无一例死亡。经过 2~3 个月的住院综合康复治疗后平均可使 Barthel 指数提高 30 左右。因此 Barthel 指数 40~60 者康复治疗的效益最大。以下介绍

1987 年修订的 Barthel 指数(modified Barthel index, MBI)(表 1-3-4)。

表 1-3-4 Barthel 指数评定表

项目	评分标准
大便	0 = 失禁或昏迷 5 = 偶尔失禁(每周 < 1 次) 10 = 能控制
小便	0 = 失禁、昏迷或需他人导尿 5 = 偶尔失禁(每 24 小时 < 1 次,每周 > 1 次) 10 = 能控制
修饰	0 = 需帮助 5 = 独立洗脸、梳头、刷牙、剃须
用厕	0 = 依赖别人 5 = 需部分帮助 10 = 自理
进食	0 = 依赖 5 = 需部分帮助(切面包、抹黄油、夹菜、盛饭) 10 = 全面自理
转移	0 = 完全依赖别人(需两人以上帮助或用升降机,不能坐起) 5 = 需两人或 1 个强壮、动作娴熟的人帮助 10 = 需要少量帮助(1 人)或语言指导 15 = 自理
活动(步行)	0 = 不能动 5 = 在轮椅上独立行动 10 = 需 1 人帮助步行(体力或语言指导) 15 = 独自步行(可用辅助器)
穿衣	0 = 依赖 5 = 需一半帮助 10 = 自理(系解纽扣、开关拉链、穿脱鞋及乳罩)
上下楼梯	0 = 不能 5 = 需帮助(体力或语言指导) 10 = 自理
洗澡	0 = 依赖 5 = 自理

总分为 100 分。60 分是能否独立的分界点:100 分为正常;大于 60 分为轻度残疾但尚能独立;60~41 分为中度残疾;40~20 分为重度残疾;低于 20 分为完全残疾。

Barthel 指数的详细评分标准

说明:指数应记录患者确能做什么,而不是可能或应达到什么程度。

主要目的是确定由任何体力或智力帮助(较小的)所获得的自理程度。因此,如需提供任何自动监督则表明患者不能自理。患者自理的程度应通过由护士、亲属或本人所提供的最好信息和通过与病人交谈来确定。

应记录患者 24 小时内所完成的情况,虽周期较长,但为说明问题是需要的。

尽管无失禁,昏迷者也应积分为 0。

中度指患者能提供所需力量的一半。

只要患者无需任何人帮助,虽用辅助器也可划入自理类。

便:偶尔失禁=每周少于1次。

尿:偶尔失禁=每24小时少于1次,每周多于1次。

导尿患者划为尿失禁。如无需帮助能自行导尿,视为能控制。

修饰:指的是个人卫生。例如洁齿(包括固定假牙)、梳头、洗脸等。

用厕:能去厕所或便桶处,无助手能解衣或处理卫生。

进食:能吃任何正常食物,但不能取饭、做饭。

转移:(从床上到轮椅上并返回):

完全依赖:需两人以上帮助,或用升降机,不能坐起。

大帮助:需两人或1个强壮且动作娴熟的人帮助。

小帮助:为保安全需1人搀扶或语言指导。

步行:指在家中或病房周围活动,不是走远路。

能力:步行可用任何辅助器。

如坐轮椅无需帮助并能拐弯。

任何帮助都应由未经特殊训练者提供。

穿衣:在无人指导情况下能穿好全部适合身体衣服。

检查患者能否系解纽扣、开关拉锁、穿脱鞋及乳罩。

上楼梯:必须携带任何有效的辅助器才能上楼梯者,视为能独自进行。

洗澡:无需指导能进出浴池并自理。

3.Katz指数分级法 1963年Katz等在观察研究了1001例不同病种老年慢性病人的日常生活活动能力的基础上制定此方法。应用Katz指数分级法(the Katz index of ADL),96%的病人可以评出ADL能力,并能估计预后。

此法将ADL分为入浴、更衣、入厕、转移、大小便控制和进食六个大项。每项评定结果分为自理和依赖,据此将功能状态分为A,B,C,D,E,F,G共7级:A级完全自理;G级为完全依赖;B级至F级ADL自理能力逐级下降,依赖程度不断增加,其表现是入浴能力最早丧失,依次为更衣、入厕、转移、大小便控制,最后为进食。ADL训练前,若病人评为G级,其ADL能力恢复的顺序相反,必然是最先开始恢复进食能力。

此法是根据人体功能发展的规律制定,分级简单但有效。对于脑卒中病人ADL能力的评定和预后估计,确定类风湿性关节炎病人的护理级别,分析老年病人ADL能力丧失情况更为重要。

Katz指数分级法分级标准如下:

A级:6项动作完全自理。

B级:仅1项依赖。

C级:仅入浴和其余5项之一依赖。

D级:入浴、更衣和其余4项之一依赖。

E级:入浴、更衣、入厕和其余3项之一依赖。

F级:前4项及其余2项之一依赖。

G级:6项动作完全依赖。

所谓完成,即不需指导、监督或他人帮助。但各项活动中所规定的个别特殊动作不在此例,如病人可以自己洗澡,但不能洗背部。所谓"帮助",按其程度可分他人协助、指导和监护3种。

Katz指数分级评定记录表1-3-5。

表1-3-5 Katz指数分级评定记录表

姓名______________ 评定日期______________

按下列各项功能进行检查("帮助"一词表示监督、指导或需他人帮助)

项目	□	□	□
入浴——海绵擦澡、盆浴、淋浴	无需帮助	仅身体一部分需要帮助	超过一部分需要帮助
更衣——从衣柜或抽屉内取内、外衣,系纽扣	取、穿衣无需帮助	除系鞋带外无需帮助	取、穿衣物需要帮助
入厕——去厕所,排便,便后清洁,整理衣裤	无需帮助(可能用手杖或轮椅)	需要帮助(上述内容之一)	不能去厕所排便
转移——	上、下床,椅上起坐无需帮助	上、下床,椅上起坐需要帮助	不能离床
控制大小便——	完全控制	偶有失控	需监护,用导管或完全失控
进食——	无需帮助	除切肉、抹黄油外无需帮助	需帮助,或完全用管,或静脉给液

(二)IADL量表

1. 功能活动问卷 功能活动问卷(the functional activities questionnaire, FAQ)是Pfeffer于1982年提出的,1984年进行了修订。此表原用于研究社区老人的独立性和轻症老年性痴呆,其修订后的内容如表1-3-6。

从评分可知,分数越高障碍越重,正常标准为低于5分,大于5分为异常。

此表信度在0.8左右。在效度方面,与精神功能试验的相关系数大多大于0.7;与Lawton和Brody的IADL表相关系数为0.72,是目前IADL表中效度最高的,而且FAQ项目全为I-

ADL 内容，因此在评定 IADL 时应首先选用。

表 1-3-6　功能活动问卷(FAQ)(问患者家属)

项　目	正常或从未做过，但能做(0 分)	困难但可单独完成或从未做(1 分)	需要帮助(2 分)	完全依赖他人(3 分)
1. 每月平衡收支的能力，算账的能力				
2. 患者的工作能力				
3. 能否到商店买衣服、杂货和家庭用品				
4. 有无爱好，会不会下棋、打扑克				
5. 会不会做简单的事，如点炉子、泡茶等				
6. 会不会准备饭菜				
7. 能否了解最近发生的事件(时事)				
8. 能否参加讨论和了解电视、书或杂志的内容				
9. 能否记住约会时间、家庭节目和吃药				
10. 能否拜访邻居，自己乘公共汽车				

2. 我国的 IADL 量表　1992 年我国陶寿熙等报道了他们自己拟定的一种可供评定脑卒中患者 ADL 能力的量表，经在 59 例脑卒中患者身上试用，并在信度、效度等方面以 PULSES 和 Barthel 指数为标准进行了相关分析，证明有良好的相关性，与 PULSES 相关系数达 0.8813，值得应用。陶寿熙等的评定项目见表 1-3-7。

表 1-3-7　我国的 IADL 评定量表(陶寿熙)

1. 床上活动(指翻身活动，从卧位到坐起，床边坐)
2. 床椅转移(从床上到坐在椅子上，从椅子到床上)
3. 吃喝(包括进食、端茶杯喝水)
4. 整洁修饰(洗脸、刷牙、漱口、梳理后部头发、剃须)
5. 穿脱衣服(穿脱上下身衣服，脱穿袜子，系鞋带)
6. 大小便控制
7. 上厕所(去厕所大小便后擦净，穿好衣裤返回)
8. 洗澡(指进出浴盆或淋浴器，自己洗全身各部位)
9. 会阴护理(较年轻女病人)
10. 上、下一段楼梯(指 7~8 个台阶)
11. 行走 10m(20 秒内完成)
12. 开小药瓶盖，取药后旋紧
13. 一般家务(指室内一般清洁，铺床叠被，做简单饭菜或热饭，烧开水，洗碗筷)
14. 开、关照明灯(室内照明灯或床头灯)
15. 锁门、开门(指进出家门时锁门、开门)
16. 打电话(指使用电话与上班家人、朋友或单位领导商谈简单紧急事件)
17. 接通电源，调电视频道
18. 交谈、阅读与书写(交谈一些自己病情，阅读报刊标题或短文，书写自己姓名或简单家信)
19. 点算钞票(限数量在 100 内)
20. 户外活动(指自己一人能到住家附近公园或不太远的地方活动)

四、ADL 评定的实施方法

(一)直接观察

1. 在病人实际生活环境中进行 评定人员观察病人实际生活中的动作,也可由评定人发出指令,让病人完成指定的动作,以评定其能力水平。例如:备好脸盆、肥皂、毛巾后令其洗脸;又如对卧床病人指令"请坐起来",在病人完成指令过程中进行观察,以评定其能力。

2. 在 ADL 能力评定中进行 设备完善的康复机构应设 ADL 功能评定训练室,该室模拟家庭生活环境,备有必要的家具(如床、桌、椅、柜、橱等),餐饮用具(如杯、盘、碗、筷、刀、叉、匙等),卫生设备(如洗澡间、厕所等),家用电器及通信设备(如电话、电视、音响、电灯等),灶具(如锅、炒勺等)。在此环境中指令病人完成动作,较其他环境更易取得准确结果,并且评定后也可根据病人的功能障碍在此环境进行训练。

(二)间接评定

有些不便完成或不易按指令完成的动作,如控制大小便、穿脱紧身衣裤等,可用间接评定方法,即以询问病人或家属的方式进行。为取得较准确结果,必须分析病人的心理状态,争取病人充分合作,以免有意夸大或缩小事实。

五、ADL 评定的注意事项

1. 评定时注重观察患者的实际操作能力,而不能仅依赖其口述。

2. 患者在帮助下才可完成某种活动时,要对帮助方法与帮助量予以详细记录。

3. 评定应在适当的时间和地点进行。应在早上起床时到病房观察患者穿衣、洗漱、剃须或化妆等各种自理活动,以求表现真实。如作业疗法科有 ADL 评定设施,必须尽量接近实际生活环境。

4. 为避免因疲劳而失实,必要时评定可分几次完成。

5. 再次评定的时间应该安排在一个疗程结束时和出院前以观察疗效,以便及时调整方案和判断预后。出现新障碍时应随时进行评定。

6. 对于不能独立完成的项目,需进一步检查影响这些活动完成的因素,如关节活动度、肌力、平衡、协调性、感觉以及认知功能等。

第三节 功能独立性评定

功能独立性评定(functional independence measurement, FIM)是 1987 年由美国纽约州功能评估研究中心的研究人员提出的,并列入美国医学康复统一资料系统(uniform data system for medical rehabilitation, UDSMR)之中,此量表包含认知功能和社会功能,应用范围广泛,可用于各种疾病或创伤者的日常生活能力的评定。

(一)FIM 评定内容

FIM 包括 6 个方面,共 18 项,其中包括 13 项运动性 ADL 和 5 项认知性 ADL(表 1-3-8)。评分采用 7 分制,即每一项最高分为 7 分,最低分为 1 分。总积分最高分为 126 分;最低分为18分。得分的高低是根据患者独立的程度、对于辅助具或辅助设备的需求以及他人给予帮助的量为依据。

表1-3-8　FIM评定内容

Ⅰ.自理活动	1.进食;2.梳洗修饰;3.洗澡;4.穿上身衣;5.穿下身衣;6.入厕
Ⅱ.括约肌控制	7.排尿管理;8.排便管理
Ⅲ.转移	9.床椅间转移;10.转移至厕所;11.转移至浴盆或淋浴室
Ⅳ.行进	12.步行/轮椅;13.上下楼梯
Ⅴ.交流	14.理解;15.表达
Ⅵ.社会认知	16.社会交往;17.解决问题;18.记忆

(二)FIM评分标准(表1-3-9)。

表1-3-9　FIM的评分标准

无需帮助	
7分:完全独立	1.不需要考虑安全问题 2.在合理的时间内完成 3.不需要修改、使用辅助用具
6分:有条件的独立	1.需考虑安全保证问题 2.需要比正常长的时间 3.需用辅助用具
需他人帮助(依赖)	
有条件地依赖:患者付出≥50%的努力,根据所需的辅助水平评出5,4,3分	
5分:监护或准备	1.需要帮助者,但不必给予身体接触的帮助 2.需要帮助者做准备工作 3.需要帮助者的督促、提示
4分:最小量接触性辅助	1.所需要的帮助不多于轻触 2.自己付出≥75%的努力
3分:中量辅助	1.所需要的辅助>轻触 2.自己付出50%~75%的努力
完全依赖:患者付出<50%的努力,需要最大量的和完全的辅助,或者活动不能进行,根据所需辅助水平,评出2分和1分	
2分:最大量辅助。或者付出<50%的努力,但至少有25%	
1分:完全辅助。或者付出<25%的努力,或活动根本不能进行	

(三)FIM评分规律

1.进食项的评分规律(表1-3-10)。

表 1-3-10 FIM 中进食项的评分规律

开始						
不需要帮助者	→	患者用餐时是否需要帮助 ↓是	否→	患者进食时是否需要辅助设备？是否需要用比正常长的时间？是否有安全方面的顾虑？是否需要改变食物的硬度或是否能够独立地应用鼻饲	否→ 是→	7分*（完全独立） 6分（有条件的独立）
需要帮助者		患者进食时是否能付出一半或更多的努力 ↓否 患者进食时是否完全需要辅助？如由他人拿住餐具并将所有食物和饮料送到他的嘴上，或者用鼻饲时则完全需要帮助 ↓是 → 1分（完全辅助） ↓否 → 2分（最大量的辅助）	是→	患者是否仅需要监护、提示、哄劝或需要由他人帮助戴上矫形器，帮助切食物，帮助开罐头、倒饮料，或在面包上帮助抹黄油 ↓否 患者是否仅仅偶尔需要帮助？如将餐具放到他的手中或偶尔需帮他将食物舀到匙或叉上 ↓否 → 3分（中度辅助） ↓是 → 4分（最小量的辅助）	是→	5分（监护或准备）

*7分水平时，食物以通常习惯的方式放在桌上或托盘上，患者应能从盘中取食，能处理任何硬度的食物，能从杯中饮饮料，能用合适的餐具将食物送入口，咀嚼并吞咽，动作独立和完全。

2．梳洗修饰项的评分规律（表 1-3-11）。

表 1-3-11 FIM 中梳洗修饰项*的评分规律

开始						
不需要帮助者	→	患者刷牙、梳头、洗手、洗脸、剃须或化妆时是否需要帮助 ↓是	否→	患者梳洗修饰时是否需要辅助设备（如修改过的梳子或多功能ADL箍）？是否需用比正常长的时间？或是否有安全方面的顾虑	否→ 是→	7分**（完全独立） 6分（有条件的独立）
需要帮助者		患者梳洗修饰时是否能付出一半或更多的努力 ↓是 患者梳洗修饰时是否完全需要帮助？如由他人拿住梳洗修饰用具和基本上由他人进行所有的活动 ↓是 → 1分（完全辅助） ↓否 → 2分（最大量的辅助）	是→	患者是否仅需监护、提示、哄劝？是否需要帮其准备梳洗修饰用品？是否需帮其穿上矫形器 ↓否 患者是否仅仅偶尔需要帮助？如将毛巾放在其手中或仅帮他完成梳洗修饰中的一个或几个任务 ↓否 → 3分（中度辅助） ↓是 → 4分（最小量的辅助）	是→	5分（监护或准备）

*此项需评估4~5个活动，取决于患者是剃须（男）还是化妆（女）。

**7分时，患者应能刷牙或戴假牙、梳头、洗手和脸、剃须或施用化妆品，动作独立且安全。

3．沐浴项的评分规律(表1－3－12)。

表1－3－12　FIM中沐浴项*的评分规律

开始 → 患者洗涤、冲刷或擦干身体时是否需要帮助 —否→ 患者沐浴时是否需要辅助设备(如长柄的海绵刷、沐浴用的连指手套)？是否需用比正常长的时间？是否需要帮其调节水温？是否有安全方面的顾虑 —否→ 7分**(完全独立)；—是→ 6分(有条件的独立)

不需要帮助者 ↓是

需要帮助者：患者沐浴时能否付出一半或更多的努力 —是→ 患者是否仅需监护、提示、哄劝？是否需要帮他准备沐浴用品？是否要帮他放水和调节水温或帮他穿上矫形器 —是→ 5分(监护或准备)

患者沐浴时能否付出一半或更多的努力 ↓否 → 患者沐浴时是否完全需要帮助？如由他人拿住毛巾和浴巾并基本上由他人进行所有的活动 ↓是 → 1分(完全辅助)；↓否 → 2分(最大量的辅助)

患者是否仅需监护、提示、哄劝……↓否 → 患者是否仅仅偶尔需要帮助？如沐浴中有几次将毛巾放入他手中或仅帮他洗涤肢体、足或会阴部等1～2个区域 ↓否 → 3分(中度辅助)；↓是 → 4分(最小量的辅助)

*沐浴包括从颈向下(后背除外)洗涤、冲洗和擦干身体，可用淋浴、盆浴或海绵刷浴。

**7分水平时，患者应能洗涤、冲洗和擦干包括后背在内的身体，动作独立而安全。

4．穿上身衣服项的评分规律(表1－3－13)。

表1－3－13　FIM中穿上身衣服项*的评分规律

开始 → 患者穿腰以上的上身衣服时是否需要帮助 —否→ 患者穿上身衣服时是否需要辅助设备(如系纽扣和勾、塑料搭扣、或取物夹)？是否需要比正常长的时间？是否有安全方面的顾虑 —否→ 7分**(完全独立)；—是→ 6分(有条件的独立)

不需要帮助者 ↓是

需要帮助者：患者穿上身衣服时是否能够付出一半或更多的努力 —是→ 患者是否仅需监护、提示、哄劝？是否需帮助他准备穿衣物品或帮他穿上矫形器 —是→ 5分(监护或准备)

患者穿上身衣服时是否能够付出一半或更多的努力 ↓是 → 患者是否完全需要辅助？如由他人拿住衣服和基本上由他人进行所有的活动 ↓是 → 1分(完全辅助)；↓否 → 2分(最大量的辅助)

患者是否仅需监护、提示、哄劝……↓否 → 患者是否仅仅偶尔需要帮助？如仅帮他发起穿衣动作，帮他系纽扣、拉拉锁或按上纽扣 ↓否 → 3分(中度辅助)；↓是 → 4分(最小量的辅助)

*穿上身衣服包括穿、脱腰以上的衣物以及穿、脱假肢或矫形器，此项可包括一至数项活动的评估，取决于患者是穿一件衣服(如衬衣)或几件衣物(如乳罩、短罩衫和汗衫)。

**7分水平时，患者应能穿脱衣服，包括从抽屉和柜中取出衣服，系乳罩，穿套头衫，穿脱矫形器或假肢，动作独立且安全。

5．穿下身衣服项的评分规律(表 1－3－14)。

表 1－3－14 FIM 中穿下身衣服项*的评分规律

开始 不需要帮助者	→	患者穿腰以下的下身衣服时是否需要帮助 ↓是	否→	患者穿下身衣服时是否需要辅助设备(如取物夹)？是否需要比正常长的时间？是否有安全方面的顾虑	否→ 7分**(完全独立) 是→ 6分(有条件的独立)
需要帮助者		患者穿下身衣服时是否能付出一半或更多的努力 ↓是 患者是否完全需要辅助？如由他人拿住衣服和基本上由他人进行所有的活动 ↓是 1分(完全辅助) ↓否 2分(最大量的辅助)	是→	患者是否仅需监护、提示、哄劝？是否需帮他准备穿衣物品或帮助穿上矫形器 ↓否 患者是否仅仅偶尔需要帮助？如仅帮他发起穿衣动作，帮他系纽扣、拉拉锁或按上纽扣 ↓否 3分(中度辅助) ↓是 4分(最小量的辅助)	是→ 5分(监护或准备)

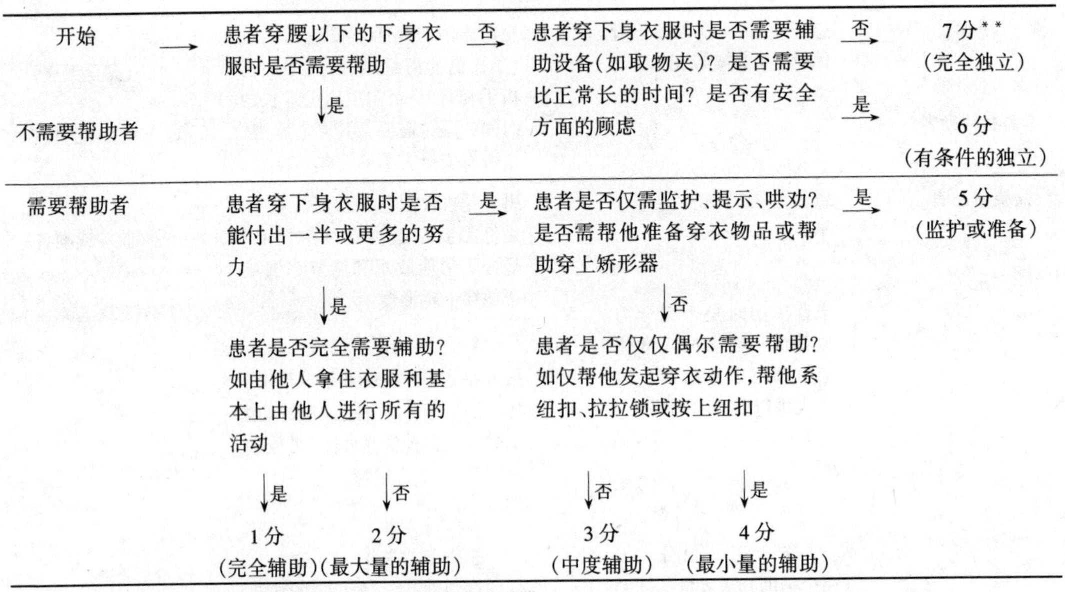

*穿下身衣服包括穿、脱腰以下的衣物以及假肢或矫形器。

**7分水平时，患者应能自抽屉和柜中取出衣物和穿脱衬裤、便裤或裙、短袜、鞋子，穿脱矫形器或假肢，动作独立且安全。

6．入厕项的评分规律(表 1－3－15)。

表 1－3－15 FIM 中入厕项*的评分规律

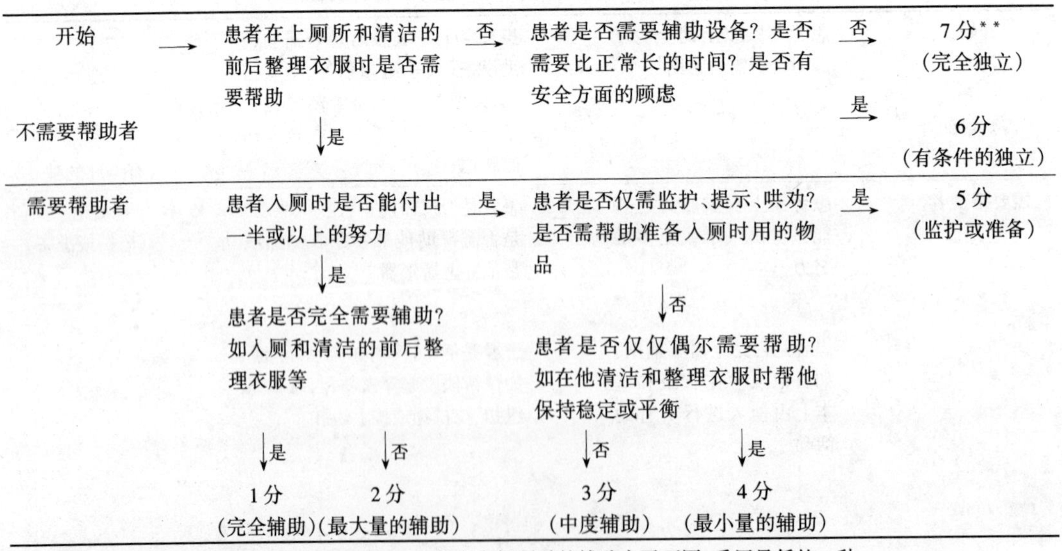

开始 不需要帮助者	→	患者在上厕所和清洁的前后整理衣服时是否需要帮助 ↓是	否→	患者是否需要辅助设备？是否需要比正常长的时间？是否有安全方面的顾虑	否→ 7分**(完全独立) 是→ 6分(有条件的独立)
需要帮助者		患者入厕时是否能付出一半或以上的努力 ↓是 患者是否完全需要辅助？如入厕和清洁的前后整理衣服等 ↓是 1分(完全辅助) ↓否 2分(最大量的辅助)	是→	患者是否仅需监护、提示、哄劝？是否需帮助准备入厕时用的物品 ↓否 患者是否仅仅偶尔需要帮助？如在他清洁和整理衣服时帮他保持稳定或平衡 ↓否 3分(中度辅助) ↓是 4分(最小量的辅助)	是→ 5分(监护或准备)

*包括入厕前后保持会阴的清洁和整理衣服，若大小便所需的辅助水平不同，采用最低的一种。

**7分水平时，患者在入厕前后应能整理衣服，大小便后能清洁会阴，动作独立且安全。

7．膀胱管理项的评分规律

(1)无尿失禁时的评分规律(表 1－3－16)。

表 1－3－16　FIM 中膀胱管理项*的评分规律(第一部分:辅助的水平)

开始 → 患者在膀胱管理方面是否需要帮助 —否→ 患者在膀胱管理方面是否需要辅助设备(如导尿管、集尿器、床上便盆)?通常是否需要用药物来控制膀胱 —否→ 7分**(完全独立)；—是→ 6分(有条件的独立)

↓是

不需要帮助者

需要帮助者　患者在膀胱管理方面能否完成一半或更多的任务 —是→ 患者是否仅需监护、提示、哄劝?是否需要他人帮助准备膀胱管理的器械 —是→ 5分(监护或准备)

↓是　　　　　　　　　　　　↓否

患者在膀胱管理方面是否完全需要帮助?是否需要基本上由他人来处理所有的器械　　患者是否仅仅偶尔需要帮助?如将器械放入他的手中,或帮助他完成膀胱管理的几个任务中的一个

↓是　↓否　↓否　↓是

1分(完全辅助)　2分(最大量的辅助)　3分(中度辅助)　4分(最小量的辅助)

*膀胱管理包括完全地和随意地控制排尿,如有必要,可应用机械或控制膀胱的药物,膀胱管理的功能目标是需要时就松弛尿道括约肌,而在其他时间则使之关闭,因此,此项有两个方面:①管理成功的水平。②所需辅助的水平,两者相伴随但不完全一样,评分时选评分低的为准。

**7分水平时,包括完全和随意地控制排尿,无失禁,不用器械和药物。

(2)有尿失禁时的评分规律(表 1－3－17)。

表 1－3－17　FIM 膀胱管理项的评分规律(第二部分:失禁的频度,反映控制成功的水平)

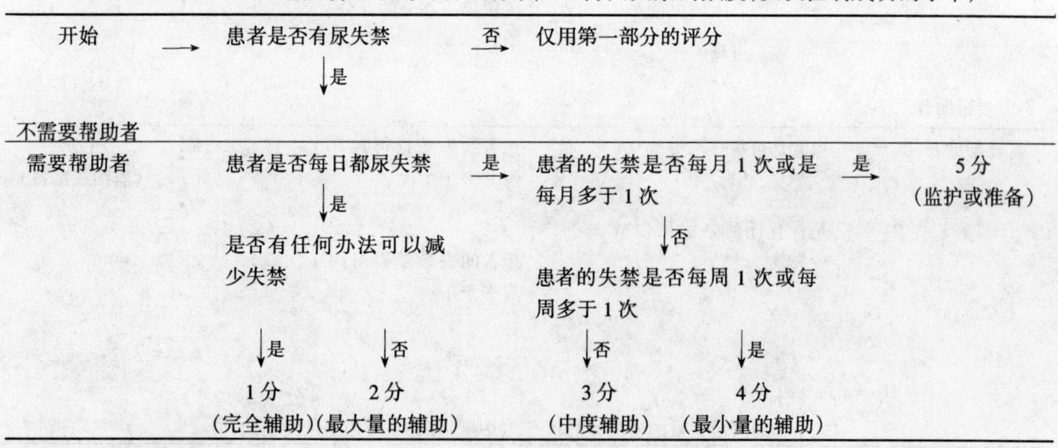
开始 → 患者是否有尿失禁 —否→ 仅用第一部分的评分

↓是

不需要帮助者

需要帮助者　患者是否每日都尿失禁 —是→ 患者的失禁是否每月1次或是每月多于1次 —是→ 5分(监护或准备)

↓是　　　　　　　　　　　　↓否

是否有任何办法可以减少失禁　　患者的失禁是否每周1次或每周多于1次

↓是　↓否　↓否　↓是

1分(完全辅助)　2分(最大量的辅助)　3分(中度辅助)　4分(最小量的辅助)

8. 大肠管理项的评分规律

(1)无大便失禁时的评分规律(表 1－3－18)。

表 1-3-18 FIM 中大肠管理项* 的评分规律(第一部分:辅助的水平)

开始 → 患者在排便方面是否需要帮助 —否→ 患者在排便方面是否需要辅助设备(如结肠造口术或床上便盆)? 是否需要用药物来控制排便 —否→ 7分**(完全独立)；—是→ 6分(有条件的独立)

不需要帮助者

需要帮助者

患者在排便方面是否需要帮助 ↓是 患者在排便方面能否完成一半或更多的任务 —是→ 患者是否仅需监护、提示、哄劝? 是否需要他人帮助准备排便的器械 —是→ 5分(监护或准备)

患者在排便方面能否完成一半或更多的任务 ↓是 患者是否全需要辅助? 或基本上需由他人处理所有的器械 ↓是 1分(完全辅助)；↓否 2分(最大量的辅助)

患者是否仅需监护、提示、哄劝? 是否需要他人帮助准备排便的器械 ↓否 患者是否仅仅偶尔需要帮助? 如将器械放到他的手中,或在排便管理的几项作业中仅需帮他完成一项 ↓否 3分(中度辅助)；↓是 4分(最小量的辅助)

*大肠管理包括完全地和随意地控制排便,如有必要,可应用器械或药物。大肠管理的功能目标是使肛门括约肌在需要时打开,在其余时间关闭。这可能需要设备、药物或他人帮助,故此项有两种情况:①管理成功的水平。②所需辅助的水平。两者相伴随但不完全相同,评分是以低分的一种为准。

**7分水平时,患者应能完全地和随意地控制排便,永无失禁,不需任何辅助物品。

(2)有大便失禁时的评分规律(表 1-3-19)。

表 1-3-19 FIM 大肠管理项的评分规律(第二部分:失禁的频度,管理成功的水平)

开始 → 患者是否有大便失禁 —否→ 仅用第一部分的评分

不需要帮助者

需要帮助者

患者是否有大便失禁 ↓是 患者是否每日都失禁 —是→ 患者的失禁是否每月 1 次或是每月多于 1 次 —是→ 5分(监护或准备)

患者是否每日都失禁 ↓是 是否有任何办法可以减少失禁 ↓是 1分(完全辅助)；↓否 2分(最大量的辅助)

患者的失禁是否每月 1 次或是每月多于 1 次 ↓否 患者的失禁是否每周 1 次或每周多于 1 次 ↓否 3分(中度辅助)；↓是 4分(最小量的辅助)

9. 床、椅、轮椅转移项的评分规律(表 1-3-20)。

表 1-3-20　FIM 中转移(床、椅、轮椅)项* 的评分规律

开始	→	患者进出床、椅或轮椅是否需要帮助	否→	患者在床、椅(轮椅)转移方面是否需要辅助设备(如滑板、扶手或矫形器)？是否需要比正常长的时间？是否有安全方面的顾虑	否→	7分** (完全独立)
不需要帮助者		↓是			是→	6分 (有条件的独立)
需要帮助者		患者在上述方面是否能够付出一半或更多的努力	是→	患者是否仅需监护、提示、哄劝？是否需帮他准备转移用的器械？或需帮他合上车闸或(和)提起足托	是→	5分 (监护或准备)
		↓是		↓否		
		患者是否完全需要辅助？如由他人基本上完成全部的搬运动作		患者是否仅仅偶尔需要帮助？如转移时接触身体的保护或稳定等		
		↓是　　　↓否		↓否　　　↓是		
		1分　　　2分 (完全辅助)(最大量的辅助)		3分　　　4分 (中度辅助)　(最小量的辅助)		

*床、椅(轮椅)转移包括进出在内,若步行是主要的运动方式则还包括站起。若在轮椅中,包括接近床和椅,合上车闸,提起足托;如有必需包括拆除扶手,通过站起转身或使用滑板(或不用滑板)转移。动作独立且安全。

**7分水平时,患者应能从一般椅上站起、坐下,从椅转移到床或相反,动作独立而且安全。

10. 向厕所转移项的评分规律(表 1-3-21)。

表 1-3-21　FIM 中转移至坐厕项* 的评分规律

开始	→	患者进出坐厕是否需要帮助	否→	患者进出坐厕是否需要辅助设备(如扶手、特别的坐圈)？是否需要比正常长的时间？是否有安全方面的顾虑	否→	7分** (完全独立)
不需要帮助者		↓是			是→	6分 (有条件的独立)
需要帮助者		患者在上述方面是否能够付出一半或更多的努力	是→	患者是否仅需监护、提示、哄劝？是否需由他人帮助准备转移用的器械？或需帮他合上车闸或(和)提起足托	是→	5分 (监护或准备)
		↓是		↓否		
		患者是否完全需要辅助？如基本上由他人进行全部的搬运动作		患者是否仅仅偶尔需要帮助？如转移时给予接触性防护或保持稳定		
		↓是　　　↓否		↓否　　　↓是		
		1分　　　2分 (完全辅助)(最大量的辅助)		3分　　　4分 (中度辅助)　(最小量的辅助)		

*包括进出坐厕。若在轮椅中包括靠近坐厕、合上车闸、提起足托,如有必要包括拆除扶手。通过站起转身或使用滑板转移,动作独立且安全。

**7分水平时,患者应能靠近、坐下和离开标准的坐厕。

11. 向浴室转移项的评分规律(表 1－3－22)。

表 1－3－22 FIM 中盆浴或淋浴场所转移项* 的评分规律

开始	→				
不需要帮助者	患者进出浴盆或淋浴场所是否需要帮助	否→	患者向盆浴或淋浴场所转移是否需要辅助设备(如扶手或特殊的椅子)？是否需要比正常长的时间？是否有安全方面的顾虑	否→	7分**(完全独立)
	↓是			是→	6分(有条件的独立)
需要帮助者	患者在上述方面是否能够付出一半或更多的努力	是→	患者是否仅需监护、提示、哄劝？是否需帮他准备转移用的器械？或需帮他合上车闸或(和)提起足托	是→	5分(监护或准备)
	↓是		↓否		
	患者是否完全需要辅助？如基本上由他人进行全部的搬运动作		患者是否仅仅偶尔需要帮助？如转移时给予接触性防护或保持稳定或帮他抬一条腿进入浴盆等		
	↓是 1分(完全辅助)　↓否 2分(最大量的辅助)		↓否 3分(中度辅助)　↓是 4分(最小量的辅助)		

*包括进出浴盆或淋浴场所，若在轮椅中，包括靠近浴盆或淋浴场所，合上车闸、提起足托，如有必要包括拆除扶手。通过站起转身或使用滑板(或不用滑板)转移，动作独立且安全。

**7分水平时，患者应能接近或进出盆浴或淋浴场所，动作独立且安全。

12. 步行/轮椅行进项的评分规律(表 1－3－23)。

表 1－3－23 FIM 中行进(步行或轮椅)项* 的评分规律

开始	→				
不需要帮助者	患者步行或驱动轮椅行进 50m 时是否需要帮助	否→	患者行进 50m 是否需要辅助设备(如轮椅、矫形器、假肢、拐杖或助行器)？是否需要比正常长的时间？是否有安全方面的顾虑	否→	7分**(完全独立)
	↓是			是→	6分***(有条件的独立)
	患者在无人帮助下(用或不用辅助设备)能否至少行进 17m			是→	5分****(家庭步行)
	↓否				
需要帮助者	患者在上述方面在有人帮助下能否至少前进 50m(行走或坐在轮椅中)	是→	至少行进 50m 时，患者是否仅需监护、提示或哄劝	是→	5分(监护或准备)
	↓是		↓否		
	患者是否行进少于 17m 或需两人辅助行走		患者是否仅仅偶尔需要帮助？如转移时给予接触性防护或保持稳定，若在轮椅中，在拐弯或越过门槛时需帮助		
	↓是 1分(完全辅助)　↓否 2分(最大量的辅助)		↓否 3分(中度辅助)　↓是 4分(最小量的辅助)		

*包括在站位(步行)或在坐位(轮椅)上在平地上行走,出院时用以评分的行进方式与入院时相比较,若有变化(如从轮椅变为步行),按出院时最常用的行进方式评分,并要记下入院时方式的评分。

**7分水平时,应不用辅助设备,在合理的时间内至少能行走50m。

***若不能步行,应能独立操纵轮椅至少前进50m,能转弯,能驱车到桌、床、坐厕旁,越过至少为3°的斜坡,能在地毯上驱车和越过门槛。

****可能需要比正常长的时间,或有安全方面的顾虑,或独立地操纵轮椅行进17m。

13.上下楼梯项的评分规律(表1-3-24)。

表1-3-24　FIM中行进(上下楼梯)项*的评分规律

开始 →	患者上下12~14级楼梯是否需要帮助	否 →	患者上下楼梯是否需要辅助设备(如扶手或拐杖)?是否需要比正常长的时间?是否有安全方面的顾虑	否 →	7分**(完全独立)
不需要帮助者				是 →	6分(有条件的独立)
	是 →		患者是否不用他人的帮助(用或不用辅助设备)至少上下4~5级楼梯	是 →	5分(家庭步行)
	否 ↓				
需要帮助者	患者在上述方面在有人帮助下能否至少上下12~14级楼梯	是 →	上下12~14级楼梯时患者是否仅需监护、提示、哄劝	是 →	5分(监护或准备)
	是 ↓		否 ↓		
	患者能否上下4~6级楼梯或需两人辅助行走		患者上下12~14级楼梯时,是否仅仅偶尔需要帮助?诸如转移时给予接触性防护或保持稳定		
	是 ↓ 1分(完全辅助)	否 ↓ 2分(最大量的辅助)	否 ↓ 3分(中度辅助)	是 ↓ 4分(最小量的辅助)	

*包括上下12~14级(一段)楼梯。

**7分水平时,患者应能上下12~14级楼梯而不用任何类型的扶手或支撑。

14.理解项的评分规律(表1-3-25)。

表 1－3－25 FIM 理解项评分规律

开始 → 不需要帮助者	患者对于诸如家庭问题、时事或家庭财政等复杂和抽象的观念的理解是否需要帮助* ↓是	否→	在表达复杂和抽象的信息方面，患者是否需要额外多的时间？是否需要辅助设备（为阅读而需用眼镜，为听声而需用助听器）？或有轻度的困难	否→ 是→	7分（完全独立） 6分（有条件的独立）
需要帮助者	在观察的时间内是否有一半或更多的时间患者能理解关于每日基本需要和概念（如饿或不适等）的问题或陈述 ↓是	是→	患者在理解关于每日基本需要的指示和会话方面是否仅仅罕见需要帮助（需要帮助的时间少于10%） ↓否	是→	5分（备用提示）
	患者是否基本上不能理解或尽管给予提示但他的反应仍不恰当或反复无常		患者在理解关于每日基本需要的指示和会话方面是否仅仅偶然需要帮助（需要帮助的时间少于25%）		
	↓是 1分（完全辅助） ↓否 2分（最大量的辅助）		↓否 3分（中度辅助） ↓是 4分（最小量的辅助）		

＊理解复杂和抽象的信息，包括但不限于理解电视和报纸中出现的时事或诸如在日常生活中的宗教、幽默、数学或财政等主题的抽象信息。理解复杂和抽象信息也包括理解集体会话时的信息：即与患者饮食、营养、排泄、卫生或睡眠等（生理需要）有关的每日基本需要方面的会话、提示、提问或陈述。

15．表达项的评分规律（表 1－3－26）。

表 1－3－26 FIM 中表达项的评分规律

开始 → 不需要帮助者	患者对于诸如家庭问题、时事或家庭财政等复杂和抽象的观念的表达是否需要帮助* ↓是	否→	在表达复杂和抽象的信息方面，患者是否需要额外多的时间？是否需要辅助设备（如增强交流系统）？或有轻度困难（包括轻度构音障碍或轻度找词困难）	否→ 是→	7分（完全独立） 6分（有条件的独立）
需要帮助者	在观察的时间内是否有一半或更多的时间患者能表达关于每日基本需要和想法（如饿或不适） ↓是	是→	患者在表达基本需要方面是否仅仅罕见需要帮助（需要帮助的时间少于10%） ↓否	是→	5分（备用提示）
	患者是否基本上不能表达或尽管给予提示但他的反应仍不恰当或反复无常		患者在表达关于每日基本需要和想法方面是否仅仅偶然需要帮助（需要帮助的时间少于25%）		
	↓是 1分（完全辅助） ↓否 2分（最大量的辅助）		↓否 3分（中度辅助） ↓是 4分（最小量的辅助）		

＊复杂和抽象观念的例子包括但不限于讨论时事、宗教或与他人的关系。基本需要和观念的表达指的是在交谈诸如饮食、营养、排泄、卫生或睡眠（生理需要）等每日必需的生活方面的能力。

16. 解决问题项的评分规律(表 1－3－27)。

表 1－3－27　FIM 中解决问题项的评分规律

开始 不需要帮助者	→ 在解决诸如处理和校对帐目或面对人际难题等的复杂问题时患者是否需要帮助*	否→	患者在作出决定或解决问题时是否需要额外多的时间？或者是在不熟悉的状况中,在作出决定、发起行动或自我修正方面有轻度困难	否→ 7分(完全独立) 是→ 6分(有条件的独立)
	↓是			
需要帮助者	在观察的时间内是否有一半或更多的时间患者能恰当地解决常规问题	是→	患者在解决常规问题时是否仅仅罕见需要帮助或是仅仅在紧急的情况下才需要帮助(需要帮助的时间 < 10%)	是→ 5分(监护或准备)
	↓是		↓否	
	是否在所有时间内患者解决问题均需帮助或不能解决问题		患者在有效地解决常规问题时是否仅仅偶尔需要帮助(需帮助的时间 < 25%)	
	↓是 1分(完全辅助)　↓否 2分(最大量的辅助)		↓否 3分(中度辅助)　↓是 4分(最小量的辅助)	

*解决复杂的问题包括:处理帐目、参与制定出院计划、自己用药、处理人际难题以及作出受雇决定等。常规问题中较特殊的例子,包括在转移时恰当地请求辅助;若碗中食物变质或没有及时提供时请求给一份新的食物;在试穿衬衣前请求解开纽扣和索取桌上漏放的餐具等。

17. 记忆项的评分规律(表 1－3－28)。

记忆包括认识和记住在医院或社区场合中的每日活动,特别是存储和检索言语和视觉信息,不用提醒就记住常见的人、每日的常规活动和履行他人的请求。

表 1－3－28　FIM 中记忆项的评分规律

开始 不需要帮助者	→ 患者在记忆人物、常规活动和他人的请求方面是否需要帮助	否→	患者在不需重复的条件下认识人、记住日常常规活动、履行他人的请求方面是否有轻度困难或者需要应用自身发起的或从环境中取得的提示来记忆	否→ 7分(完全独立) 是→ 6分(有条件的独立)
	↓是			
需要帮助者	在观察的时间内是否有一半或更多的时间患者能记住人物、常规活动和他人的请求	是→	患者在认识和记忆方面是否仅仅罕见需要帮助或是仅仅在紧急的情况下才需要帮助(需要帮助的时间 < 10%)	是→ 5分(监护或准备)
	↓是		↓否	
	患者在记忆方面是否在所有时间内均需帮助或不能有效地认识和记忆		患者在有效地认识和记忆方面是否仅仅偶尔需要帮助(需要帮助的时间 < 25%)	
	↓是 1分(完全辅助)　↓否 2分(最大量的辅助)		↓否 3分(中度辅助)　↓是 4分(最小量的辅助)	

18. 社会交往功能项的评分规律(表1－3－29)。

表1－3－29 FIM中社会交往功能项的评分规律

开始 → 不需要帮助者	在社会和治疗场合中患者与他人交往是否需要帮助 否→ ↓是	在社会场合中患者与他人交往是否需要额外多的时间？或是否他只能在组织好的或改良过的环境中才能和工作人员、病人和家庭成员恰当地交往，或他在社会交往中是否需要药物维持	否→ 7分(完全独立) 是→ 6分(有条件的独立)
需要帮助者	在观察的时间内是否有一半或更多的时间患者能恰当地与他人交往* 是→ ↓是 是否尽管给以任何帮助但患者与人交往恰当的时间仍＜25% ↓是 1分(完全辅助) ↓否 2分(最大量的辅助)	患者在合适地交往方面是否仅仅罕见需要帮助或只有在不熟悉或紧张的状况中才需要帮助(需要帮助的时间＜10%) ↓否 在与他人恰当地交往方面患者是否仅仅偶尔需要帮助(需要帮助的时间＜25%) ↓否 3分(中度辅助) ↓是 4分(最小量的辅助)	是→ 5分(监护或准备)

*特别不恰当的行为包括发脾气、大喊大叫、说下流话或侮辱性言语、过度的笑或哭、人身攻击或非常退缩或不能相互交往的行为。

(汪家琮)

第四章　ADL 障碍的解决途径

ADL 障碍的表现形式多种多样，归纳起来可分为五类：①躯体活动障碍。②言语功能障碍。③感觉器官功能障碍（如视力、听力障碍）。④肢体缺损。⑤精神异常。躯体活动障碍的共同特点是：关节活动受限、肌力下降或丧失、坐位或站位平衡能力差、心肺功能差、移动能力差导致日常生活动作如进食、更衣、入厕、入浴等不能独立完成。通过 PT 和 OT 训练，必要时使用辅助器具，可使关节活动范围恢复正常，肌力和平衡能力提高，移动能力增强，使 ADL 障碍问题得到解决。感觉器官功能障碍一般通过特殊教育来解决；言语功能障碍需通过语言训练来解决；肢体缺损需通过康复工程来解决；精神异常需专科医生处理，康复训练起辅助作用。本章重点介绍 PT、OT 和辅助器具的作用。

第一节　物理疗法的作用概述

物理疗法（physical therapy，PT）是应用躯体运动、按摩、牵引、机械设备训练等力学因素和电、光、声、磁、冷、热等其他物理因素预防和治疗伤病的一种治疗方法。前者（利用力学因素）又称运动疗法，后者（利用电、光、声、磁、冷、热等物理因素）在我国通常称为理疗。

物理疗法有悠久的历史，世界公认我国古代武术中的功夫是物理疗法中运动疗法的先驱。我国第一部医书——《黄帝内经·素问》中详细记载了导引（呼吸体操）、按跷（按摩）、浸渍发汗（水疗）、药熨（热疗）、角（拔罐——温热合并负压治疗）、攻达（针灸）等物理疗法。东汉三国的名医华佗将导引进一步发展，编成虎、鸟、鹿、熊、猿等五种禽类的五禽戏，这实质上就是我国最早的体疗。在国外，公元前 4 世纪，Hippocrates 已在著作中谈到利用矿泉、日光、海水及“体育”来治病。而最早提出运动疗法的是 Tarento 的 Iccus 和 Medea 医生，目前公认的第一个论述运动疗法的是 Herodicus，因而在国外常称 Herodicus 为运动疗法之父。

第二次世界大战以后，随着康复医学基础理论研究的深入和神经生理学的引入，运动疗法已经获得极大丰富和发展，形成了针对各种运动性疾患如偏瘫、截瘫、脑瘫的独具特色的治疗体系。运动疗法和理疗同属物理疗法的不同侧面，但是在国际上物理疗法中运动疗法占较大比重。运动疗法是康复治疗中最重要和应用得最多的方法，而 ADL 训练则是康复治疗的主要内容之一，因此，本节重点介绍运动疗法的作用。对于除了运动疗法之外的其他物理疗法的作用只作一般性的介绍。

一、运动疗法概论

（一）基本概念

运动疗法（kinesiotherapy, exercise therapy 或 movement therapy）是在物理治疗中利用力学的因素（躯体运动、牵引、按摩、借助器械的运动等）缓解患者症状或改善功能的一种治疗方法，亦称治疗训练（therapeutic exercise）。当完全由患者主动进行时可称为体育疗法，但在康复对象中，尤其是在伤病后早期，都需要被动的方法，因此习惯上称为运动疗法。

运动疗法主要以医学科学和运动科学为基础，是医学和运动科学的结合。它必须根据疾病或功能障碍的特点，制订运动处方或运动疗法方案，选择合适的训练方法，确定恰当的运动量，规定注意事项，由经过专门培训的治疗师或专业技术人员来指导患者进行训练，以达到功能恢复的目的。

（二）疗法特点

运动疗法的特点主要表现在以下几方面。

1. 它是一种积极的治疗　运动疗法要求患者主动锻炼，从而调动患者的主观能动性，使其主动参加治疗，同时运动本身又能进一步提高患者情绪的积极性和锻炼的自觉性，从而更有利于患者的康复。

2. 它是一种局部和全身相结合的治疗　虽然运动疗法表现为对患者局部肢体的功能训练，但它同时也影响到患者全身脏器的功能，因此常能引起较全面的治疗效应，促进患者的康复。

3. 它是一种集保健、预防、治疗、康复于一体的治疗　运动疗法不仅能对不少疾病起到治疗作用，而且能防止一些疾病可能发生的并发症或不良后果，还能增强全身的体力和抗病能力，从而具有一定的预防疾病和帮助年老体弱者健身延年的作用。

4. 它是教育和训练并重的治疗　运动疗法不仅具有训练的内容，同时在运动中又具有很重要的教育意义。例如，要求患者有坚强的意志进行训练；在集体治疗时要注意相互支持；在进行游戏时还可受到荣誉感、进取精神等方面的教育。

（三）方法种类

从临床实用观点，运动疗法可分为三大类。

1. 传统的运动疗法　包括：维持关节活动度的运动疗法；增强肌力的运动疗法；增强肌肉耐力的运动疗法；增强肌肉协调能力的运动疗法；恢复平衡功能的运动疗法；恢复步行功能的运动疗法；增强心肺功能的运动疗法。

2. 神经生理疗法（neurophysiological therapy, NPT）　主要是针对治疗中枢神经损伤引起的运动功能障碍的治疗方法，包括：Bobath 疗法；Brunnstrom 疗法；本体感觉神经肌肉促进疗法（proprioceptive neuromuscular facilitation, PNF）；Rood 疗法。

3. 运动再学习法（motor relearning program, MRP）。

（四）适应范围

运动疗法对下列病症可以取得较好的效果：

1. 内脏器官疾病　慢性支气管炎、哮喘、肺气肿、肺结核、冠心病、高血压、内脏下垂、溃疡病、各种心肺和腹腔手术后等。

2. 代谢疾病　肥胖、高血脂、糖尿病等。

3. 神经系统伤病　偏瘫、脑性瘫痪、截瘫、脊髓灰质炎后遗症、周围神经病损等。

4. 运动系统伤病　四肢骨折与关节脱位、脊柱骨折、截肢后、关节术后、类风湿性关节炎、脊柱畸形、颈椎病、肩周炎、腰腿痛、软组织损伤与烧伤后等。

5. 其他　慢性盆腔炎、子宫位置异常、神经官能症、肿瘤切除后恢复期。

运动疗法在下列情况下禁忌应用:

严重衰弱;脏器功能失代偿期;发热;疾病的急性期;剧烈疼痛;有大出血倾向;运动中可能发生严重合并症者。

(五)应用原则

应用运动疗法时,必须考虑到疾病特点,同时要遵守科学的锻炼原则,要求做到以下几点:

1. 持之以恒　锻炼要做到经常性、系统性。掌握训练内容,通过长期锻炼,逐步积累效果。

2. 循序渐进　锻炼的目的是要提高患者的适应能力,从而改善功能。因此所采用的负荷应略高于患者现有能力水平,使患者通过努力才能完成。为使锻炼既有效又安全,要求一方面,所采用的运动量要由小到大,动作和内容要求要由易到难,使身体能逐步适应;另一方面,随着病情好转,也要不断加大负荷和难度,对患者提出更高要求,以增强其适应能力,使功能得到更大程度的改善。

3. 个别对待　制订运动疗法方案时,必须根据疾病特点和患者的具体情况,充分考虑到个体差异。

4. 密切观察　要经常了解锻炼情况和反应,定期复查,并向患者交待注意事项和自我观察的方法,取得患者合作。

二、运动疗法在康复中的作用

运动疗法主要通过神经反射、神经体液因素和生物力学作用等途径,对人体全身和局部产生影响和作用。其基本作用体现在以下几方面。

(一)提高中枢神经系统和自主神经系统的调节能力

神经系统特别是中枢神经系统对全身器官脏器的功能活动起着重要的调节作用。要维持中枢神经系统的正常功能,需要不断地使其接受来自外周器官的刺激以维持一定的紧张度和兴奋性,运动和体力活动便是一类很重要的自然的生理刺激。进行身体操练,不仅在锻炼的当时能使神经系统功能活动发生短暂的变化,而且由于锻炼需要长期坚持进行,还能起到“锻炼和加强”大脑皮质活动能力的作用。因为所有运动都是一系列生理性条件反射的综合表现,随着运动强度加大和活动难度提高,需要形成更多的更复杂的条件反射与此相适应,从而使神经系统的兴奋性、灵活性和反应性都大为改善,也强化了对全身各脏器功能活动的调整和协调作用。

经常锻炼后还会表现出迷走神经功能的增强,相应提高了对自主神经和脏器活动的自控能力。

(二)提高代谢能力,改善心肺功能

为了适应运动时肌肉收缩做功的需要,人体内能源底物大量消耗,新陈代谢水平相应急剧升高,达到静息时水平的几倍甚至十多倍,其程度随运动强度而异。循环系统和呼吸系统的功能活动也呈现出相适应的变化。表现为心跳加快,心肌收缩加强,收缩末容量减少,每搏量增多,因而心输出量可增多数倍,回心血量也相应增加。运动时,血流发生明显的重新分布,从安静时 3/4 的血液流向内脏和脑部而仅有 15% ~ 20%的血液供应骨骼肌,改变为将大量血液流向肌肉,其比例可增多至占总量的 80%。为了摄取更多的 O_2 与及时排出不断产生的 CO_2,呼吸也相应加深加快,胸廓和膈肌活动幅度明显增大,潮气量增多,每分钟通气量与耗氧量均增加数倍甚至一二十倍。

通过长期坚持锻炼,人体代谢能力和心肺功能都会改善。表现为安静时心率可明显减慢,每搏量增多,喷射分数(每搏量/舒张末期容量)变大,冠脉循环改善,因而具有较大的心脏储备力,并有较高的工作效率。亦即在规定的耗氧水平进行运动或活动时,有锻炼者可以用较低的心率来完成较多的运动量或工作量,而且事后恢复也较快。通过锻炼,安静时的肺活量和每分钟通气量增多,肺血流分布也较为均匀,因而吸氧能力得到加强。加上肌肉内肌红蛋白增多,线粒体的质量提高和数量增加,使氧的储备、携带和转运能力得到改善,从而也提高了人体的有氧代谢能力。通过锻炼,还可增强人体对乳酸和缺氧的耐受性,其无氧阈的阈值也会相应有所提高。

(三)维持和恢复运动器官的形态和功能

人体器官的形态与功能是相互依存的,对运动系统来说,这种关系尤为密切。功能活动是维护运动器官正常形态所必需的因素,功能活动缺乏或不足,就会发生神经营养过程的变化,逐渐引起运动器官形态结构上的退行性改变,包括肌肉废用性萎缩和关节挛缩僵硬等。如果因伤病破坏了运动器官的形态结构,不仅直接限制了功能,而且由于功能减退或丧失,又会促使形态进一步恶化。要改变这种状况,就要恢复必需的和可能的功能活动,以促使形态和功能向好的方向发展。

功能锻炼对运动器官有良好影响。运动能加快血液循环,增加关节滑液分泌,改善软骨营养,从而保证软骨代谢的需要。运动能牵伸各种软组织,促使挛缩组织延伸,使粘连得以松解,从而恢复或改善关节活动范围。通过力量练习,可使肌纤维增粗,萎缩肌肉逐渐肥大,使肌力和耐力得到增强和恢复,从而改善主动运动能力,并且增强关节周围的肌群保护关节的作用。运动和负重有利于维持骨代谢平衡,减轻骨组织脱钙,使骨皮质增厚,从而增强骨的支撑和承重能力。总之,合理的和系统的功能锻炼对于改善和恢复运动功能并且促进形态恢复是至关重要的。

(四)促进代偿机制的形成和发展

运动疗法是促进和增强人体代偿功能的积极措施,反复训练是发展代偿功能的重要条件。对于因伤病丧失或损害一定解剖结构无法恢复原有功能的患者,例如截肢、截瘫、神经损伤、肺气肿、肺切除术后等,可以通过合适的反复训练,发挥未受损器官或肢体的代偿作用或受损器官的储备能力,或者促使形成新的条件反射和运动模式,掌握新的动作技巧,使有关功能得到最大程度的改善和代偿。

三、运动基本类型

运动疗法的方式方法很多,但其共同点是必须通过身体某些部位的肌肉收缩和关节运动来完成,因此可以按照肌肉收缩的形式和主动用力的程度分为几个基本类型。

(一)按肌肉收缩的形式分类

肌肉收缩有等张收缩和等长收缩两种形式,因此可将运动分为等张练习和等长练习两大类。

1. 等张练习(isotonic exercise) 采用等张收缩进行的训练。

等张收缩(isotonic contraction)是指肌肉收缩时肌张力基本不变,但肌长度发生变化,产生关节运动。如收缩时肌起点与肌止点之间距离缩短,称为等张缩短(isotonic shortening)或向心性收缩,此类收缩应用最多,是大多数训练方法的基本形式。如动作进行时,肌肉起止点之间的距离逐渐加大延长,称为等张延伸(isotonic lengthening)或离心性收缩,其作用主要是使动作的快慢或肢体落下的速度得到控制,例如在太极拳中此类收缩多见。

2. 等长练习(isometric exercise) 采用等长收缩进行的训练。

等长收缩(isometric contraction)亦称静力性收缩(static contraction),即收缩时肌肉起止点的距离无变化,其肌纤维长度虽稍有缩短,但肌腱部反稍被拉长,因而肌长度基本不变,亦不发生关节运动,但肌张力明显增高。在日常生活和工作中,等长收缩常用于维持特定体位和姿势。在运动疗法中,等长练习是增强肌力的有效方法。此外,在关节不能或不宜运动时,例如关节被石膏管型或夹板固定,或关节有创伤、炎症和肿胀等情况,亦常采用等长练习进行静力性收缩,以延缓和减轻肌肉废用性萎缩。

(二)按完成动作的主动用力程度分类

根据运动完成过程中主动用力程度的情况,可将运动分为被动运动、助力运动、主动运动和抗阻运动四类。因后三者均有主动用力成分,故亦可合并,而只分为被动运动和主动运动两大类。

1. 被动运动(passive movement) 指全靠外力来完成的运动或动作。外力可以来自人力或机械,通常由治疗人员施行,亦可由患者用健肢来进行。

被动运动使关节在其活动范围内运动,同时牵张相应的肌肉、肌腱、韧带、关节囊等软组织,因而能防止挛缩与粘连形成,维持与恢复关节正常活动范围,保持肌肉静态长度。被动运动使肢体反复屈伸,能改善肢体血液循环,也有助于防止或消除肢体肿胀。对于瘫痪肢体,被动运动还有增强本体感觉、刺激屈伸反射、放松痉挛肌肉、为进行主动运动做准备等作用。

被动运动常用于各种原因引起的肢体运动障碍,包括瘫痪、关节功能障碍,以及需要保持关节活动范围但又不能或不宜进行主动运动的情况。

进行被动运动时,需注意以下几点基本要求:①患者应处于舒适或自然的体位,肢体充分放松,并将身体不参与活动的部分适当支托好。②要确定被动运动的顺序是从肢体近端至远端,还是从远端至近端。前者常用于瘫痪患者;后者则用以促进肢体血液淋巴回流,改善血液循环。③对于要活动的关节,应固定或支托好肢体近端,远端重量全由操作者支持,使活动充分自由。④支托或抓握肢体的手应尽可能靠近关节。在进行被动运动过程中可对关节稍加牵拉,活动最后应对关节稍加挤压。⑤被动运动的动作应缓慢、柔和、平稳,有节奏地进行,活动范围逐步增大,避免冲击性动作,切忌暴力,以免造成新的损伤或引起反射性痉挛。⑥操作一般应在无痛范围内进行。用于增大关节活动范围的被动运动,进行时可能出现酸痛或轻微的疼痛,但以能从容忍受、不引起肌肉反射性痉挛或事后持久疼痛为度。

2. 助力运动(assistive movement)　指在外力的辅助下,通过患者主动收缩肌肉来完成的运动或动作。助力可由治疗人员或患者健肢提供,亦可利用器械、引力或水的浮力帮助完成动作。

进行助力运动时,应使患者明确要以主动用力为主,要做出最大努力来参与运动,任何时候都只应给予完成动作所必需的最小助力,尽量避免以助力代替主动用力,并应随着病情好转逐步减少助力成分。锻炼时还要防止其他肌肉替代完成动作。

助力运动常用于肌力较弱尚不能独自主动完成运动的部位,以逐步增强肌力,建立起协调动作的模式。亦可用于因疼痛或身体虚弱而不宜进行主动运动的情况,使柔和的锻炼得以完成。

3. 主动运动(active movement)　主动运动亦称自由运动(free movement),即运动时既不需要助力,也不用克服外来阻力,整个动作通过患者主动收缩肌肉来完成。主动运动在运动疗法中应用最广泛,是大多数方式方法的主要成分。

4. 抗阻运动(resistive movement)　指在动作进行过程中,需克服外来阻力才能完成的运动。阻力可由人力施加,其优点是便于调节阻力大小,并在动作进行过程中做到使阻力合理地逐渐增加与逐渐减少。如受训练肌群的肌力已达到 4^- 级以上,则阻力常用重物或器械提供,例如使用沙袋、哑铃、墙拉力器、弹簧装置等。

抗阻运动能有效地增强肌力,并使肌纤维增粗,使受训练的肌肉肥大起来,故常用于瘫痪或创伤后肌肉萎缩无力的患者,以恢复肌肉力量与形态。此外,由于应用抗阻运动进行锻炼时局部负荷集中而且量大,故反复进行此类锻炼对消除局部脂肪积聚也有一定作用。

四、运动疗法的主要内容

(一)传统的运动疗法

包括:维持关节活动度的运动疗法;增强肌力的运动疗法;增强肌肉耐力的运动疗法;增强肌肉协调能力的运动疗法;恢复平衡功能的运动疗法;恢复步行功能的运动疗法;增强心肺功能的运动疗法。下面分别予以介绍。

1. 维持关节活动度的运动疗法

(1)正常关节活动度的维持　人体在运动方面的活动能力与关节、肌肉、韧带的灵活性和柔软性有密切的关系。关节、关节囊、韧带、肌肉等组织,每天多次全范围的正常活动,维持了关节和软组织的运动功能,如果由于某种原因使运动范围受限,肌肉就会紧缩,限制了运动范围。

如限制了活动,结缔组织将由疏松变为致密状态,并迅速出现纤维化。实验证明,制动4天左右即出现这种纤维化。正常关节固定4星期,由于致密结缔组织的形成,活动功能就会降低或消失。

(2)损伤后影响活动度的因素　损伤后，由于疼痛或为了防止进一步的损伤而常常限制局部的活动。局部的制动、创伤、水肿、微循环障碍等因素促使致密结缔组织迅速形成，在组织修复过程中出现的纤维蛋白和无定形基质的影响下，软组织互相粘连，关节囊挛缩，关节活动受限。因此，长期和不适当的制动是影响关节活动功能的主要因素。

(3)维持关节活动度的一些训练方法

1)缓慢、轻柔的关节活动：其原则是：①对于因伤病而暂时不能活动的关节，要尽早在不引起病情加剧和不引起不能耐受的疼痛的情况下进行被动的、范围尽可能接近正常最大限度的活动。②速度要十分缓慢。③动作要轻柔。④炎症或疼痛越剧，动作应越慢和轻。⑤每个不能动的关节每天应进行两次被动活动。⑥每次活动3遍。⑦病情缓解后由被动运动改为主动辅助训练。⑧以后再改为主动训练。

2)持续的牵引：对于已出现紧缩的肌肉和活动范围刚出现受限的关节，应及时进行持续的牵拉或牵引，常仍有希望恢复功能。牵引的原则：①牵引前应做一些热身活动。②患者应先做一些简单的牵引，然后逐步过渡到较高级的水平。③牵引时患者呼吸应慢而有节律，要特别注意患处的反应。④患者应穿舒服和宽松的衣服以免限制运动。

牵引的强度以不引起疼痛为准。参考方案：先进行10～30秒的预备性牵引，继之以10～30秒的正式牵引，休息1～2分钟后继续进行，每次治疗共10～30分钟，每星期进行3次。

3)使用器械的连续被动运动：20世纪70年代初，加拿大著名骨科医师Salter RB在通过实验证明早期间断主动活动优于制动者，萌发了持续运动是否更好的想法，通过一系列研究于20世纪80年代提出了连续被动运动(continuous passive motion，CPM)的方法。目前大量实验研究和临床应用已证明，CPM是防治关节伤病、促进关节软骨再生和修复的有效方法。

关节活动训练的注意事项：

A. 不能强迫关节超过它的正常活动范围，而且要注意个体差异。

B. 对骨质疏松的患者(长期卧床、长期应用类固醇等)要特别小心。

C. 若患者感到有持续24小时以上的肌肉关节痛或酸，表明牵引时已用力过大。

2. 增强肌力的运动疗法　肌肉收缩所能产生的最大的力称为肌力。肌力单位之一为kg。肌力大小基本上取决于3种因素：①肌肉横切面积。②参与收缩的运动单位多少。③参加收缩的运动单位收缩的同步性。

(1)为增强肌力应遵循的一些训练原则

1)阻力原则：这一原则是为使肌力增强。肌肉活动训练时必须遇到一定的阻力，这种阻力可来自肌肉本身的重量、肌肉移动途径中遇到的障碍或为纯粹外加的阻力。若在无阻力状态中进行训练，不能达到增强肌力的目的。

2)超常负荷原则：这一原则又称过度负荷原则。这一原则认为，在训练中，除非使肌肉的负荷超过日常的活动，否则不能改善肌力。肌纤维数量在出生时已成定局，不可能通过训练来增加纤维的数量，为增加肌力，除非进行超负荷的训练，否则肌力不管被利用多少次，也不可能变得强壮有力。

3)训练次数宜多的原则：该原则认为，为达到增强肌力的目的，一次的收缩训练往往是不够的，若无关节疾病或肌腱炎，训练的次数宜多不宜少。

4)训练至疲劳但不过度疲劳的原则:疲劳是指由于以前的活动结果而引起无力或不愿再进行原有的或新的活动。这一原则认为,如训练有充分时间,且出于高度自愿,训练应一直进行到出现疲劳感为止,如训练中途没有休息而直接进入疲劳则更有效。

该原则同时指出,不能出现过度疲劳,因为过度疲劳对虚弱肌是有害的,因此应密切注意出现疲劳时即停止。疲劳常表现为运动速度减慢,运动幅度下降,显著的不协调,或主诉疲乏劳累。出现这些表现即应停止训练。如在下次训练中,肌力不增加反而减退,也往往意味着前次训练过度疲劳。

(2)训练方法

1)等张训练法:著名、典型和有效的等张训练法是 Delorme 的渐进性抗阻训练法(progressive resistance exercise,PRE)。其特点如下;

A. 负荷量逐渐增进:运动生理学的研究证实,从小量开始相当于训练有个“热身”过程,较为合理。

B. 采用大负荷、少重复:小负荷、多重复的方法只能训练耐力,而大负荷、少重复的方法才能训练肌力。

最大负荷的确定:测定需训练的肌或肌群通过规定运动范围能举起 10 次的最大重量(10 repetition maximum,10 RM),作为最大负荷。

渐进抗阻训练方法:第一组训练采用 50%的 10RM 重量,以每分钟 10～15 次的速度,进行 10 次锻炼;第二组训练采用 75%的 10RM 重量,以同样速度进行 10 次锻炼;第三组采用 100%的 10RM 重量,进行 10 次锻炼。每组训练之间可休息 1 分钟,每日只进行一次。

由于需要抗阻收缩,故上述方法适用于有Ⅳ级肌力(即能抗阻力)的病肌。至于 10RM 的值,不是固定不变的,每星期需重测一次,重测后按新的 10RM 为标准计算。

2)等长训练法:肌肉的等长收缩与等张收缩不同,二者的区别和例子见表 1－4－1。

表 1－4－1 等张与等长收缩的比较

	等张收缩	等长收缩
肌肉	明显缩短	长度无明显变化
肌肉的起止点	相互靠近	基本不动
收缩成分中的张力	不增加	增加
关节活动范围	明显变化	无明显变化
举例	手持哑铃伸、屈肘	站位时股四头肌收缩使腿伸直,维持站姿

等张训练需要一定的设备,花费的时间也较多。至于等长训练,不仅所需设备少,费时亦少,而且研究结果证明,等长阻力训练(isometric resistance exercise,IRE)是增加肌力的最迅速的方法。经过大量的实验和观察,除按一般等长收缩原理进行的简单训练外(如下肢被石膏固定于伸直位时,让患者经常主动收缩股四头肌),目前常用的还有短暂等长最大收缩训练(brief isometric maximal exercise,BIME)和短暂重复等长最大收缩训练(brief repetition isometric maximal exercise,BRIME)。

短暂等长最大收缩训练(BIME)是一种利用抗阻做等长收缩来增强肌力的训练方法。具体做法是,使受训练的肌群在承受能耐受的最大负荷下做等长收缩,持续 6 秒,每天训练只做一次动作,并在可能情况下每天稍增大负荷量(例如 0.25~0.5kg)。

短暂重复等长最大收缩训练(BRIME)是 Liberson 等人提出的,BRIME 与 BIME 的不同点在于不是等长收缩一次,而是每日重复收缩 6~20 次,每次持续 5~6 秒,每次间隔至少 20 秒。实验证明这种方法的效果优于 BIME。

关于其原理,一些学者认为,在维持 5~6 秒的最大负荷等长收缩期间,由于肌肉强烈收缩,进入肌内的血流近于被阻断,此时肌肉的能量主要依靠无氧酵解来维持,此时将产生一定数量的乳酸和 H^+。肌肉松弛后,由于局部的 pH 值下降,促进毛细血管扩张,从而使肌组织获得较多的营养,有利于肌力的增长。但在强烈收缩的时间上,认为不宜长于 6~10 秒,否则肌肉将因血流阻断时间过长而受损。对于病肌,更应谨慎,一般认为不宜长于 5~6 秒。

3)等速训练法:等速训练(isokinetic exercise)是 Perrine 提出的方法,是借助特定的仪器,确立一定的收缩速度后,使肌肉进行收缩。仪器内部的自动机构保证肌肉收缩力越大时,阻力也越大,收缩力下降时阻力也下降,从而保证在收缩过程中速度恒定,故译名为等速收缩。等速收缩不借助特别的仪器则无法进行,专门设计的著名的 Cybex 类仪器可供测量和训练之用。实验和临床证明,等速训练有独特的优点:①可同时训练 3 型肌纤维。②可较好地发展肌力。③可促进运动单位的同步收缩。④阻力恒定适宜。⑤准确、有效、安全。

Timm 曾在 5381 例膝关节术后的患者身上,比较了等张训练和等速训练的效果,所用的指标称成功率,后者指术后 5 年关节活动正常而无症状,可进行正常生活或进行体育活动而无关节不稳定,而且职业活动正常。结果等速训练组的成功率为 61%,而等张训练组仅为 7%,差异十分明显。

但等速训练也有如下不足:①必须借助较昂贵的仪器。②肌力达不到 4 级,即不能抗阻时无法进行。③较费时和费事。

不同训练方式的选择应用:在上述 3 种训练方法中,宜依据临床具体需要而灵活应用,例如等长训练中的 BRIME 虽然比等张收缩有许多优点,但在恢复体力和医疗体育中又往往很需要肌肉进行动态的等张收缩;又如等速收缩具有一些前两种训练都不具备的优点,但又必须具备昂贵的仪器和患者有 4 级的肌力。因此必须依患者的具体情况和需要来选用,不宜固守一种方法。

3. 增强肌肉耐力的运动疗法　耐力是指持续进行某一活动的能力,其大小可以从开始收缩直到出现疲劳时已收缩了的总次数或所经历的时间来衡量。

与耐力大小有关的的因素有多种,现已知耐力的大小与肌力的大小有明显的正相关,除此以外,可能影响耐力的因素还有肌纤维的类型、肌红蛋白的贮备、某些酶的作用等,但后几种因素也都有可能从肌力上反映出来。

耐力与所进行的运动的强度有一定的关系,亦即运动强度越大,耐力就越小。为了增加耐力,采用何种增强肌力的训练方法为好呢?实践已经有了结论,其情况如表 1-4-2。

表 1-4-2 不同训练方法引起的耐力变化

训练方法	耐力指数(s)
等张(PRE)	69
短暂等长(BIME)	101
短暂重复等长(BRIME)	170

上表是在小鱼际肌部上得出的结果。耐力指数是肌肉开始收缩时的幅度下降到原幅度50%时所经历的时间,此时间越长,表示耐力越大。从表中可以清楚看出,以 BRIME 为最佳,其次为 BIME。因此在临床上为了增加耐力,可采用 BRIME 方法。

4. 增强肌肉协调能力的运动疗法　在完成某一动作中,若某一肌肉特别重要,则该肌称为原动肌或主动肌,协助该运动的肌肉称协同肌,对抗该运动的肌肉称为对抗肌,在有关关节的附近保持该关节稳定的肌肉称为稳定肌。神经肌肉的控制训练是让患者在意识控制下个别地控制某一活动的原动肌;而协调训练则是让患者在意识控制下训练如何在神经系统中形成预编程序的、自动的、多块肌肉协调运动的记忆印迹,其目的是使患者能够随意再现多块肌肉协调的、自动的运动形式,而且这种形式比单块肌肉产生的动作更迅速、更精确和更有力。

(1)训练原理　需先进行单块肌肉的控制训练(单肌训练)。正常在意识清醒状态下,4γ皮质束的皮质脊髓通路有一组运动神经元能激活单块肌肉,这是神经系统中惟一不需训练的控制通路。但此通路只限于注意一块肌肉或一个动作,且这种注意的转换每秒钟不得超过 2 ~ 3 次。另外,这完全是一个没有抑制能力的通路,单靠这种通路不能完成全部的任务。

由于患者在能把所需的肌肉动作整合成一个协调的印迹之前,必须学会单独地控制每块肌肉。所以,先进行单肌训练是重要的。

(2)训练所要求具备的一些条件

1)患者方面:由于单肌训练是一个需要精力高度集中及密切合作的过程,故要求患者能领会指令,能学习,听指挥,很合作,注意力集中和情绪稳定,本体感和距离感均应完好。

2)环境和姿势:为避免分散患者的注意力,训练应在安静、其他人员尽可能少的房间内进行,体位应松弛、舒适、安全。因如患者感到不稳定和不安全就不能将注意力完全集中在单肌训练之上。

3)监督和辅助:训练要由受过训练的治疗师作指导。他发出的指示和口令应清晰而准确,监督要严密而细致,对全身无力或有平衡障碍者应充分支持其处于斜卧位上。对本体感觉受损者,应使他的每一活动都能被患者看到,以利用视反馈进行补偿。肌肉在关节活动范围内有疼痛者,应待疼痛消失或关节在 30°内活动无疼痛时才开始进行,因关节活动起码也要有 10°的范围才能兴奋本体感受器。为帮助患者更快地达到目标,尚可在原动肌上应用肌电生物反馈技术以加强原动肌动作的选择性。

(3)单块肌肉的控制训练应遵循的一些原则

1)促进原则:这一原则在由于各种原因患者不能或难于收缩单块肌肉时应用。应用简单的或专门的促进方法,有助于克服上述困难。对于由于下运动神经元受损而难于收缩的肌肉,可用敲打肌腱、快速牵拉、200Hz 的电震动等来促进收缩。对于由于上运动神经元受损而难以使单肌收缩的情况,可采用专门的促进技术,这种技术的原理是利用神经冲动由一个神经通路扩散到另一个神经通路的方法来减少突触的阻力,并激活运动神经不去接受其他刺激。具体方法请参考运动疗法的神经生理疗法部分。当患者意识不能启动原动肌时,就要用这种方法,但一旦原动肌能收缩,在训练协调之前就必须停止这种方法。

2)小负荷或不过度用力原则:实践证明,过度用力总会引起动作的不协调,只有在负荷很小的条件下,才有可能使活动仅限于单块肌肉,负荷稍大时,原动肌和协同肌都开始收缩;负荷再增大,肢体和躯干的稳定肌为了建立稳定和平衡将开始收缩;负荷再进一步增大,对抗肌和远处的肌肉也将收缩。其原因是强烈的兴奋超过了选择性抑制能力,其后果将远远不是单肌收缩,这就达不到单肌训练的目的。

因此在单肌训练中,为避免兴奋冲动扩散到原动肌以外,开始时,往往让患者以最小的力去收缩原动肌,并且对原动肌产生的运动给予所需的最大助力而不是阻力的方式进行,因为仅在轻用力时患者才能体会到原动肌收缩产生的特殊感觉,只有在与总的肌力相比阻力很小时单块肌肉的收缩才有可能。用较大的力会使兴奋扩散到其他运动神经元,引起其他肌的收缩,这是不允许的。

准确控制单块肌肉的训练,基本上是训练患者体会原动肌收缩时产生的感觉,以便可能独立收缩。只有在原动肌已能单独收缩而不激发其他收缩的情况下,才考虑加大阻力。

(4)多块肌肉协调动作的训练(简称多肌训练)应遵循的一些原则　协调动作是多块肌肉按一定要求协调、迅速、准确的动作,因此在单肌训练成功之后必须进行多肌训练。多肌训练应遵循以下一些原则:

1)准确原则:该原则的含义是,为达到协调的目的,训练中各种动作必须准确无误。为达到准确又需遵循下述原则。

2)抑制不需要的活动的原则:其原因是运动的准确性取决于对那些与所需动作无关的运动进行有效地抑制,抑制不需要的动作是对协调进行自动调节的一个最主要的部分。准确地协调只有在经过训练后达到能够抑制一切不需要的动作时才能建立。而且这种抑制能力不能直接训练,只能通过准确地执行动作,并在保持动作准确条件下增加用力强度来训练。

3)先分后合的原则:为了达到充分准确,所学的动作越复杂就越需要将现动作分解,分解得越细才能使每一个小动作完成得越准确。当把复杂运动分解成能被患者成功准确地完成的动作后,才可以进行训练。在协调训练中决不允许发生错误的动作,因为要去掉不正确的运动印迹,重新建立一个新的运动印迹,比之在没有形成错误印迹的情况下所需的时间更长。

只有在患者能准确、顺利地执行一个复杂动作中的各个分解动作时,才可以在保持准确的前提下将各个分解动作合并在一起训练,直到能准确地完成整个复杂的动作时为止。

4)大量重复的原则:这是因为协调的发展取决重复,为使动作完美而协调,必须尽可能多次重复练习。重复准确的运动是在神经系统中形成协调记忆印迹的惟一办法,只要多次准确地重复一种运动,就可以在中枢神经系统内形成一个协调运动的印迹,再现时就可出现协调的运动。

(5)训练的方法　现以上肢的抓握、下肢的步行为例来说明具体的训练方法。

1)抓握:抓握这种复杂的动作要求手指有众多肌肉的协调。抓时拇指、示指、中指像抓卡盘一样抓住物体,这种方式及其变型占所有抓握动作的70%;用四指接近大鱼际部的方式及其变型占20%;用拇指接近示指桡侧或另一指尖的方式次之。

所有手指的这些动作都是以已经在神经系统中形成并且已事先编定程序的印迹(engram)或记忆印迹为基础的,如果没有形成这些印迹,即使每条原动肌都能动作,动作也不会协调。印迹是预编程序的某条肌肉活动形式的神经过程,一旦形成将像记忆那样能够保留,并且每次兴奋时能使有关肌肉产生相同的运动形式。

为掌握不同形式的抓握动作,要求婴儿和儿童通过长时间的练习才能形成多根肌肉的协调印迹。婴儿在8个月时还不能用拇指和示指夹捏,此后再需训练几个月才能达到初步的协调;儿童需2年多的练习才能握住一根铅笔和绘一简单的直线,如要临摹一个三角形,还要再训练3个月。正常成人形成多块肌肉协调运动的印迹需要几百万次重复才能完成。

上面简述了正常人形成协调的难度,至于协调功能受损的患者,像准确抓握这样的运动,假如不分解到每个分解动作在直接的意识下都能准确地练习的程度,决不可能形成完美协调。因此,一是必须把动作分解到患者能切实掌握;二是使患者能在正确的运动形式下每日练习几千次。后者提出了如何防止单调和使患者乐于自觉地进行的问题。在这种情况下,必须充分利用作业疗法,把治疗训练寓于能为患者带来益处的作业中,并在训练中穿插一些使患者身心愉悦的活动,以便增加他们对重复训练的兴趣。积木、木钉盘或木钉插板(一块板上有许多小洞,可把细木钉插入,插成各种文字和图案的形状)、用小片的马赛克镶拼图案、玩扑克牌、打麻将、下跳棋和围棋、弹电子琴和钢琴、弹竖琴、打字等均可交替地进行,让患者在作业和文娱中完成上千次的活动。交换活动的种类除能防止单调外,还有助于注意力的维持。

2)步行:步行是最有代表性的下肢协调运动,在训练平衡与恢复平衡的基本印迹时,是从训练行走开始的。早期训练时,同样要把动作分解到患者能切实掌握并能准确进行的程度。每一训练阶段,应有选择地为患者提供外在的稳定,以便他能集中在要做的动作上而不必分散注意去维持平衡。

如头部平衡尚不佳,则应固定躯干和下肢,让患者进行头颈的控制和平衡训练;颈部能控制后,再训练躯干的平衡;躯干平衡能力建立后,再训练髋、膝关节的平衡;最后训练自由站立。

对于严重患者,最初的直立姿势可在斜床上练习。利用斜床可将患者的体位在水平与直立之间的任一范围内调整。起初倾斜角度要小,以后逐步加大。这种训练一方面可训练患者对体位性低血压的适应,另一方面训练保障抗重力平衡的印迹。

颈以下的姿势稳定后,可将患者移至站立台上,适应后即可在步行训练用的平行双杠或平行杠内练习。

在平行杠内先要训练站立平衡和将体重向左或右下肢转移。基本的平衡训练是从患者双足站立并用双手提供平衡时开始,然后训练将体重转移到一下肢上,再转移到另一下肢上,直到能用一条腿支撑全部体重并能达到平衡为止,而双手则仅用来维持躯干的平衡。平行杠固然能为患者提供良好的保护和稳定,但要防止患者在杠上前倾后仰、东倒西歪的滥用,这样对他们的站立平衡的独立是有害的。

平行杠内适应后,就可以离开杠用四足、三足等宽底手杖练习行走,先用四足的,成功后改用三足的,以后改用一足的手杖,最后练习不用手杖而一足站立,用一上肢维持平衡。一足成功后再训练另一足。

两足都能单独站立并能维持平衡之后,平衡的印迹基本形成,此时可再练习向前、向侧方、向后迈步,直到能恢复步行为止。

每日做手、足移动,手足同时移动,向前或向后退的活动,以及膝关节屈伸的柔软体操都能构成协调行走的基本印迹。

必须指出,近年主张用运动再学习方法(MRP)的治疗师不主张用平行杠和手杖进行步行训练,而主张由治疗师在患者后方控制患者的双肩或双髋进行控制和辅助。但不论用何种方法,不建立站立平衡和与行走有关的肌肉的协调运动的印迹是无法行走的。

协调训练的方法要适合患者现有功能水平。对重症患者应从个别原动肌和肌群的控制训练开始,逐步进展到多组肌群的协调训练。亦即病情越重,协调能力越差,越需要把每个复杂的动作分解成一些单个肌群或单个关节的运动,以便在大脑皮层的直接控制下完成这些非常简单的动作。通过训练后,患者的控制能力有所改善,再将动作逐步组合。

通常,协调训练的过程是漫长的,其收效是渐进的。要逐步使动作由易到难,由简到繁,由慢到快,由不能过分用力到可以用力,最终达到能进行上肢与下肢、四肢与躯干的复杂联合运动,以及左右两侧对称或不对称的动作。其中上肢和手的协调练习,要着重训练动作的精确性、完成速度和节奏性等。下肢则着重训练正确的步态,尤其行走中上下肢动作的配合,使行走能安全省力,姿态也较美观。

5. 恢复平衡功能的运动疗法

(1)基本概念　平衡功能是由于突然受到外力的干扰,使身体重心偏离稳定位置时,四肢、躯干通过反射性的或随意的运动以恢复稳定的能力。当感觉、运动或前庭功能受损时,均可对此能力发生影响。

当姿势变化危及平衡时,机体应付的对策有一定的规律。

1)踝对策:当人站在地毯上时,如突然有人向后拉地毯,其身体将向前倾倒。此时站在地毯上者将通过腓肠肌、腘绳肌和骶棘肌的收缩使身体向后以免失衡,此时头、躯干成为板结的整体,人以踝为轴而向后摆动。这种对付失衡的对策称为踝对策(图1-4-1a)。

2)髋对策:若让受试者站在一根窄的横梁上,其支撑基底即变小而且不与全足底接触,因而平衡不佳。此时若后移横梁,为免失衡,受试者将伸直下肢,屈髋、前倾躯干以免失衡,这种依靠髋活动的对策称为髋对策(图1-4-1b)。

3)迈一步对策:仍以站在地毯上的人为例,如有人向后拉地毯的幅度过大,站立者将向前扑倒时,此时踝对策已不能克服,只得主动迈出一步以免失衡(图1-4-1c)。

前庭功能缺失的患者常不能采用髋对策,躯体感觉障碍的患者常难以采取踝对策,因此都要进行训练。

(2)基本原则　平衡训练基本原则主要是从最稳定的体位,通过训练逐步过渡到最不稳定的体位,从静态平衡过渡到动态平衡,以逐步加大平衡难度。也就是说,逐步缩减人体支撑面积和提高身体重心,从睁眼训练逐步过渡到闭眼训练(表1-4-3)。

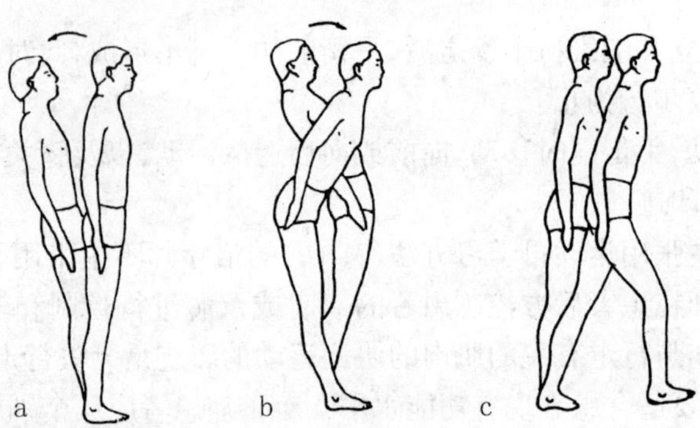

图 1-4-1 机体应付姿势变化时的踝对策(a)、髋对策(b)和迈一步对策(c)

表 1-4-3 平衡训练的原则

人体的不同体位	卧位	坐位		跪位	立位
人体的支撑面积	大		⟶		小
身体重心离支撑面的距离	低		⟶		高
平衡的类型	静态		⟶		动态
平衡的维持难度	易		⟶		难

日常生活动作完成,很大部分都要依赖于静态平衡和动态平衡的维持能力。静态平衡是动态平衡的基础,没有静态平衡的稳定,就没有动态平衡的发展。

静态平衡,也就是说人体对某一静态姿势的控制能力,主要依赖于肌肉的等长收缩以及关节两侧肌肉协同收缩来完成。

(3)训练方法 一方面通过对关节的挤压,刺激关节感受器,诱导姿势反射的出现;另一方面,增强关节两侧肌肉等长收缩能力,从而达到稳定关节的目的。当静态平衡具有了一定的控制能力以后,就可开展动态平衡的训练。

1)坐位平衡的训练

A.横向式(图 1-4-2a~b):患者坐位,治疗师坐于患者一侧,诱导其躯干向一侧倾斜。注意:在做该动作时,患者的躯干应向相反方向侧屈,对侧骨盆应上提(此方法也适用于偏瘫患者患侧或健侧骨盆的负重训练)。

B.纵向式:也就是身体重心前后方向移动。患者坐位,治疗师坐于患者的前方,诱导其重心逐步向前移动,消除身体前移怕摔倒的恐惧心理(尤其是偏瘫患者)。坐位平衡向前移动是下一步训练坐位到立位动作完成的必备条件;向后移动,除了训练坐位平衡以外,还加强了对腹肌肌力的训练。

2)跪位平衡的训练:跪位平衡与坐位平衡相比,由于身体的支撑面积减小了,身体重心与支撑面的距离也提高了,所以,平衡维持的难度也随着增加。从另一方面来说,跪位平衡的维持,除了具有头与躯干的控制能力以外,还增加了躯干与骨盆的控制能力。图 1-4-3 所示为

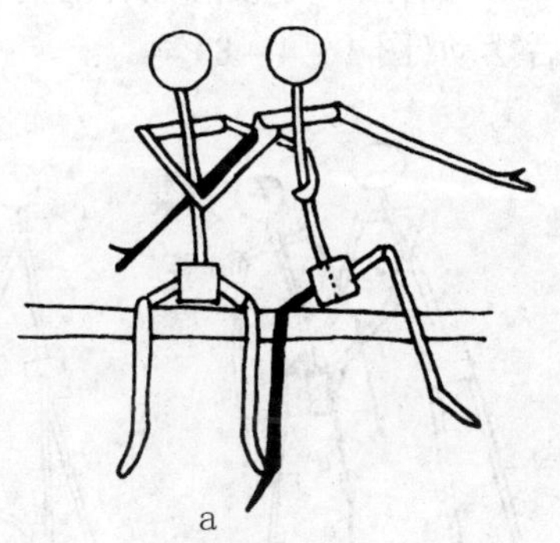

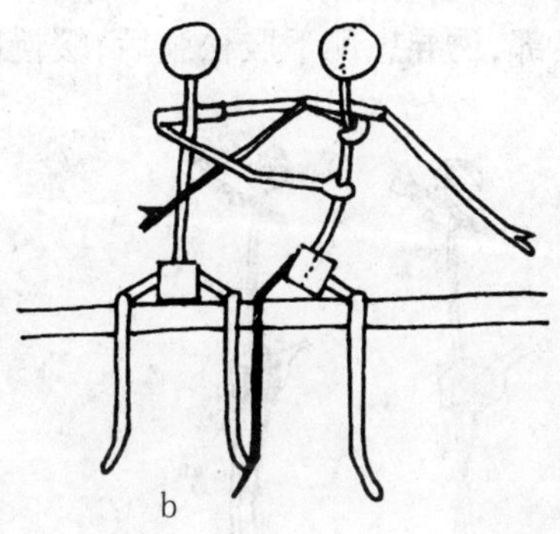

图 1－4－2　坐位平衡训练

患者呈双膝跪位，治疗师站于其后侧，双手放于骨盆两侧，训练患者维持平衡或诱导身体重心横向转移。图 1－4－4 所示为训练患者单膝跪位平衡的方法：若患者单膝静态平衡维持稳定后，可开展单膝动态平衡的训练，例如让患者做单膝跪起的动作训练，或如图所示，把另一侧下肢上下抬起等。

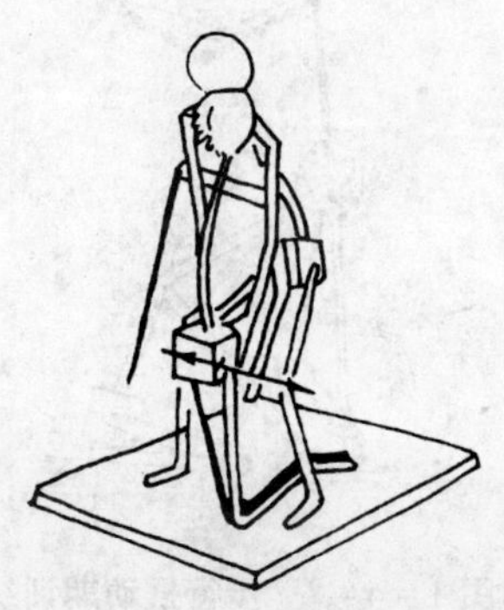

图 1－4－3　跪位平衡训练

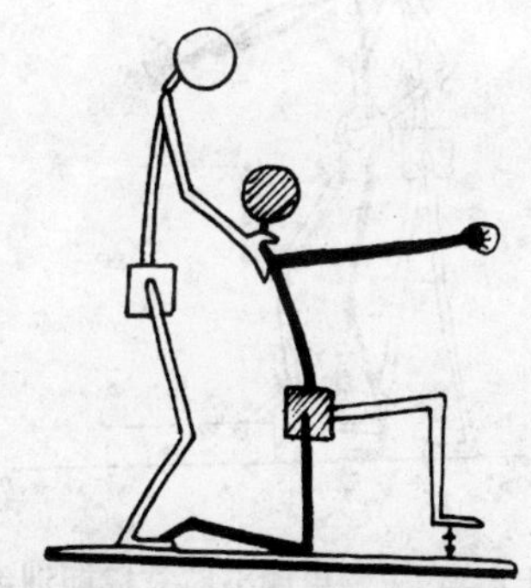

图 1－4－4　单膝跪位平衡训练

3)立位平衡的训练：立位平衡除了按静态和动态平衡划分以外，还可从肢体角度方面分为双足和单足的平衡。双足静态平衡的训练可以让患者在站立位下，治疗师诱导其平衡反应的出现(图 1－4－5)；为诱导患者的下肢侧方持重的反应出现，也可让患者立于一平衡板上(图 1－4－6a～b)，训练其身体重心横向或纵向的转移，为单足立位平衡和步行做准备。

6. 恢复步行功能的运动疗法　步行是一个立位动态平衡姿势的维持过程，它需要全身关节各个部位协调运动，从而达到由失去平衡到重获平衡。

(1)双侧下肢障碍者的步行训练方法　以截瘫患者为例，可练习摆至步、摆过步或四点步(详见本书第二篇日常生活技能各论第三章的有关内容)。

(2)单侧下肢障碍者的步行训练方法(以偏瘫患者为例)

1)支撑期的训练：患者立位，治疗师位于其后方，双手放于骨盆两侧，诱导患者身体重心移向患侧，然后令健侧下肢迈上迈下台阶(图 1－4－7)。

2)摆动期的训练：患者健侧下肢负重，治疗师跪于其前方，一手使患侧骨盆前移，另一手握住患者的足部，诱导患侧下肢松弛后，缓慢向前、向后摆动(图 1-4-8)。

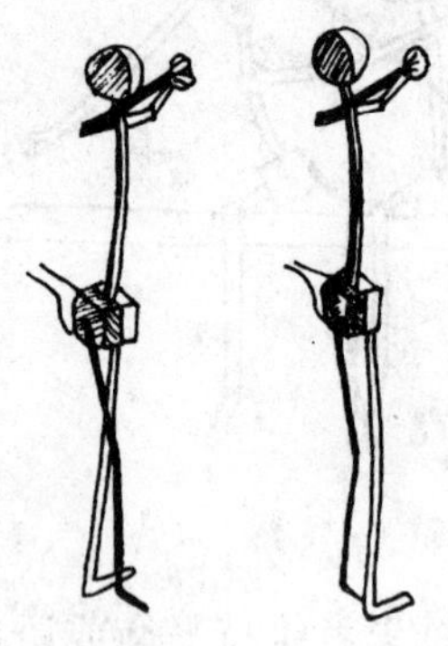

图 1-4-5 侧方持重平衡训练

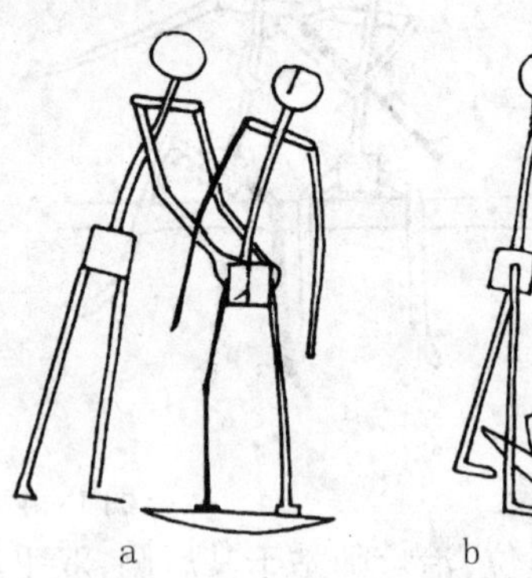

图 1-4-6 平衡板上平衡训练

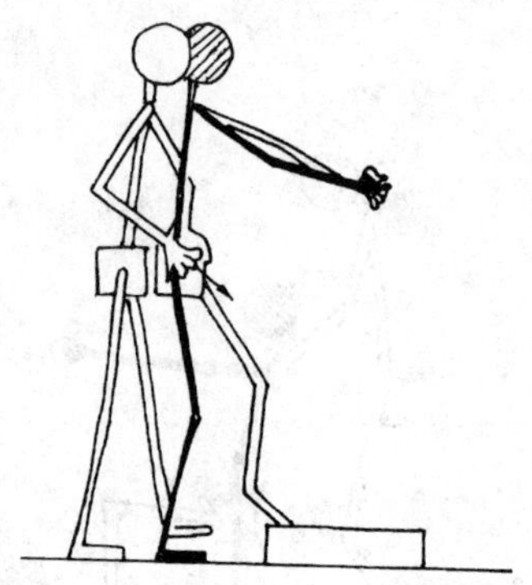

图 1-4-7 单侧下肢支撑期训练

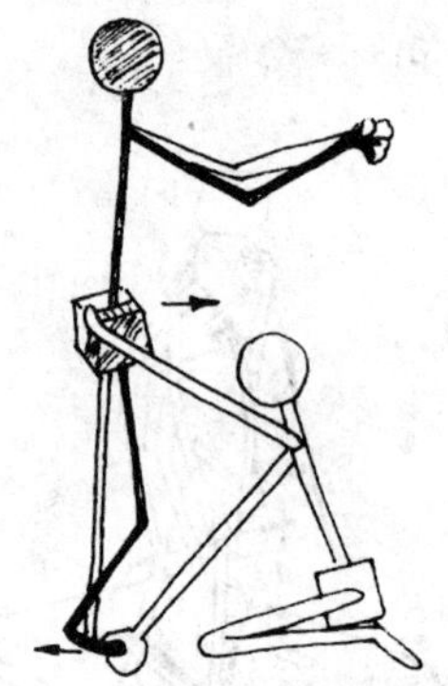

图 1-4-8 步行摆动期训练

7. 增强心肺功能的运动疗法 详见本书各论第八章的有关内容。

(二)神经生理疗法(neurophysiological therapy，NPT)

NPT 又称易化技术，是依据人体神经正常生理及发育过程，即由头到脚、由近端到远端的发育过程，运用诱导和抑制的方法，使患者逐步学会如何以正常方式去完成日常生活动作的一类康复治疗手法。NPT 主要针对治疗中枢神经损伤引起的运动功能障碍。包括：Bobath 疗法，Brunnstrom 疗法，本体感觉神经肌肉促进疗法(proprioceptive neuromuscular facilitation，PNF)，Rood 疗法。

1. 主要方法

(1)Bobath 方法 Bobath 方法是英国治疗师 Berta bobath 夫妇最早创立的一种主要用于治疗偏瘫患者和脑瘫患儿的一类训练方法。其基本观点是：依据人体正常发育过程，诱导患者和患儿逐步学会正常运动的感觉及动作模式，学会如何控制姿势、维持平衡，训练其翻正反应、平衡反应及其他保护性反应的出现。Bobath 的训练方法是：对训练中出现的病理性反射及运动模式加以抑制，先从头、躯干的控制能力出发，之后再针对与躯干相连的近端关节(上肢肩关节、下肢髋关节)进行训练。当近端关节具备了一定的运动和控制能力以后,再着手开展远端关节(上肢肘、腕、手指关节,下肢膝、踝关节)的训练。

以偏瘫患者为例,在急性期,为抑制日后痉挛模式的出现,Bobath 着重肢体良好姿位的摆放,即:在仰卧位,头处于中立位,患侧上肢肩胛带外展,肩关节呈外旋、外展位,前臂旋后位;患侧下肢骨盆旋前、膝关节微屈曲等。对患侧上肢可开展一些由被动逐步过渡到主动的动作训练。例如:治疗师把患侧上肢慢慢上举至前屈 90°时(注意:不要牵拉肩关节,防止引起肩关节疼痛及半脱位),治疗师用手通过患者的手掌向患侧上肢给予一个向下的挤压,诱导患者反向推的同时努力学会控制这一位置。当这一位置有了一定的控制能力以后,再逐步训练患者学会随意地把上肢控制于关节活动的任何一点上。另外,还可让患者用健手辅助患手(双手互握)做肩关节前屈动作的训练。在痉挛期,训练的目的首先是抑制病理性反射和运动模式的加剧,诱导患者学会放松肌紧张的一侧肢体。例如:当治疗师诱导患者做上肢的分离运动时,患侧下肢摆放于屈曲位,以防止在上肢运动的同时,患侧下肢伸肌张力的提高;反之,在做下肢的分离运动时,患者双手互握,把患侧上肢摆放于屈曲位,以防止在下肢运动的同时,患侧上肢屈肌张力的提高。图 1-4-9 为在训练患者患侧下肢负重的同时,治疗师如何抑制患侧上肢屈肌张力的增高(治疗师一只手把患者的患手打开,另一只手使患侧肘关节伸展,双手把患侧上肢控制于外旋、外展、屈曲位)。其次,当患者学会如何使紧张的患侧肢体放松后,再诱导其逐步学会如何在放松的状态下控制肢体,并进行一些主动的分离运动。

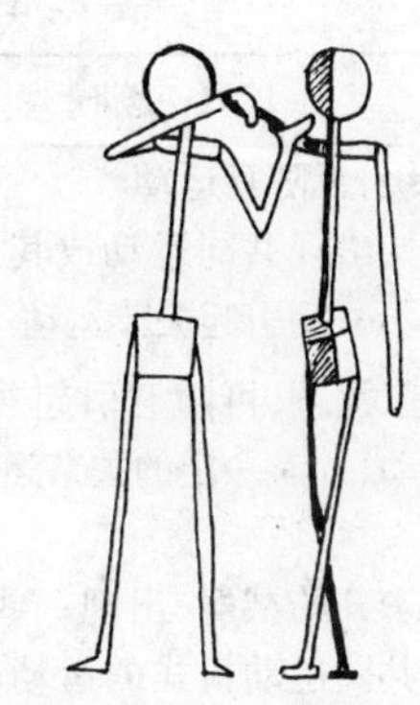

图 1-4-9　Bobath 法训练患者下肢时,对患侧上肢抑制的方法

(2)Brunnstrom 方法　Brunnstrom 方法主要适用于治疗偏瘫患者,其独特之处在于它认为患者在偏瘫后所出现的基本肢体协调动作、原始姿势反射及共同运动的出现,在运动发育早期是正常存在的。偏瘫患者在恢复其肢体运动功能的过程中,也必须经过这几个阶段。因此,Brunnstrom 方法在治疗上,不像 Bobath 方法那样着重抑制异常反射和异常动作的出现,而是主张在运动功能恢复的最初阶段,强调患侧肢体的可动性,也就是说,要诱导患者利用和控制这些异常的模式以获得一些运动反应,之后,随着时间的推移,运动功能恢复阶段的递增,共同运动的动作能够较随意和自由地进行后,再训练患者摆脱共同运动模式,逐步完成向分离运动动作过渡的过程。Brunnstrom 方法中偏瘫运动功能的分级见表 1-4-4。

Brunnstrom 方法把偏瘫运动功能的恢复过程分为 6 个阶段:

Ⅰ阶段:弛缓期,是指脑血管意外发病后,由于锥体束传导障碍,患侧上下肢呈弛缓性瘫痪。

Ⅱ阶段:约在发病 2 周后出现痉挛和共同运动。

Ⅲ阶段:共同运动达到高峰,痉挛加重。

Ⅳ阶段:出现一些脱离共同运动的运动,痉挛开始减弱。

Ⅴ阶段:以分离运动为主,痉挛明显减弱。

Ⅵ阶段:共同运动及肌肉痉挛消失,协调动作大致正常。

表 1-4-4 Brunnstrom 方法中偏瘫运动功能的分级

级别	上肢	手	下肢
1 级	弛缓,无随意运动	弛缓,无随意运动	弛缓,无随意运动
2 级	开始出现共同运动或其成分,不一定引起关节运动	无主动手指屈曲	最小限度的随意运动,开始出现共同运动或其成分
3 级	痉挛加剧,可随意引起共同运动,并有一定的关节运动	能全指屈曲、钩状抓握,但不能伸指	①随意引起共同运动或其成分。②坐位和立位时,髋、膝、踝可屈曲
4 级	痉挛开始减弱,出现一些脱离共同运动模式的运动:①手能置于腰后部。②上肢能屈 90°(肘伸展)。③屈肘 90°,前臂能旋前、旋后	能侧方抓握及拇指带动松开,手指能半随意地小范围伸展	开始脱离共同运动的运动:①坐位,足跟触地,踝能背屈。②坐位,足可向后滑动,使屈膝大于 90°
5 级	痉挛减弱,基本脱离共同运动,出现分离运动:①上肢外展 90°(肘伸展,前臂旋前)。②上肢前平举及上举过头(肘伸展)。③肘伸展位,前臂能旋前、旋后	①用手抓握,能握圆柱状及球形物,但不熟练。②能随意全指伸开,但范围大	从共同运动到分离运动:①立位,髋伸展位能屈膝。②立位,膝伸直,足稍向前踏出,踝能背屈
6 级	痉挛基本消失,协调运动正常或接近正常	①能进行各种抓握。②全范围的伸展。③可进行单个指活动,但比健侧稍差	协调运动大致正常:①立位,髋能外展超过骨盆上提的范围。②立位,髋可交替地内外旋,并伴有踝内、外翻

Brunnstrom 方法Ⅰ~Ⅲ阶段的训练原则是利用紧张性反射、联合反应、本体刺激与外周刺激来增强患侧肢体的肌张力。例如:利用非对称性颈反射(头转向患侧)可促进患侧肱三头肌肌紧张,使肘伸展;对健侧屈肘动作施加阻力,可连带起患侧肱二头肌肌紧张,引起屈肘活动。当患侧痉挛开始减弱,肢体运动功能进入第Ⅳ~Ⅴ阶段后,便可诱导患侧肢体逐步过渡到较困难的动作。例如:训练患者患侧上肢前屈时,治疗师可先帮助患者把上肢前屈到水平位,利用叩打三角肌前部与中部的方法,训练患者把患侧上肢控制于此位置,之后,逐步开展小范围的主动屈曲向大范围主动屈曲动作的过渡训练。

(3)本体感觉神经肌肉促进疗法(PNF) PNF 疗法除了依据人体正常运动发育过程以外,着重强调在运动模式中,身体各个关节的作用,即关节的可动性、稳定性、控制能力及如何完成复合动作的技巧性。

PNF 理论认为人体动作的特征是无论头、躯干、四肢各关节的运动方向是呈现螺旋、对角交叉的,任何一个关节都有相互十字交叉的两个运动方向。以肩关节运动为例(表 1-4-5)。

表 1-4-5　PNF 理论肩关节运动模式

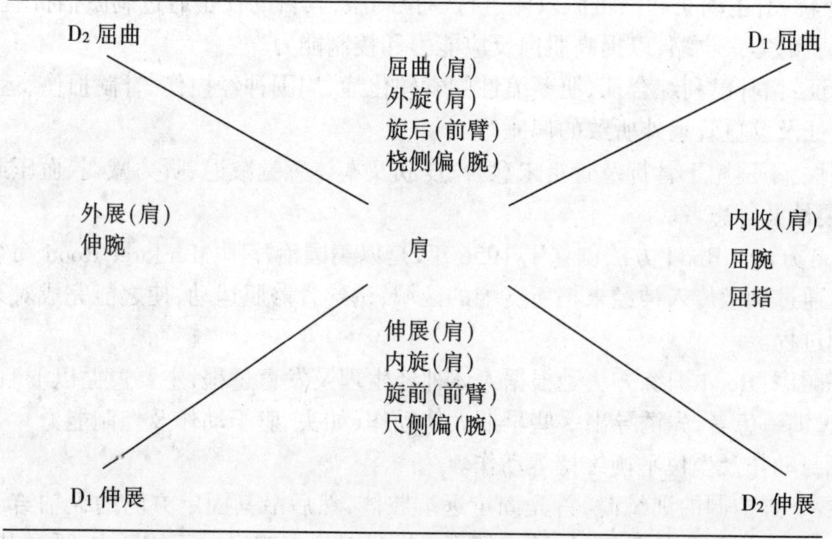

注：D_2 是一种运动模式的代号，包括在对角线方向上相对的一组关节运动，如屈曲和伸展。

1)PNF 的基本技术

A. 手法接触：通过手接触，向正确的方向施加抵抗，从而刺激肌肉、肌健、关节内的感受器。治疗师在操作中，可以根据病情的需要精确地调节抵抗量和运动方向。

B. 牵张：在 PNF 的起始位上，治疗师必须对参与运动的主要肌群进行最大范围的牵拉。

C. 牵引：对关节进行牵拉，可增大关节间的间隙，激活关节感受器，刺激关节周围的肌肉收缩。

D. 挤压：对关节进行挤压，可减小关节间的间隙，同样激活关节感受器，刺激关节周围的肌肉同时收缩，起到了稳定关节的作用。

E. 口令：治疗师在适当的时候发出口令，可刺激主动运动，提高动作完成的质量。预备口令必须清楚、明白，动作中的口令必须简短、准确，时间应掌握好。

F. 最大阻力：根据患者的能力和需要分级给予，但阻力不能阻碍患者完成全部关节活动。

G. 时序：是指在协调运动中，肌肉从远端到近端收缩的顺序。

2)PNF 的特殊技术

A. 重复收缩：通过重复牵拉肌肉，增强其等张收缩的能力，以达到提高主动肌肌力的目的。

B. 节律性发动：让患者处于放松状态，整个活动过程先由治疗师被动地完成，再让患者主动辅助完成这一动作，最后达到主动完成。

C. 慢逆转：对拮抗肌进行最大限度的等张后，来易化较弱的主动肌进行等张收缩。

D. 慢逆转-挺住：与“慢逆转”技术相似，只是在所需的关节活动范围的一处进行肌肉的等长收缩，以提高该肌肉在这一处收缩的能力。

E. 节律性稳定：可在关节活动范围的任何一处交替地做主动肌和拮抗肌等长收缩，以提高肢体的控制能力。

F. 快逆转：对主动肌和拮抗肌双侧进行牵拉刺激，其目的在于通过刺激拮抗肌等张收缩，来易化主动肌的等张收缩，以提高肌肉反应能力和控制能力。

3)适应证：格林巴利综合征、肌萎缩性侧索硬化症、周围神经损伤、脊髓损伤、运动失调症、帕金森综合征及脑血管意外所致的偏瘫等。

4)局限性：不适用于骨折及骨折未愈合、皮肤及本体感觉减退、听力减弱、血压或关节不稳定、昏迷和婴幼儿等患者。

(4)Rood 方法　Rood 方法创立于 1956 年，是以美国治疗师 Margaret Rood 命名的一种治疗方法。是通过刺激传入神经末梢所支配的区域，诱导骨骼肌运动，使之能完成对某一动作或姿势的控制过程。

1)训练顺序：Rood 训练方法是根据人体神经生理及发育过程，主要遵循以下顺序：

A. 通过训练患者，先诱导出一些早期大体动作(如头、躯干动作及控制能力)。例如：训练患者床上翻身动作及坐位平衡维持等动作。

B. 开展姿势控制的训练时，首先固定远端肢体，然后沿其固定方向的纵轴给予一个向下的挤压力。例如：训练坐位平衡时，治疗师可以通过对患者双肩向下的压力，诱导其腹肌、背肌同时收缩，从而达到维持坐位平衡的目的。

C. 当肢体末端被固定，通过对末端上方肢体的被动或主动活动，来训练肢体在动态下控制姿势的能力。

D. 当肢体近端控制能力提高后，固定近端关节，诱导远端肢体在空中自主运动。

2)Rood 的具体诱导方法

A. 对体表特殊区域的刺激：由于神经支配的肌肉在体表上有固定的区域划分，所以，利用毛刷、冰块或用手抚摸、叩打等方法刺激该区域，便可激活运动神经元，从而引起该肌肉的收缩。在用此方式训练患者时，应注意以下几点：刺激的体表区域必须准确。短时间的刺激(大约一个区域、一次刺激持续时间为 3 秒)，可引起肌肉的收缩；长时间的刺激，则抑制肌肉的收缩。用冰块刺激时，切勿用于耳后或左肩处，因为那样一来可降低血压或危及心脏功能。

B. 对肌梭的刺激：快速牵拉可刺激肌肉的收缩，反之，慢速牵拉肌纤维至最长处，并维持约 5 分钟，则抑制肌肉的收缩。

C. 对关节感受器的刺激：持续或间断地对关节挤压，可刺激关节感受器，使关节周围肌肉收缩，从而提高关节的稳定性。

2. 训练目的　无论上述哪一种方法，其目的都是从研究正常人体发育过程着手，强调感觉的重要性、重复学习的重要性，诱导患者重新依照人体发育的顺序，学会以正常姿势及运动模式去完成日常生活动作，从而达到提高生活质量的目的。

(三)运动再学习法

1. 定义　运动再学习法(motor relearning program, MRP)是把 CNS 损伤后恢复运动功能的训练视为一种再学习或重新学习过程的治疗方法。此方法利用学习和动机的理论以及人类在运动科学和运动技能获得的研究成果，在强调患者主观参与和认知重要性的前提下，着重按照运动学习的信息加强理论和现代运动学习方法，对患者进行再教育，以恢复其运动功能。

2．历史　MRP是20世纪70年代末和80年代初由澳大利亚PT Janer H Carr和Roberta B Shepherd提出的。原因是认为前述的NPT的四大疗法一方面所依据的都是20世纪头50年的神经生理学研究理论，既比较陈旧也忽略了在生物力学、肌肉生物学、行为科学方面的探讨；另一方面是在近一个世纪的大量实践中，发现NPT的疗效并不理想。因此Carr和Shepherd提出此方法，其目的是一方面提高脑卒中后运动功能障碍的疗效，另一方面提供一种现代的、替换的治疗方法。此方法因主张早期应用和利用了运动再学习的理论和实践收到较好的效果，先在澳大利亚推广，目前几乎已为全世界的PT所知。

3．基本观点和理论　现代研究证明：①运动不是以几种运动模式的形式进行的，运动皮质也不是仅控制运动的模式而是对各个个别的肌肉都有控制。②运动控制并不依靠反射。③传入刺激对运动控制无关键作用。④本体感在运动控制中并不像想像中的那样重要。⑤运动控制的发展不一定从近端向远端进行。⑥中枢神经患病后运动的恢复可按发育顺序进行，但非刻板和一成不变的。⑦熟练运动技能的产生不是靠神经向肌肉传达的信息，而是靠重复学习在脑中形成的运动程序(motor program)，有些与日常生活有密切关系的运动程序甚至是遗传赋予的。

根据上述状况，Carr和Shepherd提出下列的观点：

(1)CNS损伤后有重新组织和适应的能力　治疗方法应针对刺激和最大地利用这种能力，而不应像过去那样，认为CNS损伤后无法恢复，因而治疗不积极，满足于利用一些残存的功能。

(2)治疗是一个再学习的过程　任何组织得好的活动都是反复实践的结果，学习就是一种反复的实践并最后变为习惯或经验，因此功能恢复训练与其说是治疗不如说是一种再学习的过程。

(3)综合各项科研成果指导运动学习　关于运动的再学习，不能限于神经生理学的观点，还要考虑生物力学、肌肉生物学和行为科学的理论，要充分运用现代的学习与动机的理论和人类运动科学和获得运动技能的研究成果。

(4)掌握学习时机　由于学习主要以联想性(通过条件反射)和非联想性(习惯化、敏感化)的形式进行，两者都需要重复，否则易于消退和消失。因此主张再学习要在患者的病情稳定后立即开始，而不主张早期集中在研究床上的卧姿上，从而不仅因失去重复运动而使学得的经验和习惯消失，而且给肌肉有学习错误活动的机会，使运动的恢复发生困难。

(5)认为运动再学习要充分利用现代运动学习的信息和加工观点

1)认为正常人学习时的3个要素可用于脑卒中患者再学习上：①消除不需要的肌肉活动。②运动反馈以修正运动输出。③从实践中得到收益。

2)认为学习复杂运动技能时必须考虑的两个主要成分：①认定要学习什么？②以正确的顺序组织信息以便完成作业。

3)充分重视认知在再学习中的重要性，原因是：①上述1)，2)两条均需要认知的参与。②为尽快恢复，需要患者在认知上通过回忆想起伤前能做的运动和活动，以便触发原先熟知的运动程序。③在再学习过程中需要不断地通过认知控制住不需要的肌肉活动的出现，控制住过度的活动。④在获得复杂的运动技能方面，更离不开认知的过程。⑤记忆是学习后经验的储存和保持,学习是记忆的前提,而记忆正是重要的认知功能之一,认知不佳,学得的经验和习惯难以保存。

4)在运动技能学习的早期,需要患者保持不分散注意,以便能加工行为所需的信息。

5)各患者由于损伤而导致其信息加工能力有限,若加工量超过此限度,行为就会崩溃。因此,治疗师必须把信息加工量控制在与患者加工能力相应的水平上,逐步地向目标接近。

6)治疗不是为了增加肌肉的力量,而是增强对运动的控制能力。

7)要学习的不是某种运动的模式,而是有现实意义的日常的有功能的动作。

8)先通过运动学分析,找出患者丧失的关键运动,并对此进行训练,然后练习完整的活动,这符合行为心理学的观点,即不能希冀复杂的行为突然出现。而且所有细节都正确后,可通过一系列的分阶段的小步前进,从粗的接近走向最终目标。

9)充分利用反馈,视觉和语言反馈都很重要,可以让患者知道行为的结果,知道什么是正确的和什么是错误的。

10)提倡开环的训练,即运动要能适应各种不同环境而不是在局限的条件下训练。

(6)具体方法上的不同点　除上述主要观点外,在具体方法上 Carr、Shepherd 亦有与 NPT 中不同的观点。

1)认为早期的被动运动,包括由健肢进行的主动辅助活动,不但无益,且常是肩痛的原因。

2)对于痉挛,认为不是妨碍运动的原因,随着正确的 MRP 的进行,痉挛会得到恢复。

3)在步行训练中,患者借助平行杠、三足、四足手杖等学会走路的同时,可能形成一种非正常的模式,使患者难以放弃它们而学习真正的走路。

4)对于失认症,认为不是预后不良的症状,只要积极进行 MRP 和针对症状进行治疗,可以好转。

5)一个动作虽然可以分解为许多细节进行练习,但只要有可能就要把它作为一个整体的、有功能的活动来练习。

6)再训练应有患者主动的、有意识的参加,在不能活动之前,甚至也要按照 MRP 的规律进行精神上的训练。

7)在没有完全恢复运动控制之前,不主张进行单独针对加强肌力的训练等。

(7)与传统疗法的相同点　至于 Carr、Shepherd 与传统运动疗法或 NPT 相同的观点则有以下一些。

1)切戒用健侧代偿,以免患侧发生会严重影响恢复的习得性废用(learning non - use)。

2)阻力在 CNS 损伤早期应用往往无益,而且会加重痉挛和肌肉的病态失衡等。

4. 训练方法和技术

(1)训练的原则　根据上述理论和观点,可以归纳出以下的训练原则:

1)即使在完全不能主动活动的阶段,也要让患者按照 MRP 的原则进行精神上的训练。

2)在训练之前或训练之初让患者尽力回忆生病前能做的运动和活动,以触发他以前熟悉的运动程序。

3)训练在病情稳定后立即开始,一方面避免学得的运动习惯和经验因得不到适时的重复而消退;另一方面不让患者有学习错误活动方式的机会。

4)训练前运用运动科学进行详细的运动分析,找出患者丧失的主要成分,针对它进行训练并迅速结合到整个有功能的活动中去。

5)强调训练的是运动的控制而不是肌力的增强;是练习切合日常生活实际的、有目的的、有功能的活动,而不是设计出来的模式或脱离实际的训练。

6)在所有训练中都要求患者在主观上尽力抑制不需要的和过度的活动。

7)在训练中加强言语提示和视觉等反馈,让患者切实了解其行为的结果,对正确的要及时给予反馈和鼓励,对不正确的要求从主客观上进行修正,因此要加入 PT 的手法引导。

8)逐步使训练从皮质下水平向皮质的水平进行。从学习理论上,由错误甚多的认知阶段向从外部指导开始与内部感觉相联系的联系阶段过渡,并最后进入能接近下意识地自动完成的自主阶段。

将学得的运动转用到日常生活的各个方面中去。

(2)训练的四个步骤:

1)动作分析,找出丧失的主要成分。

2)练习缺失的成分。

3)练习有功能的活动。

4)将学得的运动转移或者用到日常生活的各个方面中去——训练的转移。

(3)训练的内容　包括 7 个方面训练。①上肢功能训练。②口面功能训练。③床边坐起训练。④坐位平衡训练。⑤站起和坐下训练。⑥站立平衡训练。⑦行走训练。

具体方法:

1)对患者进行运动功能的全面评定,应用 Carr、Shepherd 设计的运动评估量表(MAS)进行。

2)在上述 7 个内容的训练中均需要按上述 4 个训练步骤进行。

下面以脑卒中后上肢功能训练为例介绍具体训练方法。

首先分析上肢正常功能及脑卒中后常见问题。

大多数日常活动都包含复杂的上肢活动,如从不同方向抓放、移动物体,在手掌中向各个方向活动物体,同时用两只手使用各种工具等。这些活动包括肩、肘、腕、指关节及其周围肌群的复杂运动。因此,上肢功能的基本成分为肩外展、内收、前屈、后伸、内旋、外旋,肘的屈伸,以保证手在空间操作的位置。手功能的基本成分为腕桡侧偏、尺侧偏、屈伸、对掌、对指,指间与掌指关节的屈伸,前臂的旋前与旋后,以使手能抓放物体和使用工具。脑卒中后常见问题和代偿方式是,①臂、肩胛活动差(特别是外旋和前伸)和肩带压低;盂肱关节的肌肉控制不良,即肩外展、前屈差,患者常常过度地上抬肩带和用躯干侧曲来代偿;过度地屈肘、肩关节内旋和前臂旋前。②手,伸腕抓握困难;指尖、掌指关节微屈下屈伸障碍,使手抓、放物体困难;拇指外展、旋转障碍,难于抓、放物体;不屈腕则难以放开握持的物体或放开时过度伸拇指及其他手指;当抓或拾起物体时,前臂有过度旋前倾向;对指困难等。③肩痛。

上肢功能的练习:首先是诱发肌肉活动及训练伸向物体的控制能力。取仰卧位,支持患者上肢置于前屈 90°,让患者上抬肩带使手伸向天花板,再让患者的手随治疗人员的手在一定范围内活动,让患者用手触摸自己的前额、枕头。取坐位,练习用手向前、向上指向物体并逐渐扩大范围。其次是维持肌肉长度,防止挛缩。取坐位,帮助患者将臂后伸,手伸直,肩外旋,手平放在训练床上以伸直的上肢承受侧倾的上部身体的重量。取坐位或站位,帮助患者上肢外展90°,肘伸直,将手平置于墙上,并承受侧倾的身体压力。再次是诱发手操作的肌肉活动和训练运动控制。为练习伸腕,可用腕向桡侧偏移诱发腕伸肌的活动;可向前、向后抓起和放下杯子;可用手背移动物体等。为训练腕旋后,可用手背压橡皮泥。为训练拇外展和旋转,可外展拇指以推移物体。训练拇指与各指的对持活动。为训练操纵物体,可练习用手指拾起碗中小物体,然后前臂旋后,放入另一碗中;练习用手抓住塑料杯的边缘(不能变形),并向各个方向移动;练习从自己对侧肩上拾起小纸片;训练使用餐具等。

最后将训练转移到日常生活中去:为使上肢功能恢复,要避免继发性软组织损伤(尤其是肩部);要鼓励使用患肢,限制健肢不必要的代偿活动;在治疗室以外的时间,患者要集中练习治疗人员留下的作业;要正确摆放肢体的位置,特别要防止上肢固定于内旋屈曲位。

(四)其他运动疗法项目

1. 自然实用性运动　自然实用性运动包括多种属于人类本能以及由其衍生的运动和活动,如步行、奔跑、跳跃、攀登、爬越、投掷、负重,以及游泳、划船、滑冰、滑雪、骑车、骑马、射箭、散步、徒步旅游等,其中尤以走和跑在康复医疗实践中应用最广,并在此基础上形成比较系统的有氧训练法。此外,各种球类运动和游戏在疗养院和少年儿童患者中,更是受到欢迎的活动项目。

(1)行走　步行是最简便易行的有氧训练活动,早被公认为防治心脏疾患、代谢障碍和肺脏疾患等疾病的有效手段,即使较虚弱的病人也适宜参加行走锻炼。

为了使行走收到较明显的生理效果,并使患者的心血管系统逐渐适应活动要求,在康复治疗中常采用“医疗步行”的方式,即采用在平地或有不同坡度的地段上进行定量步行的方案,对步行距离、上坡次数及地面坡度、步行速度、休息次数和活动总时间等影响运动量的因素,都做出明确的规定,让患者按要求进行锻炼。为开展此项活动,通常要事先测量好几条步行路线,然后根据每个患者的情况和需要选用合适的路线和方案。

(2)跑步　跑步可以引起心肺强有力的工作,而且需要大量的肌群参加活动,从而增加肺的通气量,活跃新陈代谢和气体交换,对人体的影响是全面的,提高心肺功能的作用尤为明显。

在康复治疗中,跑步的应用形式是“健身跑”(jogging),即用于健身锻炼的慢跑,在国内外应用都非常普遍,其运动强度属中等。常用于健身锻炼以增进健康或用以防止某些慢性病,特别是冠心病和肥胖。为了取得效果,要掌握好健身跑的运动量,跑步方法也要正确。

(3)有氧训练法　有氧训练法(aerobic training)是重点增强有氧代谢能力的健身训练法,能有效地增强呼吸和心血管功能,改善代谢过程。其训练内容主要利用中等强度的耐力性运动以发展全身耐力,因此也称耐力训练。常采用的运动项目为健身跑或定量步行,也可采用其他周期性的运动,如游泳、骑车等运动或原地跑、爬楼梯等活动作为锻炼方式。这种训练法既可健身,亦常用于防治疾病。采用这种训练法的人,通常是在医生或体育工作者的指导与帮助下,从一些行之有效的方案中选择出适合个体情况的方案来依照进行锻炼。这些方案有规定的进度和评分方法,做到循序渐进,目标明确。

2. 牵引治疗　牵引治疗是指将外力施加于患者身体一定部位,通过牵拉作用以达到治疗目的的一类方法。

在康复治疗中，牵引常用种类包括用于肢体和用于脊柱的一些牵引方法。其中各种肢体关节功能牵引需按不同关节的需要分别设计或装配，系用于牵引软组织以治疗关节功能障碍和挛缩畸形。颈椎牵引主要用于治疗颈椎病。腰椎牵引主要用于治疗腰椎间盘突出症。颈椎牵引和腰椎牵引都具有使紧张的和痉挛的肌肉放松，使相邻椎体分开，并使相应的椎间隙和椎间孔增大的作用，从而有助于减轻颈神经根受激惹或促使腰椎间盘突出物还纳和移动，使疼痛得到缓解。此外特发性脊柱侧凸也可应用专门的脊柱牵引装置进行治疗，以矫正或减轻侧凸。

3. 手法治疗　手法治疗指医务人员用手操作对病人施行治疗。其种类包括按摩、推拿和关节松动术等多种。在国内，手法治疗通常作为传统康复治疗项目由按摩推拿专业人员进行，也可作为运动疗法的组成部分由运动疗法治疗人员执行。

按摩和推拿在国内基本上属于同义词，可互相使用。但在国外，massage（按摩）主要指不产生关节运动的一些手法，其基本手法有推摩法、摩擦法、揉捏法、叩击法和颤摩法，在其基础上可化生出其他许多手法。而 manipulation（推拿）则指操作中必有手法所产生的关节被动运动，而且是超出主动的关节活动范围之外并止于关节的解剖屏障之前的非随意运动（超出解剖屏障即导致组织损伤与关节脱位），脊柱和四肢关节都可进行此类手法，其中脊柱推拿更为常用。

所谓 mobilization（关节松动术）是指用手法使组成关节的骨端能在关节囊和韧带等软组织的弹性所限范围内发生移动，如指间关节可有被动的旋转、前后滑动、侧向滑动与侧屈等小范围移动。此类手法常用于关节功能障碍以恢复关节活动范围。

4. 行走训练　行走训练适用于需要用拐杖（暂时的或永久的）辅助行走的患者，在实际用拐前需先进行必要的肌力训练与平衡训练，着重训练屈指肌（握拐）、肱三头肌和肩胛降肌（撑起和保持身体于正直姿势）、腰背肌和腹肌（维持正确姿势和摆动躯体）与肱四头肌（防止膝屈曲），以及训练立位时静态平衡与挪动身体时动态平衡。经过必要的准备训练后再根据患者特点选用适当的步伐，训练用拐杖行走。

用拐杖行走的常用步法有：①4 点交替法：先动左拐，再动右足；继动右拐，再动左足。②3 点法：双拐及患腿同时前移，然后健腿上前一步。③2－1－1 法：先迈左腿，再迈右腿，两拐不动以负重，然后两拐摆动向前。④ 3 点支撑法：将两拐稍向前移，然后将两腿拖至拐后。⑤ 摆动步法：利用腰背力量将两腿摆至拐前或拐后，然后两拐前移。⑥ 单拐（杖）步法（拐在健侧）：健腿前出一步，然后患腿与拐同时上前一步。

五、运动处方

对准备接受运动疗法进行康复治疗的患者，或准备利用体育运动来健身和预防疾病的人，由医师根据其健康状况、心血管与运动器官的功能状态、年龄、性别以及对运动的爱好等情况，从疾病的特点来规定适当的运动内容和运动量，并提出在锻炼过程中的注意事项，称之为运动处方。在康复医学中主要是治疗性运动处方。运动处方内容应包括运动项目、运动强度、运动持续时间和运动的频度。

(一)运动项目

主要根据实施运动疗法的目的来确定。

1. 耐力性项目　为了健身,改善心脏及代谢功能,防治冠心病、糖尿病、肥胖病等,可进行耐力性项目运动。如行走、健身跑、骑自行车、游泳、登山,也可做原地跑、跳绳、上下楼梯等。这些都属于周期性、节律性反复的运动。在运动强度和运动时间相同的前提下,这几项运动对提高心脏耐力的效果大致相同。此外,打乒乓球、篮球、网球、羽毛球和滑雪等运动对改善心血管功能也有良好作用。

2. 力量性项目　为了训练肌肉力量、关节功能和消除局部脂肪聚积,可进行被动、主动、抗阻的肢体运动和能增强局部肌力的专门训练。如腹肌练习、背肌练习、股四头肌练习、颈前肌练习等。为了达到更好的效果,常采用一些专门器械。如实心球、沙袋或哑铃、各种肌力练习器等。

3. 放松性项目　为了放松精神和躯体以消除疲劳和防治高血压、神经衰弱等疾病,可进行放松性训练,如散步、太极拳、放松体操、保健体操、气功等。

4. 治疗矫正性项目　为治疗某些疾病和伤残可选用有针对性的医疗体操。如治疗哮喘、肺气肿等疾病的呼吸体操,内脏下垂时锻炼腹肌的体操,肢体骨折后的功能锻炼,脊柱畸形、扁平足的矫正体操等。

根据处方目标选择具体的运动项目时,还应考虑到病人的病情特点以及个人兴趣和爱好,场地器械设备能否解决,是否实际可行,一般应选择有大肌群参加并能持续 15 ~ 60 分钟的运动项目,不宜选择负荷过分集中于局部小肌群的活动项目。

(二)运动强度

运动强度对效果和安全有直接影响。掌握合适的运动强度是制定和执行运动处方的重要内容之一。运动量、运动中能量消耗水平与运动强度直接有关。

1. 运动量　运动量是指锻炼中的总负荷量。即一次锻炼中人体肌肉所做的总功量。它大小取决于运动强度、运动密度和运动总时间 3 个因素的综合。因此,运动量中最重要的因素是运动强度,它是运动处方定量化的核心。

2. 运动中能量消耗水平　运动过程中人体的能量消耗水平可以用多种方法来测定和表示。若采用功率自行车(bicycle ergometer),蹬动时需克服一定阻力(千克数由车上装置提供,可调节)与转动一定转数,其功率大小按千克·米/分(kg·m/min)或瓦特(焦耳/分,J/min)来表示。若采用活动平板(treadmill)者,需在平面和不同坡度上按规定速度走或跑,其功率按所用速度与坡度百分率来换算。两种测定方法的能量消耗均可换算成热量消耗,以千卡(kcal)来表示。

在实际工作中,常采用运动中的耗氧量相当于本人最大耗氧量的百分数(即% VO_2max)来表示能量消耗水平,用运动中代谢消耗相当于静息时代谢水平的倍数,即相当于多少个代谢当量,来表示热量消耗水平。一个代谢当量(metabolic equivalent, MET),即梅脱,相当于静息坐位的代谢水平,其热量消耗相当于 17.5 卡/千克体重·分(cal/kg·min),或耗氧量约相当于 3.5 毫升/千克体重·分(ml/kg·min)。

由于在运动中耗氧量或热量消耗的直接测定比较复杂,而且设备条件要求高,难以在日常工作中实际应用。因此有必要寻求既灵敏又简便的其他指标。通过许多学者的大量实验对比,发现运动中耗氧量和热量消耗都与心率数值呈线性相关。因此在医疗实践中,用心率数值来规定和掌握运动强度是切实可行的,还可以通过仪表监控运动中的心率,或教会病人自己数运动中的脉搏数来掌握心率。

了解了与强度有关的问题后,才能正确地计算强度是否有效。因为强度过小起不到锻炼的作用,而过大则有可能带来不良的甚至严重的反应与后果。

在确定处方强度时,要给病人指明两种强度,即运动中绝不能超过的最高强度(最高心率值,peak heart rate,PHR),以及根据病情提出运动中应该达到的适宜强度(靶心率,target heart rate,THR)。前者为最大功能能力(按梅脱计)的 90%(女性可减为 85%),属于亚极量负荷,后者是在康复治疗中最常用的中等强度,经过锻炼后应逐步加大。适宜强度按梅脱计算通常为最大功能的 60%~70%,经过 3 个月以上锻炼安全无异常反应,可增至 80%。功能低下者增大强度时应慎重,增加幅度要小。适宜强度按心率计为最高心率的 70%~85%,不同强度运动时的心率可参考表 1-4-6。

表 1-4-6　常用的运动强度指标

运动强度	心率(次/分)					最大吸氧量(%)	梅脱值
	20~29 岁	30~39 岁	40~49 岁	50~59 岁	60 岁以上		
较大	165	160	150	145	135	80	10
	150	145	140	135	125	70	8
中等	135	135	130	125	120	60	6.5
	125	125	115	110	110	50	5.5
较小	110	110	110	105	100	40	<4.5

有条件时,最好要通过运动实验来取得靶心率,常用自行车功率仪或活动平板进行,如出现以下任何一种情况时,其心率即为最高心率,即运动中出现不适症状;心电图出现 ST 段缺血性下移;随着负荷增大,血压不上升反而下降 1.33kPa(10mmHg);虽不出现上述情况,心率达到按年龄允许达到的最高心率。在锻炼中允许达到的平均心率,一般为最高心率的 70%~85%,如按此值进行运动,一般较为安全,而且效果也好。根据实际使用,在锻炼中要求基本达到靶心率所定的强度,此强度一般为平均强度,不一定保持不变,可以有小幅度的上下波动,应注意不要超过最高强度。

在临床应用中,常采用下列公式来估算运动时的适宜心率。

运动时适宜心率(次/分)=170-年龄(岁)。此公式非常简便,但未考虑到除年龄以外的其他因素,特别是个体差异。

运动时适宜心率(次/分)=静息时心率+(按年龄预计的最高心率-静息时心率)×60%。此公式适用于体力尚好,心肺功能中等者。如体弱,可将公式中的 60%改为 5%甚至 4%。

3. 运动持续时间　运动处方中的连续运动持续时间在很大程度上取决于运动强度。强度愈低,时间愈长才会产生相同效应。如果治疗的目的在于提高耐力,则持续时间应达到出汗、轻度疲劳和气短。实践证明,耐力运动可以持续 15 分钟至 1 小时,其中达到适宜心率的时间需在 5～15 分钟以上。医疗体操持续时间，视具体情况而定，以运动强度和运动时间共同来决定运动量。

采用同样运动量时，年轻体质好者，宜采用强度较大、持续时间较短的方案；中老年人及体弱者宜选用强度较小、持续时间较长的方案。总之，选择运动量大小要因人而异，要根据病人的反应和治疗效果来决定(表 1－4－7)。

表 1－4－7　运动强度与持续时间的配合(最大耗氧量%)

	5 分钟	10 分钟	15 分钟	30 分钟	60 分钟
小强度	70	65	60	50	40
中等强度	80	75	70	60	50
大强度	90	85	80	70	60

4．运动频度　运动频度即每周运动的次数。运动量小时，一般每日或隔日运动一次，运动量大时，间隔时间宜稍长，但如果间隔超过 3～4 天，运动效果的蓄积作用就会消失，疗效就减低。

5．一次运动锻炼的安排　每次运动锻炼的内容分准备、训练和结束三部分。在不同运动训练中，这三个部分的时间所占比例也不相同。如果在疾病恢复的早期，准备部分时间要长一些，大约 15 分钟左右，训练部分 20～25 分钟，结束部分 5～15 分钟。如果在疾病恢复的中期、后期，则准备部分 10 分钟左右，训练部分可控制在半小时或稍长些，结束部分 5～10 分钟。时间划分要因人而异。

准备部分的目的，是使身体逐渐适应运动强度较大的训练，以免在突然强度大的运动后，发生内脏器官不适应和关节损伤等，尤其是在冬天气温较低的情况下，最容易引起肌肉拉伤。准备活动常采用强度小的活动如散步、保健操或简化太极拳，使身体逐渐“暖和”起来，使心、肺等脏器功能逐步提高，骨关节周围的韧带、肌肉的弹性和血液循环逐步与训练部分的要求相适应。

训练部分是一次运动训练的主要部分。其内容要求完成一次运动疗法欲达到的目标，从生理角度讲，至少要维持 15 分钟以上。

结束部分也就是体育训练中的整理放松部分。其目的是防止在血流集中于四肢以后，若突然停止运动会使回心血量锐减，容易发生“重力性休克”。最好是在进行几节放松操后再散步数分钟。

注意事项：

(1)根据康复医师的检查诊断，按照运动处方的要求，选择决定运动项目、运动量，在开始接受训练时，不要强求达到所测标准，可以逐步适应，一般 3～5 天即能适应。

(2)运动训练中如出现感冒或其他疾病，应停止训练，对症处理。完全恢复后，重新开始训练时仍要从小运动量开始。

(3)在运动后除测量脉搏数外，还应观察睡眠、食欲、精神状态是否正常，并定期复查。

(4)每次运动训练后，休息半小时再用温水淋浴，切勿在训练后立即进行热水浴，以免导致循环血量进一步集中于外周,血压突然下降诱发心律失常。

【附录】中国康复研究中心使用的简易PT处方

姓名　　性别　　年龄　　病房　　床号
诊断(疾病)　　(障碍)　　PT师
病历摘要:

主要障碍点:
内容:
物理疗法:

直流电疗法	分米波疗法	牵引(颈、腰)
低频电疗	紫外线	超低温疗法
肌肉电刺激疗法	红外线	涡流气泡浴
干扰电疗法	T.D.P	步行浴
调制中频电疗法	石蜡浸浴、湿热敷疗法	水中运动
超短波治疗	超声波疗法	
微波疗法	生物反馈(肌电、手指温度、皮肤电)	

其他:

运动疗法:
垫上训练
平行棒训练
起立训练(倾斜床、肋木)
步行训练
拐杖使用训练 拐杖种类
轮椅训练 轮椅种类
关节运动范围维持、扩大(关节名　　)
肌力恢复、维持、强化　(肌肉名　　)
其他:

目的及注意事项:

日期:　　年　　月　　日　　康复医生:

六、电、光、声、磁等疗法

利用电、光、声、磁、冷、热等物理因素治疗疾病的方法我国通常称为理疗。理疗对炎症、疼痛、痉挛和局部血液循环障碍都有较好效果;压力可以防止瘢痕的增生;局部冷疗对一些关节病和急性运动损伤有效。大多数理疗方法奏效快、无痛苦、副作用少、疗效肯定、简便经济,因此在医院、社区、家庭的治疗、康复、保健中都有重要的作用。常用理疗的种类见表1-4-8。

表1-4-8 物理疗法种类简表

物理因素	物理疗法名称
电	直流电疗法,离了导入疗法,低频与中频脉冲电疗,短波疗法,超短波疗法,微波疗法
光	红外线疗法,紫外线疗法,可见光疗法,激光疗法
声	超声波疗法
磁	静磁场疗法,动磁场疗法,电磁场疗法
热	石蜡疗法,沙疗法,泥疗法,热袋疗法,中药熏洗疗法
冷	冷疗法,冷冻疗法
水	各种水浴,水中运动疗法
机械	各种运动疗法,牵引疗法
日光、空气、海水	日光疗法,海水浴疗法,矿泉浴疗法,空气浴疗法

(一)理疗的基本理论

1. 物理因子作用于人体的方式　物理因子以全身和局部两种方式作用于人体,物理能量只有被吸收后才能发挥作用。能量被吸收后,常常发生形式的转换,如直流电能被吸收后通过电解转化成化学能,紫外线被吸收后转变成化学能,超声波的机械能转变成热能。能量被吸收或转化后,常常引起温度变化、膜电位改变、组织兴奋性改变、偶极子振动、离子迁移、电子自旋方向变化、共振和能极跃进、pH值改变、光分解、光加成等理化变化,从而调整机体的功能。

2. 作用途径

(1)直接作用　物理因子直接引起局部组织发生生理、生化改变。

(2)间接作用　通过神经反射(如轴突反射、皮肤内脏反射、交叉及交感性血管反应)、体液途径和经络穴位对全身起调解作用。

3. 人体对理疗的一般反应

(1)习惯或适应　多次治疗后,机体的反应强度可能减少,这种现象称为习惯或适应,故治疗中要调整剂量或用间断式治疗。

(2)过度刺激　由于治疗强度过大、时间过长或二者均超过患者耐受能力时,患者可能出现局部或全身不适反应,如出汗、心悸、疲劳、病情剧烈变化甚至恶化,此称过度刺激现象,应调整或停止治疗。

(3)过敏反应　有的患者可能对直流电、药物导入、紫外线治疗等发生过敏反应,治疗前应仔细询问有关病史、用药史,发生过敏反应时应停止治疗并做相应处理。

(二)理疗的具体应用

请参考乔志恒、华桂茹主编《理疗学》一书。

第二节　作业疗法的作用概述

作业疗法(occupational therapy, OT)是根据患者的功能障碍,从日常生活活动、生产劳动或闲暇活动中有针对性地选择一些作业方式,对患者进行训练,以缓解症状和改善功能的一种康复治疗方法。

远在古代,人们就了解到适当的工作、劳动和文娱活动对某些患者身心状况的改善有益。早在公元前2000年古埃及即采用娱乐和游戏的办法治疗抑郁症患者。公元1世纪古罗马已有利用音乐、对话、阅读和运动以治疗心理障碍的记载。公元2世纪希腊医生就认为挖掘、垂钓、造房、造船都可以用于治疗,并认为工作对于人们的心情愉快是最重要的。

19世纪在处理精神病患者上有明显进步,不把他们囚禁起来加以惩罚,而是采用运动和手工作业以建立患者的道德观念和纪律观念。同时也发现在医院从事劳动的患者较无所事事的患者的治愈率高些,因此提出了用作业疗法治疗精神病。

20世纪之初,作业疗法开始逐渐成为一门专业,它的基本思想是,用"活动""治疗""疾病",早期主要用于精神病患者的综合治疗。第一次世界大战期间,推广使用于伤员的治疗。战后,作业疗法逐渐在英美等国的一些大医院普及。美国波士顿、费城等地于1919年创办了作业疗法学院,作为培训专业人材的基地,但当时主要治疗对象仍为精神病患者。第二次世界大战以后,作业疗法开始用于治疗躯体损伤,特别是在战争中合并躯体和精神创伤的年轻人。由于康复医学的兴起,特别是全面康复概念的提出,作业疗法的重点才转到残疾的康复,着眼于身体功能的恢复以及职业和劳动能力的恢复。1954年"世界作业治疗师联合会"(World Federation of Occupational Therapists)正式成立。此后,作业疗法在欧、美、澳大利亚、日本等地广泛推行,成为康复治疗的一个重要组成部分。作为一门学科,作业疗法近年来得到令人瞩目的发展,在作业疗法的基础理论、作业的分析和选择、新的治疗性作业的理论和技术的开拓、作业疗法的纵向分科以及作业疗法在保健和康复中的应用等方面都有显著的进展。作业疗法现已与运动疗法、物理疗法并驾齐驱,成为康复治疗的两大支柱。

我国古代早已有关于作业疗法的记载。近20多年来,在一些精神病院、疗养院或综合医院的体疗科(室),不同程度地开展了一些作业治疗,如简单的加工劳动、园艺、日常生活活动训练等。过去,我国虽然没有专职的作业治疗师,但在一些医疗和疗养机构里,体疗师和护士实际上兼做了一些作业治疗的工作。近年来,我国还开展了具有民族特色的书画疗法,结合我国国情开设社区工疗站,但以现代的水平来衡量,我国作业疗法无论从人员的培养或是技术的应用等方面,与国际先进水平相比还存在着较大的差距,我们要学习国外有益的经验,取长补短,结合我国国情,发展具有我国特色的作业疗法。

一、作业疗法概论

(一)作业疗法的理论基础

1. 基本信念 作业疗法有其一定的哲学,有其基本的思想和信念。

(1)作业治疗师的职责是改善患者的多种状态 作业治疗师有一半的工作在医院,医院只处理疾病或残疾的急性阶段。急性期过后患者将从家庭和社会取得支持,使生活得到最大限度的满足,故作业治疗师还有一半的工作在社区。作业治疗师不仅要对其所治疾病有很好的医学理论知识,了解疾病对患者的影响,预知作业治疗后患者将有何变化。同样重要的是了解疾病是功能障碍和残疾的动因,与患者的社会、工作、娱乐等各方面都有关系。因而要研究患者的心理、社会、经济、休闲等多种状态。

(2)作业活动只是改善患者状态的手段 作业活动只是一种手段,目的是改善患者的状态,因此重要的是活动目的而非活动本身。但对于治疗来讲,活动的治疗方面是精髓,没有它就无所谓作业疗法。作业必须是有选择的和有目的的,要适合所治患者的需要,使患者主动参加。要求参加者的躯体、情绪和认知系统同时协调地活动,参加者集中注意于任务本身目的,而不注意达到目的的内部过程。

(3)患者的目的也在于恢复日常生活的技能　患者总是希望恢复原有的或获得新的技巧,在可能的范围内使完成日常生活活动的能力达到最高水平。因此作业治疗师也相信在正常情况下,人们愿意自主完成一切活动,治疗师的目的正是帮助患者以适当的方式达到此目的。

(4)人是能够改变的　还有一个基本信念是人是能够改变的。人是开放的系统,能够对外界环境做出反应,人的行为、习惯和意志等都能被环境改造。人的基本需求就是在家庭和社会中被接受,被承认,有安全和满足感。其行为、习惯、愿望都可以根据这些需求而改变。这是作业疗法的一贯思想,过去和现在都认为作业治疗师可以建立一个程序来干预这些变化。

(5)任何人都是一个不同于任何他人的个体　一切活动、任务、作业,都要适合个别人的能力和兴趣,适合其经济、文化和环境的背景。治疗师应当了解各种人的生活方式,应当尊重患者的权利,尊重患者的个性、需求、标准和愿望。这些个性和愿望人与人总是不同的。

2. 关于躯体功能不全的观点

(1)发育学的观点　从发育学的观点看来,人的感觉、知觉、认识、思想、情绪、行为及社会与文化方面都有一个发育的过程。它们的发生、发展与成熟都有生物学的因素和环境的因素影响,有一个质变与量变的方面,从生物学上讲是受基因控制的程序预编了的变化过程。人的发育停止于某一阶段或倒退到某一阶段则为发育迟缓或退行。

人们发现发育是有序的、循序渐进的、积累的和可以预见的。但在发育的长河中各个人的步伐不同,他人的期望可以影响儿童的行为。在发育的任何一个阶段,儿童都可以特别强调某一方面的发育而减弱另一方面。在发育各期也不均匀,有时平衡,有时不平衡。

发育遵循若干规律,即:①从头到足的规律:肌肉的发育、控制、协调都从头到足,即先控制头,然后控制躯干,再控制下肢。②由近到远的规律:即先协调控制靠近脊柱的肌肉,而后控制远离脊柱的肌肉。③由一般到特殊的规律:即婴儿开始主要是全身运动,以后逐渐分化为特殊的运动。④由粗大到精细的规律:运动控制由近心端向远心端发展的同时,首先控制大肌群,然后控制小肌群,进而发展到十分精确的控制以至技巧的获得。

作业治疗师的工作对象有些正是发育停顿或退行者,患者需要改变他的生活状态,而作业治疗师则提供改变的条件,影响其变化的质量。为此治疗师应当了解这种变化的范围和潜力。

(2)生物力学的观点　生物力学的观点是一种物理学的观点,从运动学、动力学和医学出发,认为功能障碍是运动范围、肌力、耐久力障碍。这一观点及其衍生的方法适于运动和运动模式的控制能力正常,但关节活动范围、肌力、耐久力不正常的患者。中枢神经系统正常的患者,常由于肌肉骨骼系统、周围神经系统和心肺系统伤病而发生功能障碍。治疗目的是根据运动学和动力学等力学原理,设法恢复肌力,增加耐久力,改善关节活动度。从生物力学的观点出发,运用肌肉骨骼解剖学、神经肌肉生理学、动力学和运动学的知识,研究在不同的活动中有哪些肌肉参加,如何利用杠杆、重力、摩擦力、阻力以改善功能。在哪种情况下,哪些活动最能达到期待的治疗效果,其本质在于恢复功能而非开发功能。

从本观点出发评定项目有关节范围的测量和肌力测量,包括各大小关节的活动度测量和个别肌肉肌力的检查。此外,还包括耐久力检查和感觉检查。治疗方面首先在于恢复和增加关节活动度,采用的方法有体位保持、关节全范围的被动运动和牵拉等。肌力训练方面则采用等长、等张、等速运动等形式,采用逐渐增加阻力、范围和速度的方法,增加肌力和肌肉的体积。在耐久力方面则是不断增加活动重复的次数以达到目的。诸种目标的共同训练原则是"极限",即在不引起过度疲劳的前提下每次均达到活动的极限,方能取得最好的进步。

上述生物力学的方法多为物理治疗师采用,对于作业治疗师来说上述活动过于粗糙也过于单调。作业治疗师的任务在于训练精细的动作,然而难以根据生物力学的观点设计活动达到此目的,或者设计的活动形式有限而显得刻板乏味。利用肌电生物反馈的方法改进活动的精度可以算作作业疗法应用生物力学的进展。作业治疗师更多地是利用生物力学的原理设计生活的自助具和治疗的器械。

(3)代偿的观点 代偿的观点认为问题的产生是由于疾病或损伤使患者失去了某些功能,当某些功能失去了以后不能通过其他的方法恢复时,可以教患者新的技巧予以代偿,甚至通过环境改造和使用人力帮助以使患者达到最高的独立水平。

这一观念本质上属于归纳主义,将人的生活、生产、娱乐活动看作是一系列机械过程的集合,因此都可以用物理的方法代偿。这一观点适合于暂时或永久残疾者。当患者由于疾病或外伤严重,不能或不能完全回复到正常的家庭、职业、社会时可以采用适应性的技术和装备,以达到独立的生活。

在本观点指导下,一般训练采用适应的技术达到目的,这样患者比较自由和独立。没有好的适应技术时则采用适应的装备,一般这样的辅助装备均有市售。没有市售时则由作业治疗师个别制作。既没有适应的技术又没有适当的装备时,则只好请他人代劳完成任务,或采用改造环境的办法修改任务。

用代偿的观点处理问题最大的优点是实用性,能比较简单迅速地解决实际问题,是很有价值的方法。本观点的缺点是注重研究缺失了的功能,而不注意研究尚存的功能;研究如何解决问题而不研究产生问题的原因;注意明显的躯体障碍问题而不注意细微的心理障碍问题;注重技巧而不注重角色的扮演和人际关系。过于强调代偿方面时,患者将受到一定的心理压力,被迫接受许多器械和训练,而患者并不十分乐意采用它们。最后,本观点虽然理论上的缺点很多,但毕竟经过历史考验,证明从总体上看本观点出发的对策其适用价值无可质疑,而缺点相对较少。

(4)学习的观点 学习的观点认为人的多数行为是人与环境交互作用过程中环境回报和强化的结果,是习得的有效的学习使行为产生长期的改变。患者由于认知的缺陷和学习困难,缺乏学习的机会、经验或指导,因而学习不适当、不完全、不正确,结果是知识、技能缺乏,态度不正确,终于导致行为缺陷。

这一观点将作业治疗中的医患关系看成是教与学的关系。不过这里的教育对象多为成人而非儿童,教学的形式多为非正式的、松散的。根据这一观点,治疗中应当以患者为中心而非治疗师为中心,学习应当是经验性的而非指示性的,应当强调在接近实际工作与生活条件下反复实践,而不是空洞的说教。治疗过程实际上是设置学习的目的、目标和达到目标的方法。学习的内容包括知识、技能和态度,三者的学习方法不一。

本观点研究重点是学习的神经生理学，特别是研究成人如何学习和教育成人的方法。本观点采用的方法有行为学的，如用生物反馈和奖励与强化的原则训练运动技巧或认知运动技巧；有认知学的，进行认知训练、记忆训练、判断训练和应激训练；有发育学的，将复杂行为看作是一系列经验过程，然后依发育程序逐级训练；有人本主义的，强调训练中以患者为中心，根据经验自我定向学习。

本观点采用的方法主要缺点是，需要患者付出很多精力和时间。

总之，以上各观点不是矛盾而是互为补充的。发育学的观点处理的是应当达到但尚未达到一定发育水平的问题，即使过去尚不曾、现在也不能做到的事情，将来能够做到；生物力学的观点处理的是运动力学的问题，即基本的生物力学问题；学习的观点处理的是知识、技巧、经验和兴趣的问题，即已具备了的基本能力，从躯体技能上讲至少是关节活动度、肌力、耐久力均已基本正常，但现在不知道如何完成任务，经过学习即可完成；代偿的观点处理的问题是恢复失去了的功能，使过去能做的事现在仍然能做。在实际工作中，治疗的不同阶段和不同问题上强调不同的方面，先后或同时运用于同一患者。

3. 作业疗法的价值

(1)作业治疗师对患者能够提供的帮助

1)作业治疗师向患者提供的可供选择的解决患者问题的办法，较患者及其家庭能想到的要多。

2)作业治疗师知道并能够取得更多的解决问题的资源，而患者办不到。

3)作业治疗师能帮助患者在较短时间内达到既定的解决问题的目标。

4)作业治疗师掌握了最广泛的评估方法，可以从中选择最适宜于患者的方法。

5)作业治疗师能提供开发和实践技能的环境，从专门设计的安全的医院环境，到未专门设计的危险的一般社会环境。

6)作业治疗师能将需要的技能或工作分解成若干个多少不等的步骤，以便患者学习。这种分解也能指出患者是否需要夹板或特殊的装置，这些是由作业治疗师制作还是到市场采购。

7)在患者完成任务、活动或作业的前后，作业治疗师能反馈，或者是表扬，或者是建议。

(2)患者从作业治疗师的服务中得到的

1)增加完成日常任务的能力和潜力。

2)学会组织任务的执行，使能够在一定的时间完成任务，或完成任务后留下更多的自由活动时间。

3)增加成就感、满意感，更能够控制自己的生活，减少依赖和绝望感。

4)由于障碍已消除，或由于有了特殊的装备，患者在家庭、房前屋后和社区活动的能力增强。

5)体力和智力增强，因为完成、组织、满足社会要求和个人需要的能力增加而幸福感增加。

6)更多认识自己的能力而非残疾，使尊严感和自我价值感增加，生活质量提高。

(3)社区从作业治疗服务可以得到的利益

1)能完成自我日常任务的人员增加，需要照顾人员所花的钱减少。

2)能够回到工作岗位参加生产的人员增加，能首次参加工作或能参加义务劳动的人员增加,生产的潜力加大。

3)自觉无望和无助的人员减少,需要处理这些人的微不足道的一些小事的医生和其他服务人员花费的时间减少。

4)障碍减少,全社区的安全性增加。

5)体力和智力水平良好的人增加,全社区更健康。

4. 作业疗法与患者的心理 残疾者心理变化一般经历震惊、否认、抑郁、承认、适应等阶段,这里介绍一些心理问题的处理方法。对于抑郁期的一切心理表现不必予以干预,只需静静倾听他的诉说,鼓励其表达愤怒和内疚之情,分享他的感受。切忌"纠正"患者的情绪,以免情感的内隐致以后产生心理障碍。患者处于忧伤抑郁状态时也可待其自行解脱,不必过多安慰。处于抑郁期的患者不可能认清形势,只有等待其心理平衡后再作某些决定。对于承认期的患者,应当处理好下面几个问题。

(1)焦虑 焦虑是一种进行性的理解过程,也是对于不明未来的预测。情绪焦虑的同时肌肉也不能放松,注意也不能集中到治疗中来,不利于康复。治疗师应当详细地向患者说明其本身的有利情况、恢复的可能性、治疗的目的和有效性,以消除患者的焦虑,使其放松,以便配合治疗,取得进步。

(2)态度 这里讲的态度是指患者对于自身残疾的感觉、信念和行为倾向。前两者是一致的和互相影响的,患者对于自身残疾有积极的信念就会有较为满意的感觉,反之亦然。但是行为表现则受外界环境的影响较大,如某人的实际情况和自我感觉是失能,但是为了自尊,必须扮演伤病前的角色,表现为自信。这种心理上的不协调给患者造成新的压力,必须重新调整适应,这需要时间。有时患者没有改善是因为他不希望获得改善,希望以其残疾博取同情、注意,甚至物质利益。因此,治疗师应当分析患者的态度,包括分析其家庭和社会环境。从感觉和信念上帮助患者,并帮助患者采取最适合自身和环境的行为模式。

(3)动因 动因的理论表明人们总是根据自己的需要追求自己的目标,绝不会追求他人的目标,因此外部的和社会的动因必须内化方能成为患者的动因。治疗师不能将自己的动因强加于患者,而只能在患者具有动因时予以鼓励和提供可能的途径。所谓鼓励即正性强化,强化本身就是一种动因。应当使患者集中注意他能够做什么,做得如何好,而不注意不能够做什么,还有什么缺点。后者使患者有被惩罚感,久之将增加患者的无望或无益感,愈来愈失去动力。

(4)作业治疗师的心理 需要注意的是治疗师帮助患者,但不要卷入患者的生活中。不能将患者的需要变成治疗师的需要,无论是物质上的还是心理上的。防止患者过分地依赖,防止治疗师移情。

(二)作业疗法的种类

传统的作业治疗,主要采用木工、编织、黏土三大类作业活动。由于科学技术的进步,有些新项目不断引入作业活动中,目前采用的有下述分类和种类:

1. 按作业名称分

(1)木工作业。

(2)纺织作业。

(3)黏土作业。

(4)金工作业。

(5)皮革作业。

(6)制陶作业。

(7)手工艺作业。

(8)电气装配与维修。

(9)日常生活活动。

(10)治疗性游戏。

(11)认知作业。

(12)书法、绘画、园艺。

(13)文书类作业。

(14)计算机操作等。

2. 按治疗目的和作用分

(1)用于减轻疼痛的作业。

(2)用于增强肌力的作业。

(3)用于改善关节活动范围的作业。

(4)用于增强协调能力的作业。

(5)用于增加耐力的作业。

(6)用于改善整体功能的作业。

(7)用于调节精神和转移注意力的作业。

(三)作业疗法与运动疗法的区别

两者的区别见表1-4-9。

表1-4-9 作业疗法与运动疗法的区别

	作业疗法(OT)	运动疗法(PT)
目的	恢复认知、操作和生活自理功能	恢复运动功能
方法	应用认知、自理生活、生产和文娱等经过选择和设计的作业进行训练	应用增强肌力、耐力、关节活动度、协助平衡和心肺功能的活动进行训练
训练特点	认知和感知觉训练比重大 精细运动比重大,粗大运动比重小 与自理和生产技能的关系密切 注重操作和认知能力	认知和感知觉训练比重小 精细运动比重小,粗大运动比重大 与自理和生产技能的关系不密切 注重活动能力
训练工具	自理生活用品用具、生产性工具、文娱工具、认知训练用品、自行制作的矫形器	增强肌力、耐力、关节活动度、增强平衡能力和心肺功能的器械
在病程中介入的早晚	一般比运动疗法晚	较早
负责者	作业治疗师	运动治疗师

脑卒中康复的 PT、OT 治疗内容见表 1－4－10。该表的内容有助于我们理解作业疗法与运动疗法的区别。实际上可能达不到理想目标而在治疗过程中的某一阶段停止。

表 1－4－10　脑卒中康复的 PT、OT 治疗内容

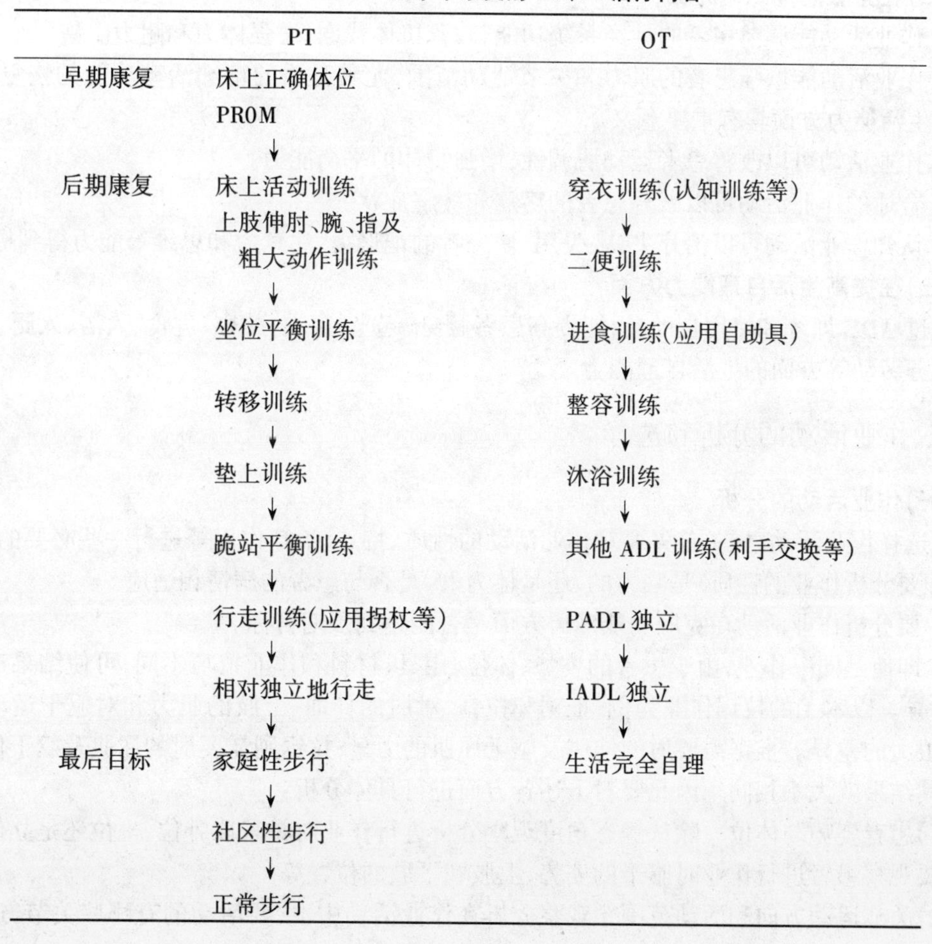

	PT	OT
早期康复	床上正确体位 PROM ↓	
后期康复	床上活动训练 上肢伸肘、腕、指及粗大动作训练 ↓ 坐位平衡训练 ↓ 转移训练 ↓ 垫上训练 ↓ 跪站平衡训练 ↓ 行走训练(应用拐杖等) ↓ 相对独立地行走 ↓	穿衣训练(认知训练等) ↓ 二便训练 ↓ 进食训练(应用自助具) ↓ 整容训练 ↓ 沐浴训练 ↓ 其他 ADL 训练(利手交换等) ↓ PADL 独立 ↓ IADL 独立 ↓
最后目标	家庭性步行 ↓ 社区性步行 ↓ 正常步行	生活完全自理

二、作业疗法在康复中的作用

用于治疗目的的作业活动，不同于一般作业活动，它是以治疗为目的，其主要作用有：

(一)在精神方面

1. 患者在作业活动中，不只是付出精力和时间，而首先能在心理上增强独立感，对生活建立起信心。

2. 通过作业活动可以克服精神涣散，集中和提高患者的注意力，增强记忆。

3. 当患者在作业活动中通过自己劳动制作出一件成品或获得一定成果时，患者在心理上会感到有一种收获后的愉快和满足。

4. 渲泄性作业活动，给患者提供一种适当而安全的渲泄感情机会，使患者在心理上得到某些平衡。

5. 通过文娱性作业活动,可以调节情绪,放松精神,发展患者的兴趣爱好。

6. 通过集体和社会性活动,能培养患者参与社会和重返社会的意识。

(二)在克服功能障碍方面

1. 作业活动能调节患者的神经系统功能,改善机体代谢,增强体力和耐力。

2. 作业活动能增强患者的肌力和关节活动范围,尤其是手的精细活动功能的恢复,对获得独立生活能力方面具有重要意义。

3. 作业活动可以改善患者运动协调性,增强身体的平衡能力。

4. 合适的作业活动可以减轻患者的疼痛和缓解症状。

5. 认知作业活动可以治疗失认、失用,使患者的记忆力、注意力和思维等能力得到提高。

(三)在提高生活自理能力方面

通过 ADL 训练和使用自助具,能提高患者翻身、起坐、穿衣、整容、进食、入浴、入厕、步行、进行家务劳动等方面的生活自理能力。

三、作业活动的分析和选择

(一)作业活动的分析

在选择作业活动之前,首先要对作业活动的性质、特点、治疗作用等进行一些必要的分析。

1. 要分析作业的性质,是脑力的,还是体力的,是否与患者的病情相适应。

2. 要分析作业活动在克服功能障碍方面是否能达到预期目标。

3. 即使是同一作业,由于患者的姿势、体位、用具、材料和作业技巧不同,可使结果产生很大的差异。以木工的拉锯作业为例,推锯和拉锯,对肘的伸曲、上肢的肌力和对躯干运动的影响,有很大的差异。推锯需要肘的伸肌及躯干屈肌的力量;拉锯则需要肘的屈肌及躯干伸肌的力量,其结果就大不相同。因此要对下述各方面进行具体分析:

(1)患者姿势与体位　除从静态角度观察分析进行作业时是采取卧位、坐位还是立位姿势外,还要观察患者进行作业时躯干的姿势,上肢和下肢的位置等。

(2)关节运动方向和活动范围　观察分析在作业活动中,主要活动的有哪些关节,运动以什么方向为主,运动范围达到何种程度等。

(3)肌肉收缩的方式　观察分析主要活动肌肉的收缩,是等长收缩还是等张收缩;是离心性收缩,还是向心性收缩;是快速的相位性收缩,还是缓慢的张力性收缩。

(4)抵抗负荷　观察分析在活动时有无抵抗负荷。

(5)协调性　观察分析患者有无完成该项作业的协调能力,这在中枢神经受损害时尤其重要。此外要观察患者的平衡能力。

4. 要分析患者是否能独立完成或需借助器具才能完成。

(二)作业活动的选择

在对作业活动分析和功能评价的基础上,进行作业活动选择,原则是通过作业活动能否克服患者功能障碍和达到治疗目标。在具体实施时,要根据如下情况进行作业活动的选择:

1. 因地制宜　在选择作业活动时,要考虑当地的一些有利条件,如在制陶工艺流行地区,开展制陶工艺的作业治疗;在木工为主的工业地区,开展木工作业治疗。因地制宜,就地取材,方便易行。

2. 因人而异　选择作业活动时,必须考虑患者的性别、年龄、工种、残疾(疾病)种类、残疾程度和个人爱好。因人而异,选择适宜的作业活动方法。

3. 按治疗目的　作业治疗的目的,主要在于调节患者全身功能,改善协调能力和关节活动范围,增强肌力和耐力。如:

(1)为增强肩、肘屈伸功能,选择木工的刨削、拉锯、砂磨平板的训练。

(2)为增强掌指关节活动功能,选择油彩、绘画、乒乓球训练。

(3)为增强手指精细活动功能,选择纺织、泥塑、刺绣、弹琴、书法训练等。

4. 按调节心理或精神状态选择

(1)为转移患者注意力,选择下棋、玩牌、游戏、社交和富于趣味性的活动。

(2)为达到镇静、减少烦躁,选择绘画、刺绣、纺织等操作简单、重复性强的作业活动。

(3)为提高患者自信、自我价值观念,选择书法、雕塑、制陶和手工艺等作业活动。

四、作业疗法实施前的评定与流程

作业活动主要包括三大类,即:日常生活活动、生产劳动(也称贡献性活动)以及闲暇活动(也称娱乐或消遣性活动)。当患者这些作业活动能力被破坏时,评定是治疗师了解患者能力及障碍状况最基本的工作。

(一)作业疗法常用的评定方法

1. 观察　OT师要观察患者对周围环境的反应,对运动的控制能力,对各种日常生活动作及相关物品的识别能力,以便发现心理的、认知的能力障碍。

2. 面谈　通过面谈不仅能够使OT师了解患者的情况,为治疗提供信息、资料,而且可使患者明白作业疗法的目的、意义及在康复中的重要意义。

3. 检查　检查过程采用实际操作、测量方式进行。整个检查可分为:关节活动度的测量、徒手肌力检查、偏瘫上肢运动功能检查、运动协调性检查、感觉检查、日常生活动作评定、握力及捏力检查、偏瘫上肢能力评定、失用失认评定、环境评定等。

(1)关节活动度的测量　参见纪树荣主编《运动疗法技术学》第一章第二节。

(2)徒手肌力检查　参见纪树荣主编《运动疗法技术学》第一章第二节。

(3)偏瘫上肢运动功能检查　偏瘫患者的运动功能检查方法是使用Brunnstrom六级检查法(见本章第一节)。

(4)运动协调性检查　协调性即运动的准确性与随意控制能力。通过对患者的实际操作检查,可发现患者运动的速度、力量及活动范围等方面存在的不正常,因为这些问题直接影响到患者日常活动动作的质量,故必须对其进行评价和训练(表1-4-11)。

(5)感觉检查　感觉检查的内容有触觉、痛觉、温度觉、位置觉、立体觉。感觉检查的评定检查包括感觉消失、感觉减低、感觉过敏、正常。触觉检查要求患者紧闭双眼,检查者用毛笔或棉花对其体表进行接触刺激,刺激要双侧对称部位进行。痛觉检查是用针轻轻刺激皮肤,要求患者感到疼痛时立刻给予回答,并指明刺痛的部位。温度觉检查是取两支试管分别装入5~

10℃的冷水和40～50℃的温热水，要求患者紧闭双眼交替接触其皮肤，让患者指出冷、热的感觉，检查要双侧对称。位置觉检查要求患者紧闭双眼，检查者将患侧肢体被动运动至某一位置，让患者利用健侧肢体模仿出相同的动作。立体觉检查要求患者紧闭双眼，将生活中较熟悉的某种物品（如勺子、手表、打火机、钢笔等）放于患者手中，让患者辨认。

表1-4-11　协调性检查表

<table>
<tr><td rowspan="2">书写检查</td><td>住址</td><td colspan="6"></td></tr>
<tr><td>姓名</td><td></td><td>所需时间</td><td>分　秒</td><td colspan="3">使用手　左、右</td></tr>
<tr><td>画线检查</td><td>右手
→
→
→</td><td colspan="4"></td><td colspan="2">←
←
←
左手</td></tr>
<tr><td rowspan="4">速度检查</td><td colspan="2">动作</td><td>右</td><td>左</td><td>动作</td><td>右</td><td>左</td></tr>
<tr><td colspan="2">膝颚反复10次</td><td>秒</td><td>秒</td><td>木钉盘（20个）</td><td>秒</td><td>秒</td></tr>
<tr><td colspan="2">膝上翻掌10次</td><td>秒</td><td>秒</td><td>三点打点（10圈）</td><td>秒</td><td>秒</td></tr>
<tr><td colspan="2">指鼻检查（睁眼与闭眼之差）</td><td></td><td></td><td>示指打点（15秒）</td><td>次</td><td>次</td></tr>
<tr><td rowspan="4">准确性检查</td><td colspan="3">靶心打点检查</td><td colspan="3">穿空白画线检查</td><td colspan="3">线圈打点检查</td><td colspan="3">三点打点检查</td></tr>
<tr><td></td><td>左</td><td>右</td><td></td><td>左</td><td>右</td><td></td><td>左</td><td>右</td><td></td><td>左</td><td>右</td></tr>
<tr><td>圈外点数</td><td></td><td></td><td>误画处数</td><td></td><td></td><td>误画处数</td><td></td><td></td><td>误画处数</td><td></td><td></td></tr>
<tr><td>所需时间</td><td></td><td></td><td>所需时间</td><td></td><td></td><td>所需时间</td><td></td><td></td><td>所需时间</td><td></td><td></td></tr>
</table>

（6）日常生活活动　日常生活活动（activities of daily living，ADL）目前应用较为普遍的有巴氏指数（Barthel index）和功能独立性（functional independence measures，FIM）评定法。因为巴氏指数评定法评定内容少，评定简单，故应用较多（见本书第二篇日常生活技能各论第三章第二、三节）。

（7）握力、捏力　二者均属利用器械检查手肌力超过3级时的测试方法。

1）握力：手的握力可利用握力计进行检查，测试时要求患侧上肢自然下垂，不与身体其他部分接触，为求准确可测2～3次，取其最大值。

2）捏力：利用捏力计可测出拇指与其他手指间的捏力大小。测试时用拇指与另外一手指的指腹捏压捏力计的双臂，得出实际数值。

（8）偏瘫上肢能力检查

1）评定的内容：健手在患手辅助下剪开信封；患手拿钱包，健手从钱包中取出硬币；患手打伞（持续10秒钟）；患手为健手剪指甲；患手系衬衫袖口的纽扣。

2）评定标准：废用手：5个动作均不能完成。辅助手C：5个动作只能完成1个。辅助手B：5个动作只能完成2个。辅助手A：5个动作能完成3个。实用手B：5个动作能完成4个。

实用手 A:5个动作均能完成。

(9)知觉障碍的评定 知觉障碍主要分为失认症和失用症。具体评定方法见本书第二篇日常生活技能各论第一章相关内容。

(10)环境的评定 患者出院返回家庭后,为了更方便他们的生活,家中需要进行适当的改造,作业疗法师根据患者的要求,提出无障碍的改造方案,具体内容参考本书第三篇环境改造的有关章节。

(二)作业疗法的流程

无论作业疗法还是理疗,在治疗的先后次序上,都遵循一定的原则和规律,称治疗流程。具体内容如下:

1. 接收康复医师的处方(康复申请单)。
2. 作业疗法评定。
3. 制定治疗目标。
4. 初期康复评定会(最终确定治疗目标)。
5. 制定训练计划。
6. 治疗(作业训练)。
7. 中期康复评定会。
8. 同5。
9. 同6。
10. 末期康复评定会。

无论是中枢性或周围性神经疾患,还是骨关节病所致的残疾,均可按此治疗流程进行作业训练。

五、作业疗法的主要内容

(一)作业疗法中的功能训练

1. 增强肌力训练 作业疗法中的肌力增强训练实际上应包括两部分,即健侧和患侧肌群。针对患侧进行残存肌力的强化训练,使之达到改善、提高。通过训练健侧使之超过原有的正常肌力。在肌力训练中应遵循以下原则:肌力为1级或0级时,只进行被动运动,肌力为2级时进行辅助主动运动或利用支具辅助运动,肌力为3级或以上时应完全进行主动运动,肌力达到4~5级除主动运动外还可根据情况提供抗阻运动。利用作用活动或对作业活动进行改造设计出不同的抗阻形式,如利用木工、铜板、沙磨板等作业活动,可为患者提供抗阻、抗重力的主动运动训练。

2. 维持和扩大关节活动度训练 关节的主动与被动活动范围明显不一致时,提示神经肌肉方面可能存在着某些问题,同时也是影响将来康复疗效的重要因素。

在作业疗法中必须强调患者早期康复的重要性以及注意体位的变换和良好肢位的保持,经常进行以被动运动为主的关节活动辅以患者主动关节运动,以达到防止关节挛缩的目的。根据作业疗法的特点,可以设计一些患者感兴趣的作业活动,使患者有兴趣而且可产生成功感。在可动关节活动范围内得到运动的同时,还要不断去扩大关节活动范围,以达到维持和扩大关节活动度的要求。

3. 改善协调和灵巧度的训练　造成协调和灵巧度障碍的原因很多,这就要求对患者进行全面评价与治疗,对于上肢、下肢或躯干的肌力、感知觉、平衡和手眼协调能力综合治疗,具体对待。

(1)上肢协调运动障碍时　常利用锯木或打磨木板等作业活动来强化患者上肢粗大运动协调障碍,根据患者情况不同可以调节作业平台的角度及轮椅的位置,磨木所需的磨具(也叫沙磨板)设计有不同的型号、不同的把柄,以适应不同的患者需要。对于上肢精细运动协调障碍者,可以让患者进行编织,利用蛋壳进行镶嵌作业活动,最后制成漂亮的作品。

(2)下肢协调运动障碍时　常使用的作业活动有套圈、抛沙包等。可以根据患者情况由静态平衡向动态平衡过渡,循序渐进,训练方式也应因人而异,充分发挥作业活动改造性、适应性强的特点,不断强化患者的身体重心转移的控制、体位的变化等。

4. 平衡训练　除上述利用套圈、抛沙包等作业活动可进行平衡功能训练外,还可以利用平衡板进行平衡训练,患者站立的姿势可以变化,患者可双脚前后位、双脚左右位(分开)、双脚并拢,甚至于在平衡板上进行慢速步行等。通过不同的训练方法强化患者不同的平衡功能。

5. 增强全身耐久力训练　作业疗法中的训练原则为少负荷、多重复。根据患者的个体状况与兴趣,安排容易、简单或较难、较复杂的作业活动,以达到提高全身耐久力的目的。

6. 感觉训练　感觉障碍要认真进行评价,区分深浅感觉障碍,有针对性地进行健侧和患侧的同步治疗,强化正确感觉的输入,包括触觉、疼觉、本体觉、温度觉等。训练要反复进行,以达到最好效果。

(二)作业疗法中的日常生活动作训练

ADL 训练是作业疗法的基本方式之一。这种训练,目的在于提高患者的生活自理能力,为回归社会创造必要的条件。在训练前,要首先进行日常生活活动能力的评定,并根据评定结果制订出可行的训练计划,有计划、有步骤地进行日常生活活动训练,内容大致分为:

1. 床上移动训练　对于卧床的患者,先从床上移动训练开始。如翻身、左右移动、床上起坐、坐位平衡等。

2. 穿脱衣服训练　训练患者穿脱衣服、鞋、袜等。穿脱衣服时,患肢先穿后脱,也可将衣服改制成便于穿脱的式样,用拉锁代替纽扣,用尼龙搭扣代替鞋带等。

3. 进食训练　主要是训练使用各种餐具,如持匙、用勺、用筷、端碗、送食物进口等。为使患者能借助其残存的功能完成一些 ADL 动作,需为患者专门设计自助具并进行训练。有关自助具的内容见本章第三节和第二篇日常生活技能各论的有关章节。

4. 个人卫生训练　先训练梳洗、剃须、整容,再训练入厕、洗澡等,包括下床移动训练:下床、站立、行走或乘坐轮椅等活动。只有具备下床活动的能力,才能完成个人卫生训练方面的全部动作。当然,这里需要根据患者残疾情况,进行一些便器、浴池的改装,或在便器和浴池周围增设扶手等。

5. 家务劳动训练　为使患者恢复家务劳动能力,在制订作业治疗计划时,应先了解患者伤残程度、家庭生活条件、住房情况和劳动习惯等。一般要根据患者具体情况,着重进行基本技能训练,内容包括洗菜、切菜、烹调、洗涮餐具和炊具、铺床、洗衣、烫熨衣物、打扫卫生、选购食品、管理家庭经济、养育儿女等。

(三)作业疗法实施过程中应注意的一些问题

1. ADL 主要障碍的确定　虽然已经不断地讨论各种 ADL 主要障碍和处理办法,但遇到实际的患者时如何确定其 ADL 主要障碍问题并不十分容易,因为受许多个性、生活方式、社会环境等因素影响。

(1)因果关系　例如同样是脑卒中引起的中度偏身运动感觉障碍而无高级脑功能障碍,假如患者是家庭主妇则可能成为失能,假如患者是大公司或机构的决策人,则对其社会职能并不构成明显妨碍。

(2)个人的素质　对于依赖性甚大的人或持宿命论观点的患者,治疗师的经常任务是帮助患者理解可能的前途,动员患者参与治疗。对于自信心极强的患者,他们有自我控制和自我进步愿望和能力,治疗师的任务只是提供各种可能的选择。初期治疗的成功对于增加患者信心也有很大的影响。还有一些人,即使损害是明显的,因其意志、体能、技巧都很好,结果并不构成严重的失能。

(3)信息的质量　虽然进行过病历复习、个别面谈、客观观察和专业检查,所获信息不一定是准确的。这或者是因为患者对护理人员不愿吐露真实情况,或者是因为语言上的障碍。故有的治疗不是根据患者的陈述,而是根据作业治疗师自己的观察、分析、理解确定问题,特别是有关的躯体、心理、社会、疾病等背景。如患者自诉不能由坐椅上站立,治疗师应立即想到有入厕、沐浴困难等问题。治疗师根据自己的医学知识不仅可以看到现在存在的问题,还要预见到疾病发展以后可能产生的问题。有些患者因为害怕孤独,不愿失去一个对话伙伴,因而故作不能,经常求助,这也是治疗师应当能够看透的。

(4)其他治疗的影响　患者的康复往往是一群人先后或同时干预,其结果是互相促进,极少数是矛盾的。这些人员包括理疗师、语言治疗师、心理治疗专家,甚至家庭与社会成员,这些人的影响都要估计进去。

2. 优先的考虑　残疾患者往往有一些问题,这些问题的重要性和迫切性各不相同,不可能同时解决,因此有一个先后次序问题。这要由下列因素决定。

(1)患者的愿望　患者的愿望是治疗师的第一考虑,而患者的愿望又决定于其过去生活的经验、他的自控状态和他现在的生活方式和社会压力。

治疗师应当根据患者的意志、地位、潜力判断患者的愿望和驱动力。不要根据自己的愿望确定优先次序,不要简单地根据一些书本理论确定问题。比如 Maslow 的需求理论认为,个人的基本需求是逐级的,生存需求第一,知识需求继之。但实际并非每个人在每种情况下都如此,这与个人的个性、驱动力及自控信念均有关系。有人愿意自己克服一切困难,有人不愿意做任何主动的努力。

养家糊口的人总希望获得与生产有关的高度技能,以便再度获得赚钱的能力,能够使自己和家庭独立。关节炎患者的一个愿望当然是日常生活活动的独立。但是颅脑损伤者和脑卒中者的认知和交流能力都差,瘫痪儿童则更无生活经验可言,这些人的愿望只有通过非语言的反应来领悟。

(2)功能障碍的本质　治疗师了解功能障碍的本质,不设置不可能达到的目标,这是治疗师的医学教育的结果，是比患者高明之处。

对于不可恢复的损害或不可逆转的进程，治疗的优先是尽可能维持功能并及早调整生活方式。类风湿性关节炎患者的优先考虑应当是保持关节功能，减少关节劳作与损害。多发性硬化症患者的主要目标应当是学会节能的动作。截瘫患者的恢复是先大关节后小关节，因此首先要进行近端关节的主动肌力训练，而对远端小关节是防止并发症。

对于不可恢复的损害则主要任务是保存功能，特别是患者最关切的功能。有人愿意玩弄乐器，有人愿意操作计算机，还要根据患者的愿望和客观条件决定。

(3)文化与社会背景　文化对个人需求的优先性的影响有些时候非常之大。比如作业治疗的很大一部分是使患者独立生活，而在某些文化中，认为照顾残疾者是家庭与邻里的义务，而令患者自理生活是残酷和罪过。某些宗教认为右手是清洁的，是进食和待客用的，而左手是不洁的，是处理个人卫生的。治疗师若不明此种文化与宗教背景，企图训练患者以左手代替右手，将被其原属的社会视为不洁之人而逐出，这是得不偿失之举，决不可为之。

社会地位对决定优先也有很大影响。对于社会名流，比如社区、企业、大型机构的领导人以及性格外向者，其认知、交流、活动的技巧应置于优先地位。穷人与富人的需求优先也不相同。

(4)任务的复杂性　任务有复杂程度的不同，这是显而易见的。打开电灯开关仅仅要求轻微的上肢活动能力、协调能力、灵巧性、视力、认知能力、定位能力和识别电灯开关的能力。而穿着连衣裙则要复杂得多，首先是要能分清衣服的前后，这是对视觉和认知能力的较高要求，从头上往下穿衣服要求上肢的活动度也大一些，此外还有一些穿着细节的次序要求。显然治疗师训练复杂动作的难度也大一些。

但是优先次序不能完全决定于难易程度，而要考虑患者的安全性、必要性、意愿。此时可以将复杂动作分解为若干简单动作，使患者易于逐项完成，不断取得成就感。而对于动作的序贯性，可以训练，也可以以操作提示卡代替。

(5)临床考虑　治疗师的临床技能对于信息的分析和干预的计划和准备都十分重要。

临床考虑有三方面。其一是科学性，这决定于治疗师的理论知识、实际经验、获得的有关该患者的信息，经过科学的分析使临床要求系统化；其二是伦理道德，即所谓医德，医务人员对患者的基本态度和责任感，基于治疗师对于人的尊严的尊重，对患者个人价值的尊重和对有关活动和优先性决定的尊重；其三是艺术性，没有艺术性则患者难以接受，艺术性包括治疗师本人收集和分析信息的技术，与患者交流的艺术，不致将决定强加于患者。

3. 计划的制定　治疗计划的制定包括一系列步骤。首先要确定问题及其优先顺序，其二是要确定目标，其三是确定治疗的原则，最后要选择具体的活动。这些已做过叙述，这里只对治疗目标、途径等再详细说明。

问题及其优先确定以后，应当设立具体的治疗目标。虽然这里的中外名词都有些混乱，我们这里暂时将它们分为两级，一为目标，即较长远的完整的功能状态；一为指标和任务，指具体的可以定量的要求。比如独立穿衣服是目标，将在1个月以内独立坐于床沿，每天早上穿上自己的上装，不需他人帮助或指导，作为一项指标和任务。而将下装、鞋袜的穿脱作为另外的任务，最后就算达到穿着独立的目标。这样分级有一些好处，首先是要求具体，对于肌力、肌张力、关节活动范围、认知能力的评定要求具体；将任务分成若干小步骤便于确认、分析和解决难点;分解若干短期的步骤以后,各期均有特别的技巧要求,便于个别干预;分解成各种小活动以后,可以进行不同组合,应用于各种的情况;可以保证治疗的连续性,患者、患者的护理人员及医疗组成员都容易理解治疗的理由、目的和进程;也可以分清干预和学习的方法;各个小阶段的进步比较易于测量,较易评价治疗的效率和鼓舞医患的信心。

一个治疗计划中可以不止一个目标,一项任务的完成可以达到几个目标。例如为了入厕而训练的移动功能,可以利用各种自我照顾、生产活动和文娱性作业。

(1)治疗的模式和途径　治疗模式和途径对活动的选择影响很大。根据作业活动,将活动分为一级一级的层次,逐渐训练活动能力以达到之。但达到此法的极限时就要改用代偿的方法。神经发育疗法适用于脑血管意外患者,生物力学方法适用于手外伤患者。一切方法都达到其最大效果后,残余的缺陷要用人本主义的康复方法进行长期补偿。

治疗活动的先后顺序也根据治疗模式决定。如从学习的观点出发,进食应从饮水开始,然后再学备餐。从神经发育的观点出发,坐位平衡和一定的姿势较手的控制和灵巧性重要。至于选择何种途径达到特定的目标和任务,则取决于治疗师分析患者的兴趣、力量需求,以及自身掌握各种活动方法的能力。

(2)目标和任务　目标确立后将其分解为若干任务,问题是完成任务的方法多种多样,治疗师应当有能力会同患者、陪伴者共同决定最好的选择。比如为了能够独立转移,可以改进肌力和运动力,可以改变衣着的设计,抬高坐椅,采用扶手,改变坐便器,甚至改变厕所……

(3)患者及其陪伴者　选择活动时不能不考虑患者生活方式、个人需要、家庭情况、工作与文娱历史,以及社会文化环境。既要照顾到患者过去的体力、认知、社会地位,更要考虑其现在的能力和缺陷。这些都要与治疗活动一起仔细分析。

活动也应适合患者的年龄、性别、文化,绝对不能超越这些界限。比如患者对学习计算机感兴趣,老年家庭主妇患者对烹调及工艺感兴趣。但这也有例外,应当尊重患者个人的意见。如虽为老年妇女,但家境较好,愿意通过计算机与其儿孙辈联系,故更愿意通过计算机学习来改善其认知能力和精细运动能力。

陪伴者的愿望也不能不予考虑。比如一位陪伴者要每天给患者穿衣、转移等,但陪伴者体力不强,害怕产生意外,则难以长期陪伴护理患者。若能训练患者的四肢肌力和平衡能力,训练转移能力,较训练穿着能力更为适宜。利用提升机器(如升降机)对于移动患者是安全些,但并不方便,且非常昂贵。

完成特定任务如可供选择的方法很多,患者的情绪绝对不能忽视。甚至首先要能引起患者的兴趣和快感,有些不利因素可以忽略。但要注意,患者不可能超过残疾以前的能力。若患者残疾以前只有中等水平的某项技能,则不要再训练患者此项技能,否则很容易产生失败感。

(4)治疗师的技巧和选择　解决问题的方法很多,某位治疗师可能对于某种方法比较偏爱,因而较多采用,而且效果也较好,这是很正常的。

但是该治疗师对另一方面的需要就不太熟悉,也可以向周围的同事求教,可能是另一位治疗师,也有可能是治疗小组的另一行当的人员,他们可能另有所长。能较好解决患者的问题,这种会商是必要的、正常的。不能将此事看成是自己的缺点,能够介绍患者也是自己的贡献,说明自己有广泛的知识和能力。他人也有向自己求教的时候,任何人都不能独立解决一些特殊问题。

有些患者需要长期支持,这不是作业治疗师的职责,应及早转入休养所、日托中心、社区护士站,这并不妨碍作业治疗师继续给予适当的评定和指导。

有些问题是暂时无法解决的。比如脑性瘫痪者希望独立生活,这在技术上、财力上一时都办不到,治疗师只能教育患者一边改善自己的独立生活能力,一边慢慢争取外部支持。

六、作业治疗处方

作业疗法应由康复医生根据患者性别、年龄、职业、生活环境、个人爱好、身体一般状况、残疾程度的评价或诊断结果,拟定作业治疗计划或阶段性实施方案,称为作业治疗处方(occupational therapy prescription)。作业治疗处方的意义,在于正确指导患者进行有计划、有目的的科学训练,避免盲目性,提高作业活动训练效果。一个完整的作业治疗处方,其内容应包括作业治疗项目、目的、方法、强度、时间、频度及注意事项等内容。

关于作业治疗量是由作业强度、时间和频度所决定的,一般由小量到大量,循序渐进。作业治疗量的大小可参阅表 1-4-12 的相近代谢当量(MET)值来选择。

表 1-4-12 作业活动相近代谢当量值

MET 值	作业活动项目
1.5~2	桌上工作,电动打字,操作电子计算机,缝纫,玩扑克牌
2~3	手动打字,修理无线电或电视机,轻的木工作业,推盘游戏
3~4	装配机械,推独轮车,焊接,清洁玻璃窗,打羽毛球
4~5	油漆,石工,木工,打乒乓球,跳舞,做健美操
5~6	园艺挖掘,铲土(轻的),溪钓鱼,溜冰或溜旱冰
6~7	劈木头,用手剪草,打网球,羽毛球竞赛
7~8	锯硬木,打篮球

【附录】中国康复研究中心使用的简易 OT 处方

姓名　　性别　　年龄　　病房　　床号

诊断(疾病)　　(障碍)　　OT 师

病历摘要:

主要障碍点:

内容:

ROM	功能维持训练
随意性改善	心理的 OT 训练
肌力强化	手术前后疗法
增强上肢持久力	轮椅训练

增强全身耐力	日常生活动作
感觉训练	职业前 OT 训练
提高协调性、精巧性	房屋改造
坐位平衡训练	家属指导
其他	

目的及注意事项：

日期：　　年　　月　　日　　　　　　　　康复医生：

第三节　康复器械的应用

康复器械是指为补偿、矫正或增强残疾人已缺失的、畸形的或功能减弱的身体部分或器官,使残疾人在可能的范围内最大限度地恢复或代偿功能和独立生活而在康复治疗过程中应用的各种器具和设备。根据不同的功能特点,康复器械可分为三大类:①假肢与矫形器。②辅助移动器械,如轮椅、助行器等。③自助具。后两类康复器具与 ADL 训练的关系非常密切,本节予以重点介绍。

一、轮椅

轮椅是康复的重要工具。一些残疾人丧失了行动能力后,为了进行各种活动,就需要自备的交通工具,这种工具就是轮椅(wheelchair)。

(一)使用轮椅的适应证

具有下列情况可以考虑使用轮椅:

1. 步行功能减退或丧失者　如截肢,下肢骨折未愈合,截瘫,其他神经肌肉系统疾病引起双下肢麻痹,严重的下肢关节炎症或疾病等。

2. 非运动系统本身疾病,但步行对全身状态不利的　如严重的心脏疾病或其他疾患引起的全身性衰竭等。

3. 中枢神经疾患使独立步行有危险者　如有痴呆、单侧空间失认等智能和认知能力障碍的脑血管意外患者,颅脑损伤后有类似前述症状者,严重帕金森病或脑性瘫痪难以步行者等。

4. 高龄老人步履困难而可能发生意外者。

(二)轮椅应具备的条件

轮椅应满足下列条件:

1. 符合患者的病情需要,例如截肢者轮椅的重心应偏后些,偏瘫者宜用由单侧手和足驱动的轮椅等。

2. 结实、可靠、耐用,但结构不过于复杂。

3. 规格尺寸与患者的身材相适应。

4. 驱动时消耗能量宜少。

5. 价格应为一般患者可能承受。

6. 外观应满足一般美学要求。

(三)轮椅结构与功能

轮椅的结构和名称见图 1-4-10。现将各部分的功能简述如下：

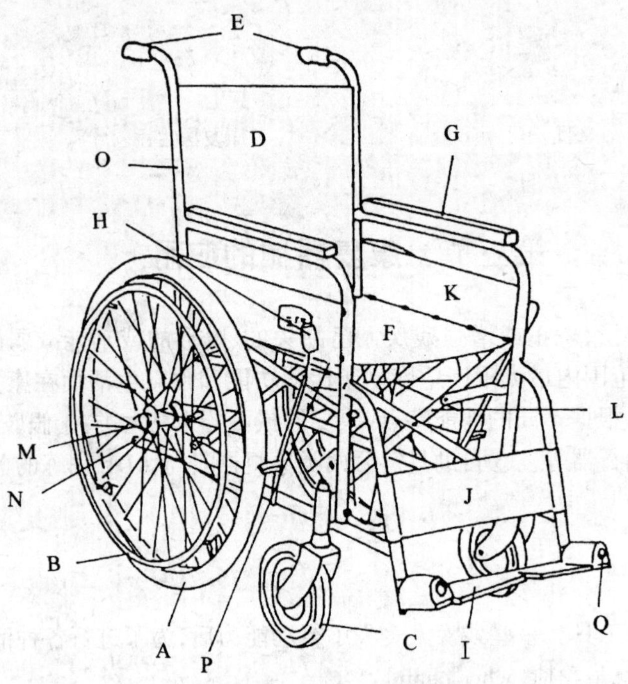

图 1-4-10 轮椅的结构

A. 大车轮；B. 手轮圈；C. 小轮；D. 靠背；E. 手推把；F. 椅座；G. 扶手；H. 刹车；I. 脚托；J. 腿托；K. 挡板；L. 十字形支架；M. 大轮轴；N. 防倾倒杆；O. 靠背架；P. 椅座支撑杆；Q. 脚缓冲器。

1. 大车轮　为主要的轮子，外面接一供手驱动的手轮圈，轮本身直径有 51.56、61.66cm 数种。在双下肢截瘫者用的轮椅中，由于前方重量减少，为了平衡，大轮要移至小轮之前，以免倾倒。

2. 手轮圈　为轮椅所独有，直径一般比大车轮小 5cm。偏瘫患者用单手驱动时，再加一直径更小者以供选择。手轮圈一般由患者直接推动，若功能不佳，为易于驱动，可有下列方式的改动。

(1)在手轮圈表面加橡皮等以增加摩擦力。

(2)沿手轮圈四周增加推动把手(knob)。推把有以下几种(图 1-4-11a～c)。

1)水平推把：用于 C5 脊髓损伤时。因此时肱二头肌健全，手放在推把上，靠屈肘力可推车前进。若无水平推把，则无法推动。

2)垂直推把：用于类风湿性关节炎肩手关节活动受限时。因此时无法使用水平推把。

3)加粗推把：用于手指运动严重受限而不易握拳的患者，也适用于骨关节炎、心脏疾病或老年患者。

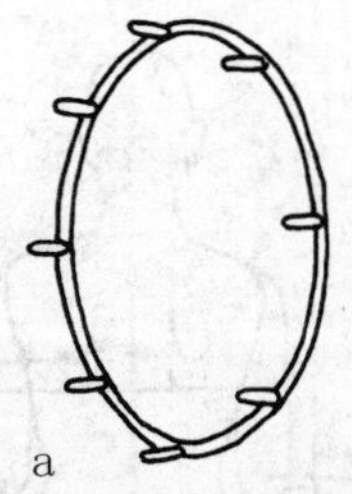
a

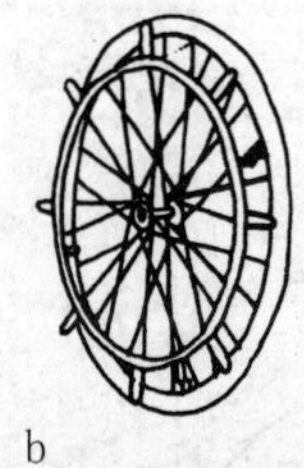
b

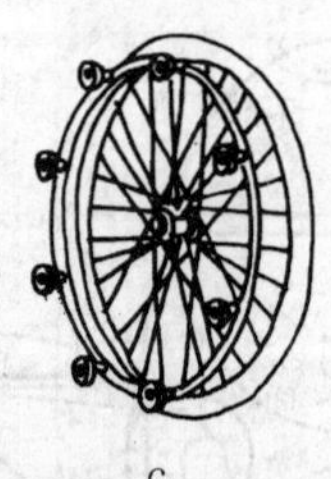
c

图 1-4-11　手轮圈的几种把手

a. 水平推把；b. 重直推把；c 加粗推把。

3. 轮胎　有实心的、有充气内胎和无内胎充气型三种。实心型在平地走较快且不爆破，易推动，但在不平路上振动大，且卡入与轮胎同宽的沟内时不易拔出；有充气内胎的较难推，也易刺破，但振动比实心的小；无内胎充气型因无内胎不会刺破，而且内部也充气，坐起来舒服，但比实心者较难推。

4. 小(车)轮　直径有 12cm，15cm，18cm，20cm 数种，直径大的小轮易于越过小的障碍物和特殊的地毯，但直径太大后使整个轮椅所占空间变大，行动不便。正常小轮在大轮之前，但在下肢截瘫者用的轮椅，常将小轮放在大轮之后。操作中要注意的是小轮的方向最好不与大轮垂直，否则易倾倒。

5. 刹车　大轮应每轮均有刹车，当然像偏瘫者只能用一只手时，只好用单手刹车，但也可装延长杆，操纵两侧刹车。刹车有两种：

1)凹口式刹车：此刹车安全可靠，但较费力。调整后在斜坡上也能刹住，若调到 1 级在平地上不能刹住则为失效。

2)肘节式刹车：利用杠杆原理，通过几个关节而后制动，其力学优点比凹口式刹车强，但失效较快。

为加大患者的刹车力，常在刹车上加延长杆，但此杆易损坏，如不经常检查会影响安全。

6. 椅座　其高、深、宽取决于患者的体型，其材料质地也取决于病种。一般为深 41～43cm，宽 40～46cm，高 45～50cm。具体选择时可参考图 1-4-12。

7. 坐垫　为避免压疮，对坐垫要适度注意，有可能尽量用蛋篓(egg crate)型或 Roto 垫，这种垫由一块大塑料，上面有大量直径 5cm 左右的乳头状塑胶空心柱组成，每个柱都柔软易动，患者坐上后受压面变成大量的受压点，而且患者稍一移动，受压点随乳头的移动而改变，这样就可以不断地变换受压点，避免经常压迫同一部位造成压疮。如无上述坐垫，则需用层型泡沫塑料，其厚度有 10cm，上层为 0.5cm 厚的高密度聚氨基甲酸酯(polyurethane)泡沫塑料，下层为中密度的同样性质的塑料。高密度泡沫塑料支持性强，中密度泡沫塑料柔软舒适。

在坐位时，坐骨结节承受压力很大，常超出正常毛细血管压力的 1～16 倍，易于缺血形成压疮。为避免此处压力过大，常在相应处的垫子上挖去一块，让坐骨结节架空，挖时前方应在坐骨结节前 2.5cm 处，侧方应在该结节外侧 2.5cm 处，深度在 7.5cm 左右，挖后垫子呈凹字形，缺口在后。若采用上述坐垫加上切口，可以相当有效地防止压疮的产生。

8. 脚托及腿托　腿托可为横跨两侧式，或两侧分开式，这两种托都以采用能摇摆到一边

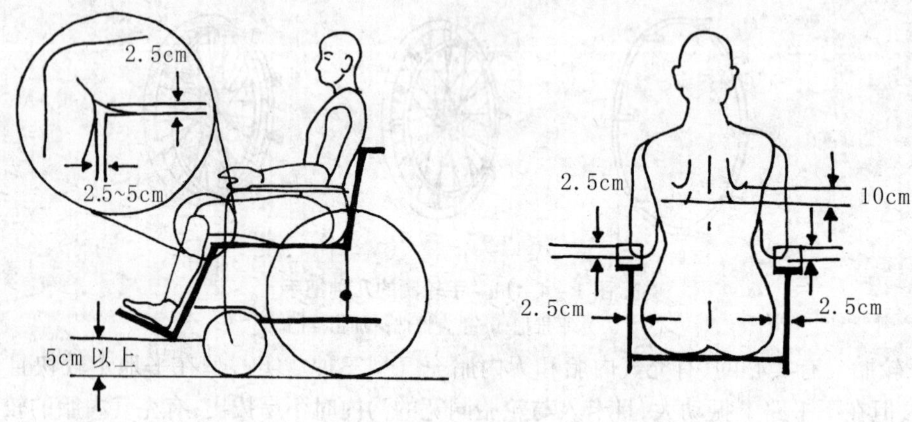

图 1-4-12 轮椅尺寸的选择

和可以拆卸的最为理想。值得提出的是对脚托的高度要十分注意,正确的高度应是先降低脚托,让患者的足跟恰离开托面,然后再上抬 1.3~1.5cm 固定。因为脚托过高,则屈髋角度变大,重量就更多地加在坐骨结节上,易引起该处的压疮。有时也可以不用上述两种托,如双下肢截肢时,呼吸或心脏疾病要求用两腿助行时。也有只用一侧的,如偏瘫。

9. 靠背 靠背有高矮及可倾斜和不可倾斜之分。矮或低靠背是指靠背上缘只达患者肩胛骨下缘 2~3cm 处,这种靠背可让患者躯干有较大的活动度,但患者的自身对躯干的平衡和控制要有一定的能力。高于上述高度的则属高靠背类,凡是对躯干平衡和控制不好者均应用高靠背。固定型靠背是不能倾斜的,可倾斜式是可以调节其倾斜度。可倾斜靠背的好处是可调节成舒适角度,可使臀部受压部位发生变化,以改变受力最大点的位置,来防止压疮;另外当出现体位性低血压时,可以把靠背放平来加以克服。

在靠背上还可有头托,用于高位脊髓损伤头颈控制不良的患者。靠背上也常加安全带,用于躯干平衡和控制不良的患者。

10. 扶手或臂托 一般高出椅座面 22.5~25cm,有几种类型。桌型是前方有比后方矮 15cm 的一段(约占臂托全长 1/3 弱),以便轮椅能进入桌面下而不受阻于桌面。还有几种高度可调的臂托,对脊髓损伤患者有用。在臂托上还可架上搭板(lap board),可供看书、用餐。

11. 脚跟环、脚踝带、脚缓冲器 脚跟环(heel loop)是垂直固定于脚托后方,凹面向前托住足后跟,防止足后跟向后滑或脱落的带子。脚感觉麻痹、屈膝肌痉挛等足后跟,有可能后滑而不自知,或被迫向后滑,这些情况均要用,以免滑落在脚托后方,引起足的损伤。脚踝带(ankle strap)是将踝固定在脚托上的带子,踝有痉挛或阵挛时必须使用,以防踝脱离脚托。脚缓冲器(foot bumper)是沿脚托外方伸出的杆,比足的长度大,一般为 30cm,其用途是防止有感觉麻痹的足尖受外界物品的撞伤。

12. 防倾倒杆 当轮椅后倾过度时此杆先着地,以防止倾倒,这种现象在可倾靠背倾斜过度,或将腿和脚托抬起过度时易发生。

(四)电动轮椅

当患者的手功能很弱、甚至轻型的轮椅也不能驱动时,或虽能驱动,但行动距离过大,体力不能负担时，或身体衰弱根本不宜驱动时，就需要电动轮椅来解决转移问题。电动轮椅与普通轮椅不同之处，在于本身携带有电瓶等动力源与各种类型的控制部分。

电动轮椅的结构与功能：

(1)驱动机构　由 12V 或 24V 蓄电池提供能源，有前轮驱动式和后轮驱动式，一般以后轮驱动为多，但前轮驱动易于越过障碍物。

(2)变速机构　分有级与无级变速两种，无极变速可自由地从 4～12km/h 变换，但不习惯者常不易控制。

(3)刹车　大都采用马达反转的作用，但需改造，汽车高效刹车方式不宜采用，另应加有充分有效的手刹车。

(4)蓄电池　14V 的汽车蓄电池，充一次电能连续用 3～6 个小时，且每小时供 30～40A 电流能力的电瓶。若轮椅上带有呼吸机，还需有另一个充一次电能连续使用 24～48 小时、每小时供 30A 电流的电池，以供呼吸机应用。

(5)控制机构　有手控、头控、舌控、颊控、颏控、气控、声控等多种。头、颊、颏控等都需微动开关，其移动范围从开始接触到 3.18cm 均有效，所需的驱动力为 0.31～1244gm 不等。气控者呼气的正压需达 6.6～1066.4Pa，吸气时负压需有 6.6～1333.2Pa 才能生效。除手控外，其他各种控制主要用于四肢瘫患者。C4 及以下损伤、呼吸仍有功能时尽量用气控，C4 以上呼吸功能差只好按情况选用头、舌、颊、颏等控制形式，但一般以颏控为多。

(五)选用轮椅时的一些考虑

选用时要考虑下面的一些问题：

1. 安全性　残疾者因残疾才用轮椅，如用了不安全的轮椅而造成新的残疾是很不应该的，因此要选用安全、刹车可靠，大轮不能松动易脱，座位、靠背、扶手牢固，重心正确，不易倾倒的。

2. 患者的操作能力　这方面很重要，患者必须无智能障碍，驱车手的力量应能推动本人体重的 1/25～1/30，另两手或脚的协调亦应符合驱动的要求。

3. 轮椅的重量　以结实又轻为好，如完全由患者自已驱动，并有可能自己搬运时更应选用轻型的，若由辅助人员推动则重量稍大也无妨。电动型很重，但因无需患者用力操作，需要时仍可以选用。

4. 使用地点　室外专用者尺寸可稍大，室内外共用或室内专用者尺寸宜稍小。住宅的宽窄、地面是否平整亦应考虑。

5. 舒适性　用轮椅的患者往往一天的大半时间都在轮椅上，因此要考虑座位、靠背、扶手、脚托等是否合适和舒适。

6. 价格　应在患者的经济能力可以承担的范围内考虑。

7. 外观　轮椅虽不是艺术品，但常大部分时间伴随患者，不仅在室内，而且也在室外，因此外观要有一定要求，以免加重残疾者精神压力。

(六)轮椅使用的基本操作方法

轮椅在平地行使、上下斜坡、过台阶时的操作要点见图 1－4－13a～g。

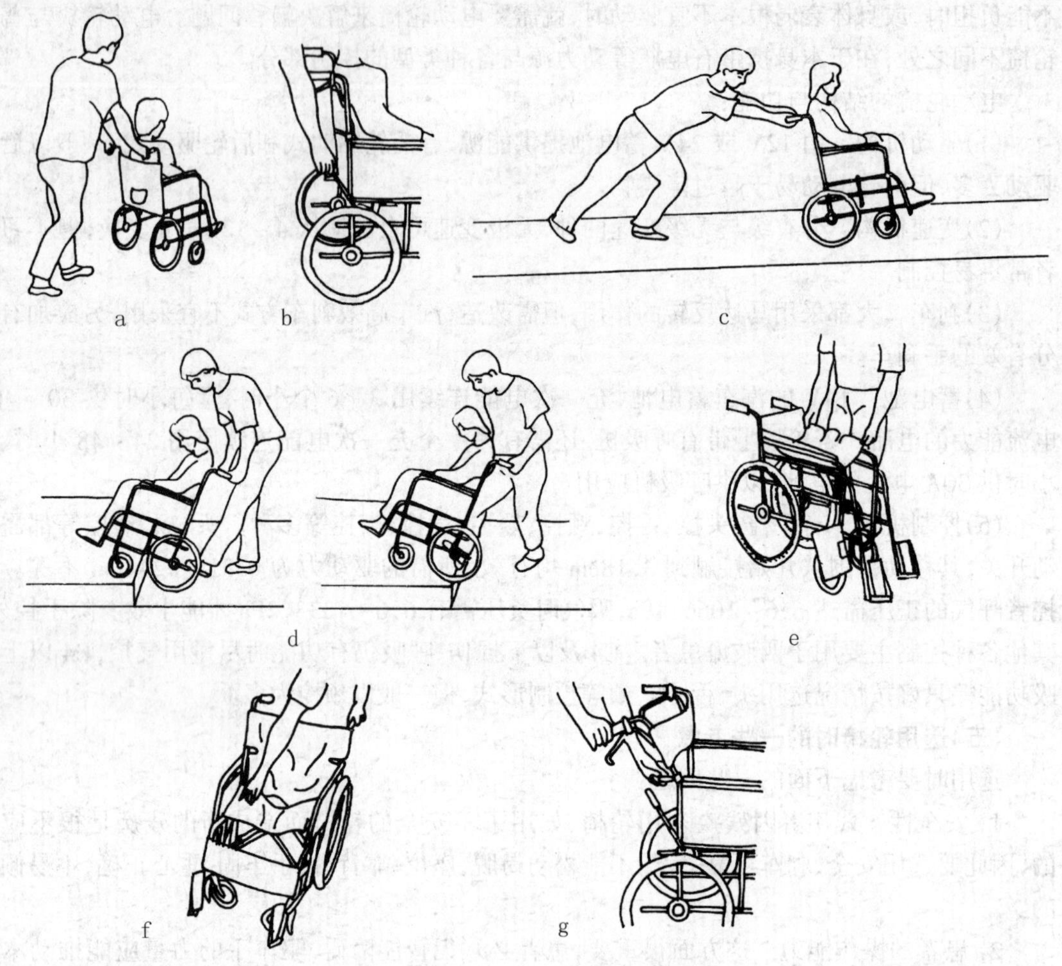

图 1-4-13 轮椅的操作要点

a.平地行驶时注意速度、方向的及时调整;b.做转移动作前要刹住轮椅;c.护理人员推轮椅上陡坡时手臂要伸直用力,并随时注意保护患者身体;下陡坡时轮椅倒退行驶;d.上台阶前,护理人员按压把手,同时用力踩防倾斜杆后缘,先使小轮抬起,再轻推轮椅使小轮落于台阶上,随后用力抬把手使大轮上台阶;下台阶时应先半刹轮椅以防止轮椅倾倒;e.存放轮椅前折叠坐垫;f.展开坐垫的方法;g.使用轮椅前打开刹车。

二、助行器具

(一)拐杖

1.手杖　手杖为单侧手扶持以助行走的工具。有以下几种:

(1)T形单足手杖　适用于握力好、上肢支撑能力强的患者,如偏瘫患者的健侧、老年人等。

(2)问号形单足手杖　基本与(1)同。

(3)三足手杖　由于三个足呈品字形,比以上两种均稳定。用于平衡能力稍欠佳而用单足手杖不安全的患者。

(4)四足手杖　由于有四足,更为稳定。用于平稳能力欠佳,用三足手杖也不够安全的患者(图 1-4-14)。

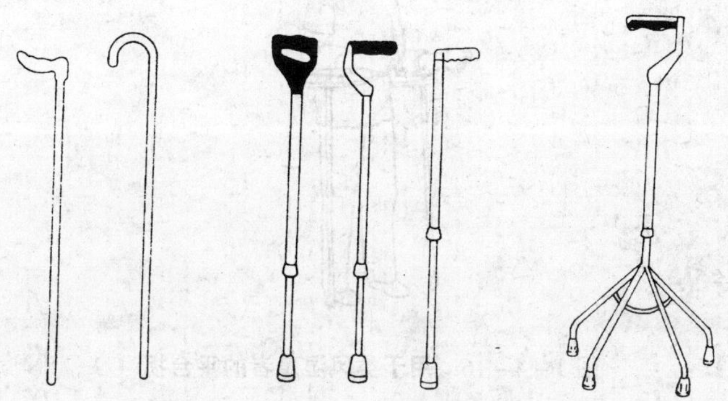

图 1-4-14　手杖的常见类型

2. 前臂拐　前臂拐即洛氏(Lofstrand)拐,又称肘拐。此拐可单用也可双用,适用于握力差、前臂力较弱但又不必用腋拐者。其优点为轻便、美观,而且用拐手仍可自由应用。例如需用该手开门时,手可脱离手柄去转动门把,但却不用担心拐杖脱手,其原因是臂套仍把拐保持在臂上。此拐缺点为稳定性不如腋拐。

3. 腋拐　腋拐可靠稳定,但笨重,外观不佳。此拐又分:

(1)固定式　简便,但不能调整高度。

(2)可调式　高度可以调节。

(3)加拿大式　有臂套可以加强作用。

腋拐用于截瘫或外伤等较严重情况(图 1-4-15)。

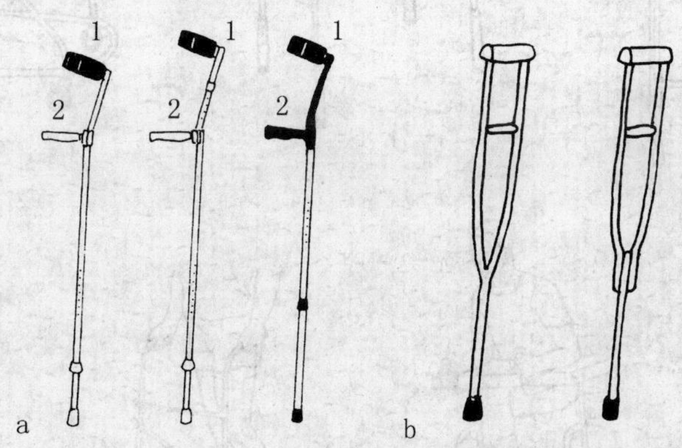

图 1-4-15　肘拐(a)和腋拐(b)的常见类型

1. 前臂套;2. 扶把。

4. 平台拐　又称类风湿拐。有固定带,可将前臂固定在平台式前臂托上,前臂托前方有一把手。用于类风湿患者手关节损害严重,或手部有严重外伤、病变不宜负重者,平台拐由前臂负重,手杖起到掌握方向的作用(图 1-4-16)。

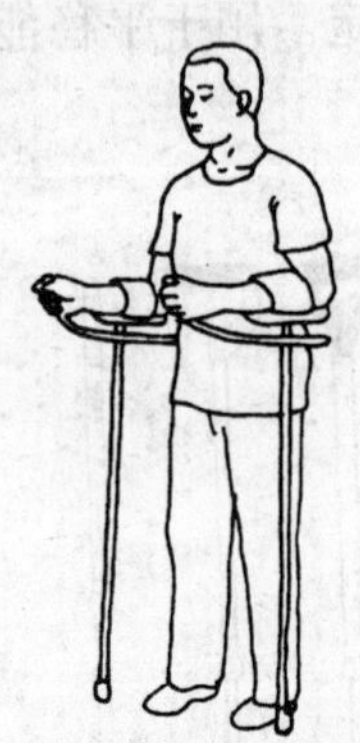

图 1-4-16　用于类风湿患者的平台拐

(二)助行器

1. 交互型助行器　使用时先向前移动一侧，然后再向前移动另一侧，如此来回交替移动前进。适用于立位平衡差、下肢肌力差的患者或老人，其优点是入厕也很方便(图 1-4-17a)。

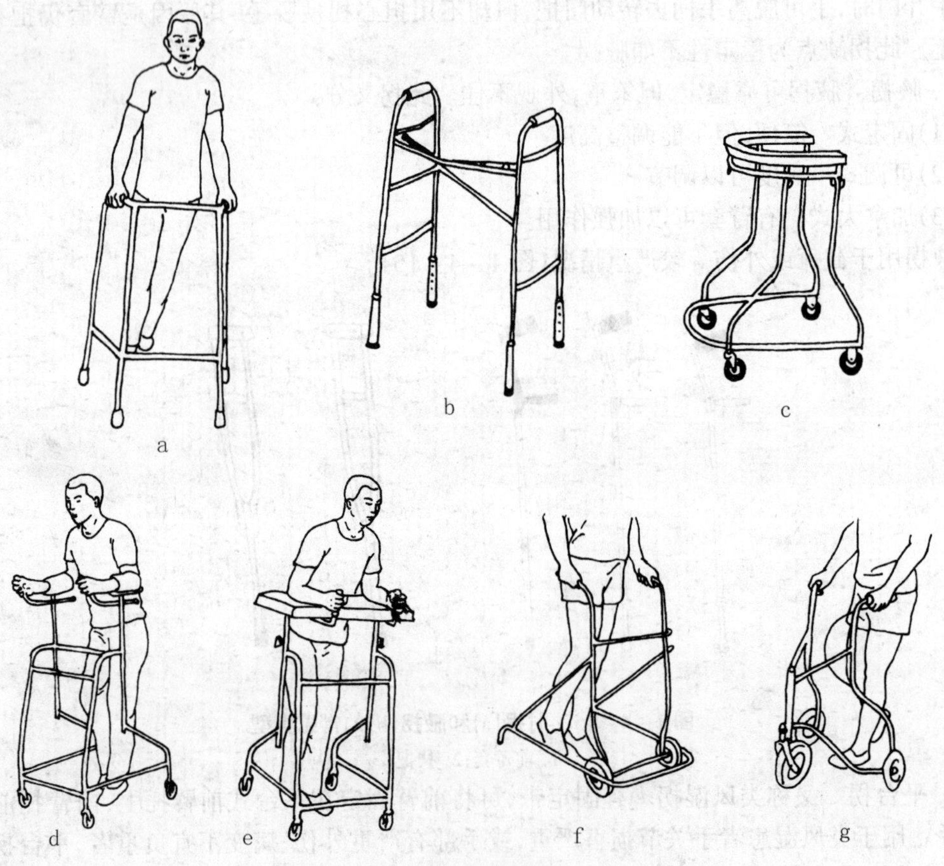

图 1-4-17　助行器的常见类型

2. 固定型　常用来减轻一侧下肢的负荷，如下肢损伤或骨折不允许负重时等，此时双手提起两侧扶手同时向前放于地面代替一足，然后健腿迈上（图1－4－17b）。

3. 前方有轮型　适用于需要使用上述第2或第1种，但上肢肌力差，单侧或整个提起助行器有困难者。此时可以前轮着地，提起助行器后脚向前推即可（图1－4－17c）。

4. 老年人用步行车　此车与上述3种不同，一是有四个轮，移动容易；二是不用手握操纵，而是将前臂平放于垫圈上推着前进。此车适用于步行不稳的老人，但使用时要注意身体保持与地面垂直，否则易滑倒（图1－4－17d～e）。

5. 带制动器的老人步行车　此车与第4种的不同点是：①改为手握控制。②有手闸可防止身体倾斜时车子滑出而跌倒。但使用上要求臂和手有一定的肌力，而第4种则不必（图1－4－17f～g）。

三、自助器具

残疾者功能已有丧失，不能独立地进行各种日常生活活动，为了解决他们的困难，需设计一些专门的器具或器械来加强其减弱的或代偿其已丧失的功能，这些器械统称为功能性辅助器械（functional aids），后者又可再分为技术性辅助装置（technical aids）和自助器具（self help devices or self help aids）。技术性辅助装置如环境控制系统，结构复杂，需能源驱动，自动化程度较高，将在本书第三篇环境改造中专门介绍。自助具本身结构简单，不需能源，离开人的操作不会自动工作。本节主要介绍各种自助具的种类和功能。

（一）进食类自助具

1. 直接操作的匙、叉、筷子类

（1）筷子上端加装弹簧　松手后由弹簧的张力而自动分离，适用于手指伸肌无效或力弱不能自行释放筷子的患者（图1－4－18a）。

（2）加长叉、匙、刀把手　适用于上肢活动受限，够不到碟或碗的患者（图1－4－18b）。

（3）加粗叉、匙、刀把手　适用于指屈曲受限或握力不足的患者。加粗的把手易于握持（图1－4－18c）。

（4）自制简易粗把匙　将匙插入一个小的球体中或把匙把插入一个线轴心内均可达到此目的（图1－4－18d）。

（5）匙把向下弯曲的匙：适用于患者不能将匙勺放在碟上。

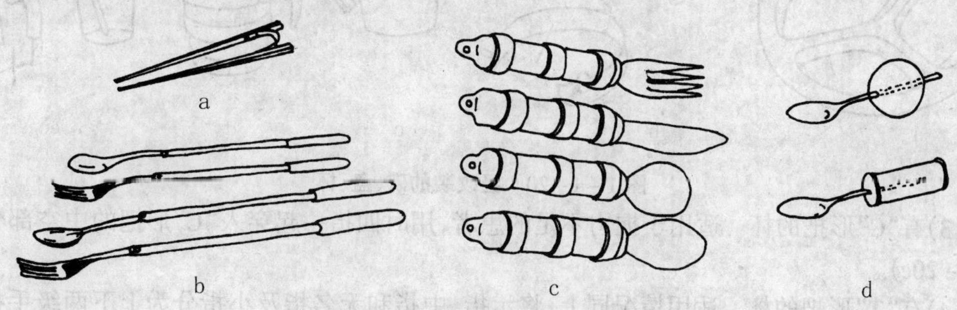

图1－4－18　经改装的筷子、匙、叉

(6)匙、叉把向一方弯曲的成角叉、匙　适用于患者手功能受限，叉或匙与碗和碟的角度无法正常配合，故改变叉或匙的角度以满足需要。

(7)叉匙合用匙　一头可当叉，一头可当匙，省去患者频繁更换叉匙的麻烦。

2. 直接操作的刀类　手指力弱，不能以示指掌面下压刀背，切物时只好借助整个手和臂的力量来进行切割。

(1)倒“T”型锯刀　利用垂直的大压力和呈锯齿状等优势来克服切割的困难(图1-4-19a)。

(2)“I”字形摇切刀　不仅可利用握力，而且可以利用向两边摇动的刀进行切割(图1-4-19b)。

(3)“L”字形刀　亦可用手握进行摇切(图1-4-19c)。

(4)锯刀　可利用手和臂的力量以及刀呈锯齿状的优势，来克服切割的困难(图1-4-19d)。

(5)刀叉合用刀　一头可当叉用，减少频繁更换刀和叉的麻烦。

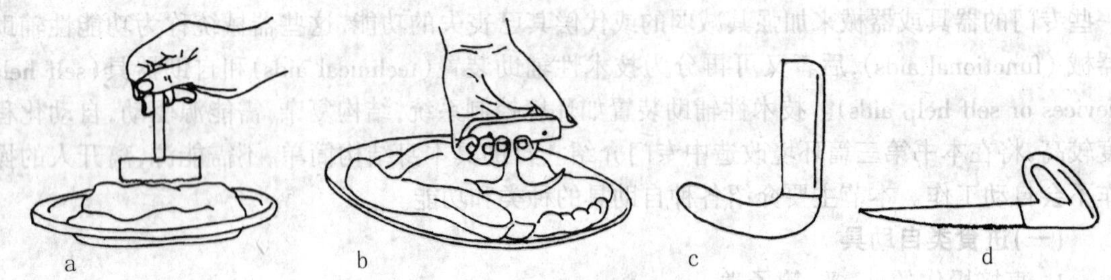

图1-4-19　经改装的刀具

3. 碟盘和杯类

(1)分隔凹陷式碟子　可将盘中的菜分开。其边缘深陷而接近垂直，这样用匙取食物时，食物不易被推出碟外。对偏瘫等只能一只手操匙进食的患者很有用(图1-4-20a)。

(2)配有碟挡的碟子　其作用亦为防止食物被患者推出碟外(图1-4-20b)。

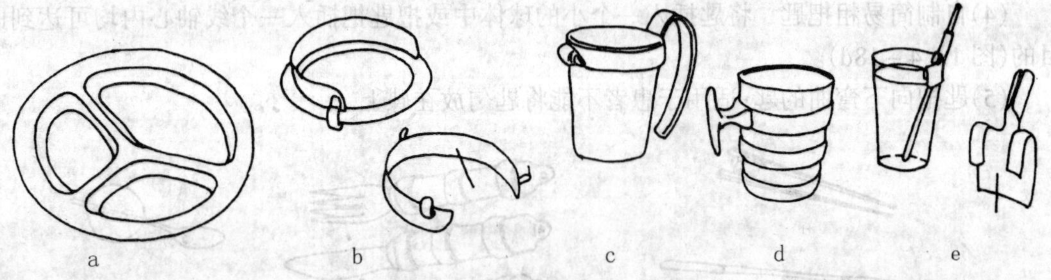

图1-4-20　经改装的碟、盘、杯

(3)有“C”形把的杯　适用于握力不足的患者，用时四指一起穿入“C”形把的中空部分(图1-4-20c)。

(4)有“T”形把的杯　适用情况同上，将示指、中指和无名指及小指分为上下两级手指，夹住其水平部分(图1-4-20d)。

(5)带吸管夹及吸管的杯子　若患者的手根本无法持杯时，可用长或长而弯的吸管插入杯中吸饮料(图 1－4－20e)。

(二)多功能 C 形夹及 ADL 套

C 形夹有多种，有的为宽型，其中带有 ADL 套，套口有一“V”形缺口，以便将叉、匙、刀、笔等把插入，C 形夹的开口从掌指关节示指的桡侧套入，直至包住示指至小指四指的背和掌面。有的为封闭型，无开口。还有的为开口型，带有可以转动的 ADL 套，可根据需要改变 ADL 套的方向(图 1－4－21a～f)。

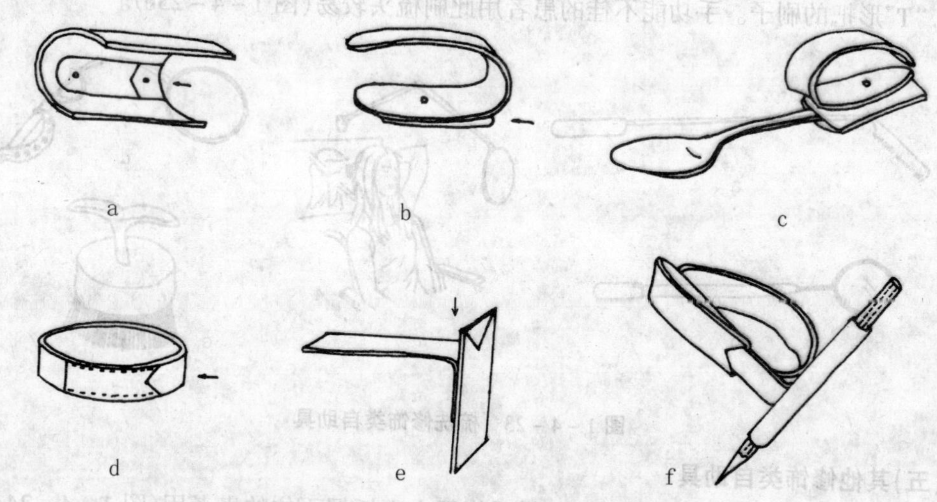

图 1－4－21　多功能 C 形夹及 ADL 套

(三)C 形夹和长对掌支具的配合应用形夹

当患者仅能屈肘，而腕的活动困难无分指动作时，单用 C 形夹也困难。为了防止垂腕畸形和加强腕的力量，常用长对掌支具(long opponents splint)或背腕夹板(dorsal wrist splint)与 C 形夹配合应用，在 C5～C6 脊髓损伤的患者常需这种用具。

在长对掌支具中，最远端的部分是开放的或封闭的 C 形夹。这种用具可用于偏瘫手可能出现垂腕畸形时，或其他神经系统疾病后腕、手无力，而且有可能出现垂腕畸形时(图 1－4－22)。

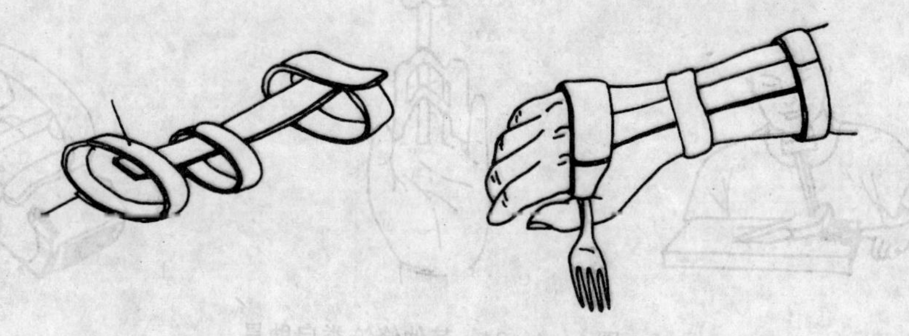

图 1－4－22　C 形夹和长对掌支具的配合应用

(四)梳洗修饰类自助具

1. 有延长把及弯曲成角的梳子。当患者活动范围受限,手够不到头时用(图 1-4-23a)。

2. 有延长把的镜子(图 1-4-23b)。

3. 还可利用两面镜子前后反射,可以看清头后,用于头部转动不便的患者(图 1-4-23c)。

4. 把柄上配有 C 形夹和把柄用蛇形管制成的镜子,便于握持,角度可随患者需要而变换(图 1-4-23d)。

5."T"形把的刷子。手功能不佳的患者用此刷梳头较易(图 1-4-23e)。

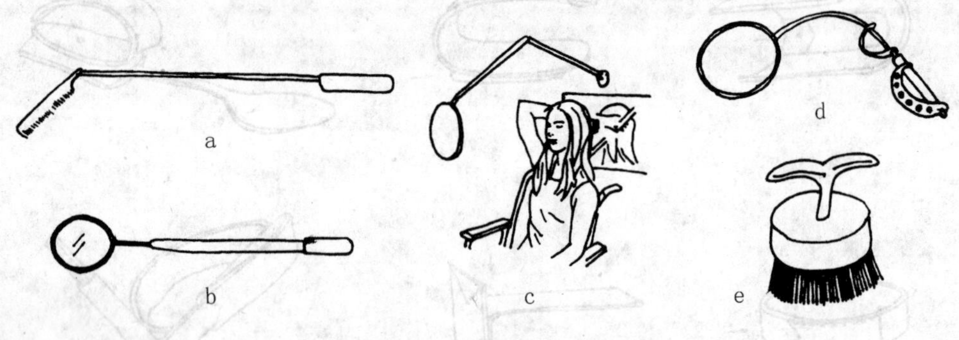

图 1-4-23 梳洗修饰类自助具

(五)其他修饰类自助具

1. 插有 C 形夹 ADL 套内的牙刷 供手指无力而抓握不住的患者用(图 1-4-24a)。

2. 有两个橡皮吸盘的刷子 利用吸盘将刷子固定在洗脸或洗手池旁,手指可在刷子上来回刷洗,只有一只手功能正常者就能把手刷干净(图 1-4-24b)。

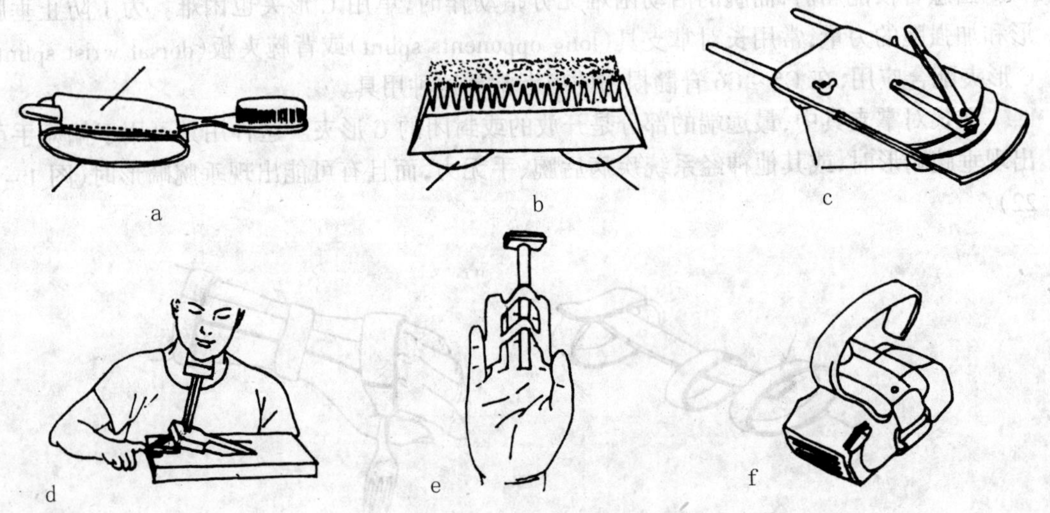

图 1-4-24 其他修饰类自助具

3. 有吸盘固定的指甲刀 如右手瘫痪患者很难用手持指甲刀给健手剪指甲,利用 C 形夹就可以用病手掌的尺侧、前臂或肘按压指甲刀给健手剪指甲(图 1－4－24c)。

4. 用下颏操作的指甲刀　当另一只手完全无功能而甚至上述指甲刀也不能用时可用此种方法(图 1－4－24d)。

5. 固定在手上的普通剃须刀　用于手指功能不佳,不能可靠地持刀者(图 1－4－24e)。

6. 带有 C 形夹的电动剃须刀　亦用于手指功能不佳,不能可靠地使用电动刮脸刀的患者(图 1－4－24f)。

(六)穿着类自助具

1. 穿衣棒　①拉穿和推脱型。利用棒上方的“L”型钩可把要穿的衣服拉上;利用棒下方的“L”形钩可把要脱的衣服推脱。②单一的拉钩型。可以在棒的一端为正反 L 形钩,另一端为单钩(图 1－4－25a)。

2. 扣纽扣器　①用手持柄,将其上金属环穿过纽孔后,用环的宽大部套住纽扣根部。②将环的狭窄部抽回,纽扣即进入扣孔。③扣上扣后再将宽大部移到纽扣下退出纽扣,扣扣动作完成(图 1－4－25b)。

3. 拉锁环　为穿入拉锁拉舌孔内的大环,以便将手伸入和拉动拉锁(图 1－4－25c)。

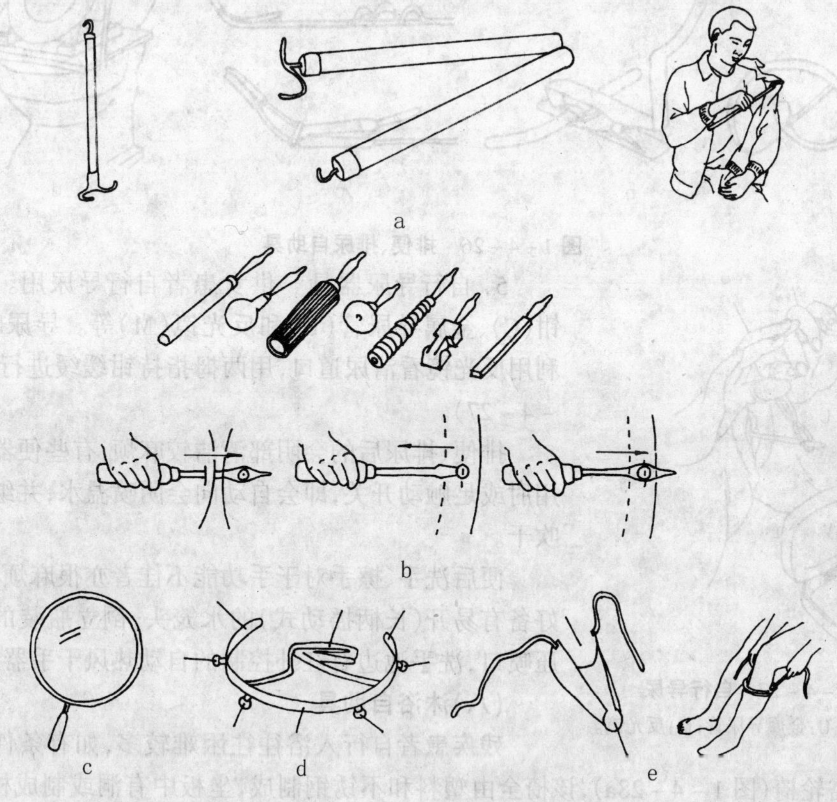

图 1－4－25　穿着类自助具

4. 穿裤自助具　将裤腰张挂在一圈环外的几个钩上,圈的开口向后,以便退出。将双下肢放入裤腿后,拉动带子提上裤子。由于裤子受压不可能同时两侧上提,故需翻身,向左侧时提上右侧，再翻向右侧时提上左侧，如是来回翻身和交替上提，完全提上后将裤腰从勾子上退出，拉向前方脱出圈环(图 1-4-25d)。

5. 穿袜自助具　将袜子翻卷好，从下向上套入，然后将脚从上向下伸入，向上拉穿袜器，袜子即套在脚和腿上，最后退出穿袜器(图 1-4-25e)。

(七)排便、排尿自助具

1. 肛门刺激器　排便功能障碍时用手持此器刺激肛门引起排便，还可在其顶部插入肛门栓子(图 1-4-26a)。

2. 大便纸夹持器　可夹持便纸擦拭肛门(图 1-4-26b)。

3. 易开式尿管钳　利用杠杆原理，用很少的力就可以开放尿管。使手部力弱的患者易于排空自己的尿袋(图 1-4-26c)。

4. 助起式便器　下肢力弱或年老体弱患者久坐后难以站起，用此便器起立时可用两上肢按压竖在便器两侧的横杠(H)，坐圈即抬起，有助于患者起立及离开便器(图 1-4-26d)。

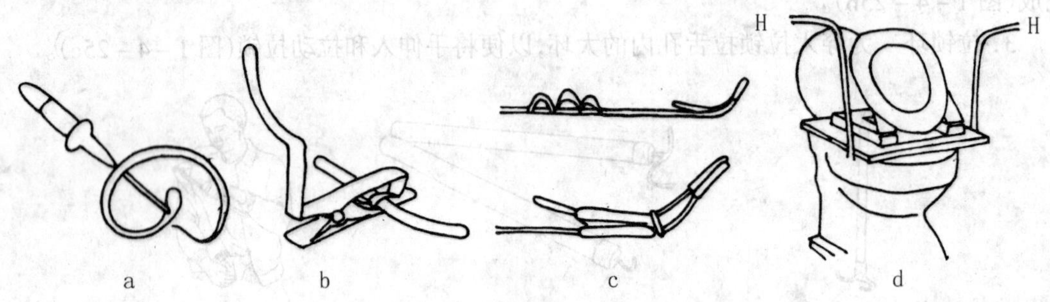

图 1-4-26　排便、排尿自助具

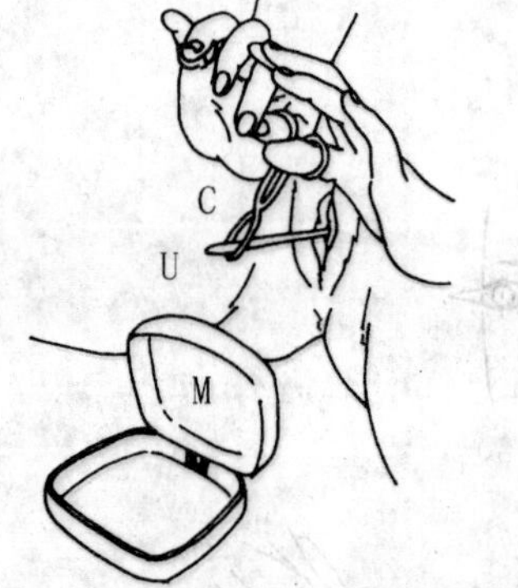

图 1-4-27　自行导尿

C:尿管钳；U:金属导尿管；M:反光镜。

5. 自行导尿器具　供女患者自行导尿用。包括尿管钳(C)、金属导尿管(U)和反光镜(M)等。导尿时半坐位，利用反光镜看清尿道口，用两拇指持钳缓缓进行导尿(图 1-4-27)。

排便、排尿后的会阴部清洁较麻烦，有些便器于排泄后用肘或足触动开关，即会自动向会阴喷温水，并继之以热风吹干。

便后洗手、擦手对于手功能不佳者亦很麻烦，洗涤处最好备有易开(长柄摇动式)的水笼头，倒立瓶装的皂液和按压喷口，洗手池边有红外控制的自动热风干手器。

(八)沐浴自助具

残疾患者自行入浴往往困难较多，如有条件最好备有专用的淋浴轮椅(图 1-4-28a)，该椅全由塑料和不锈钢制成，坐板中有洞或制成栏栅式。患者披洁衣坐淋浴轮椅入浴室，借助于水温控制阀易于操作的笼头、柔软的蛇皮水管和粗把的手持淋浴头自己淋浴。用肥皂时最好用倒装瓶盛的皂液和按压喷液口，如无此设备可将肥皂放在有吸盘固定的皂盒中，再用毛巾缝一连指手套(拇指单独，余四指共一套)，沾湿手套后涂上肥皂擦洗全身。洗后背往往较难,常需用倒"U"形的刷背刷(图1-4-28b)。

如无专用淋浴轮椅,需在浴池中进行时,池内外均应有充足、牢固的扶手,防滑垫,水温易调的水笼头,并且有报警器,以防不测。

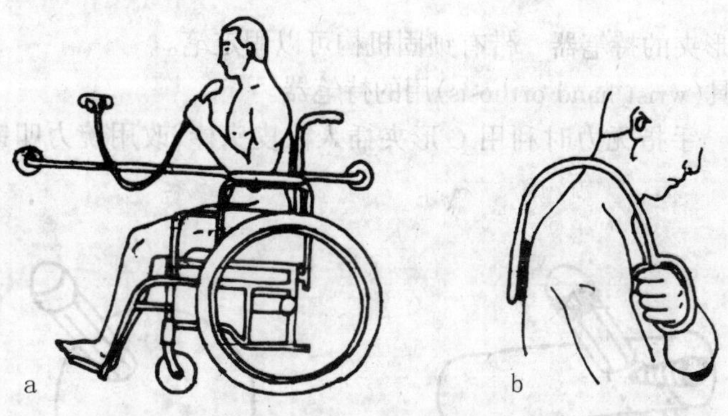

图1-4-28 沐浴自助具

(九)阅读自助具

1. 棱片眼镜 供长期卧床不起的患者阅读用。这些患者双目仰视天花板,难以看书和电视等,戴上此镜后,利用棱镜折射原理,可以看到放于床脚外边的电视,或胸前书架上的书籍(图1-4-29a)。

2. 翻页器 手指功能不佳的患者,手指不灵活,翻书页常有困难,此时可给示指套一小半截橡皮指套,会有帮助。如手指根本无功能,则翻书页的动作可以由腕操纵C形夹再插入一橡皮头棒来完成。除此之外还可用按钮或气控式的翻书页扒,或用口含棒翻书页(图1-4-29b)。

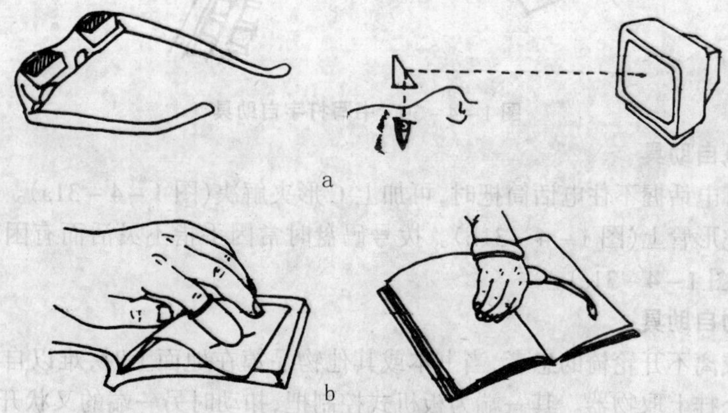

图1-4-29 阅读自助具

(十)书写打字自助具

书写往往需良好的持笔功能,拇、示、中三指功能不佳或不协调时书写就有困难,有的患者手指功能很差,甚至握不住笔,这时就需用自助具。

1. 用短木棒加粗的持笔器 供握笔力弱者用。将笔横插在一粗短的木棒中(图1-4-

30a)。

2. 用球加助的持笔器　用途同上，但似更方便。将笔穿插在一球形物中(图 1-4-30b)。

3. 热塑形塑料条自行绕制的持笔器　绕好后可脱下，用时再将手指和笔插进即可(图 1-4-30c)。

4. 用类似于 C 形夹的持笔器　带有锁固机构可以固定笔。

5. 配合腕手支具(wrist hand orthosis)用的持笔器。

6. 打字自助具　手指无力时利用 C 形夹插入橡皮头棒，改用腕力叩键打字(图 1-4-30d)。

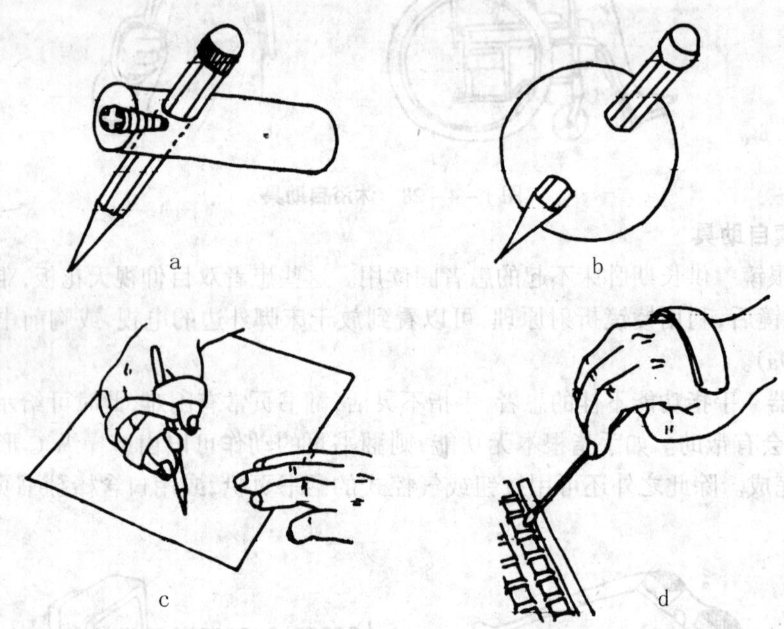

图 1-4-30　书写打字自助具

(十一)通讯自助具

手功能差打电话握不住电话筒把时，可加上 C 形夹解决(图 1-4-31a)。如仍有困难，可以把话筒支在蛇形管上(图 1-4-31b)。拨号码盘时常因手指不灵活而有困难，可改用手握一粗笔杆代拨(图 1-4-31c)。

(十二)取物自助具

不能下床或离不开轮椅的患者，当书本或其他物品掉在地面上时，难以自行拾起，此时应在床头或椅背上挂上取物器。其一端为板机式控制把，扣动时另一端的叉状开口即闭合，可夹住物品，长度依需要选制(图 1-4-32)。

(十三)文娱类自助具和扑克牌夹持器

在文娱活动中，棋类、麻将牌等的玩耍较易，但把持扑克牌则需手指有良好的功能。为让手指功能差者也能玩扑克牌，设计了一种条状夹持状器，可把牌插于其中，随需要取出(图 1-4-33)。

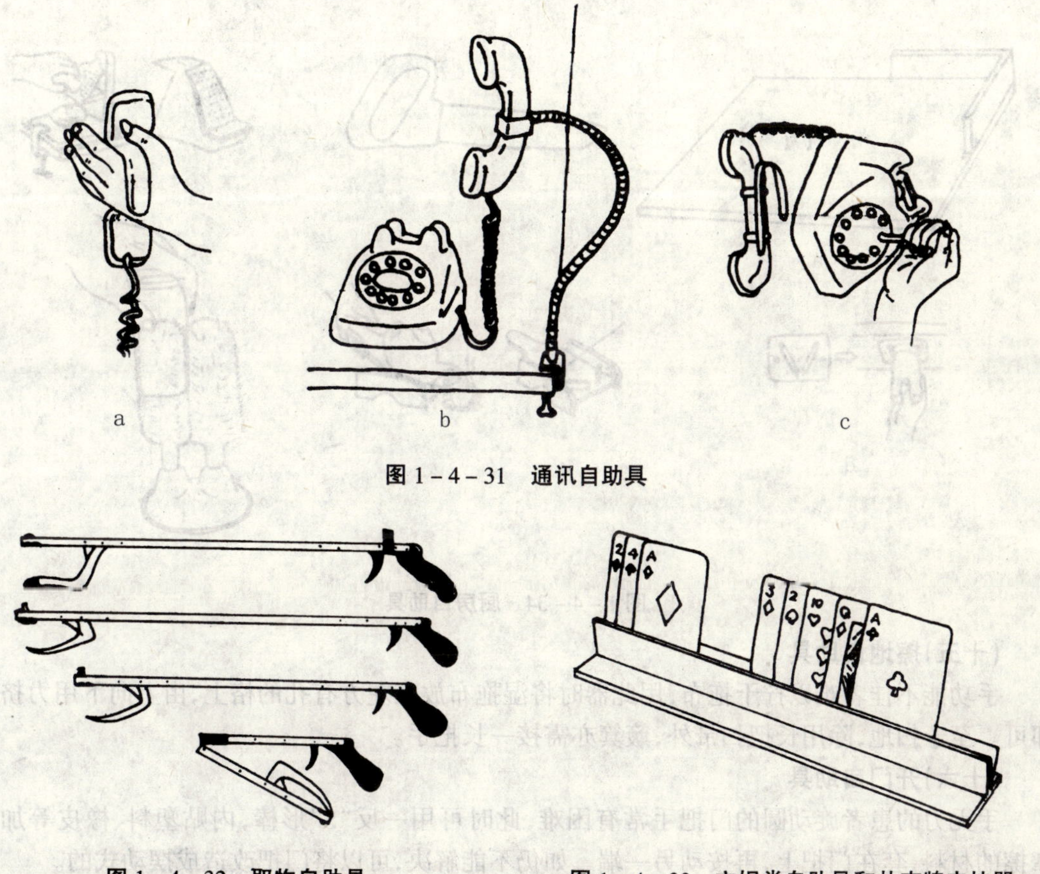

图 1－4－31　通讯自助具

图 1－4－32　取物自助具

图 1－4－33　文娱类自助具和扑克牌夹持器

(十四)厨房自助具

1. 特制的切板　背面有橡皮吸盘固定在台面上,左上方有形成直角的挡板,如被切物在板面滑动,可以将其推挤到挡板处再切。如切土豆、洋葱等,可把它们插在坚钉上再切。这种切板也适用于仅一只手有功能的患者(图 1－4－34a)。

2. 锯状切刀　供手无力者用,刀柄呈圈状(图 1－4－34b)。

3. 各种各样的加工板,可供患者用一只手将菜加工为丝、泥、片或削皮(图 1－4－34c)。

4. 开瓶盖器　有吸盘固定(图 1－4－34d)

5. 水壶倒水辅助器　一矮架上有一活动板,将板抬起可助倒水(图 1－4－34e)

6. 洗碗、杯的刷子　下方有吸盘固定,单手持杯碗即可在刷上清洗(图 1－4－34f)

7. 方便围裙　上口为大“C”形片状弹簧,挂上一则后,拉开另一侧扣在两侧腰上即可。

8. 包饺子机　购到现成的饺子皮和饺子馅后,将皮放入,再放入馅,上下一合,即压出饺子花边。

9. 切蛋器　将松花蛋等放入凹槽内,合下上方牵拉有数条细铜丝的切板,蛋即被细铜丝切为数瓣。

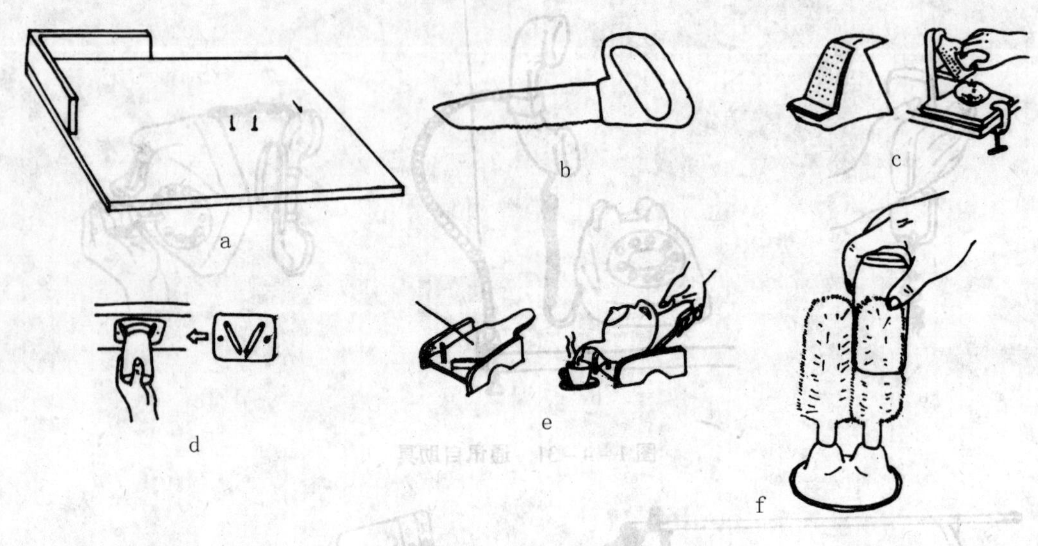

图 1－4－34　厨房自助具

(十五)擦地自助具

手功能不佳者难以拧干拖布,用此器时将湿拖布放在左方有孔的格上,由上向下用力挤压即可。至于扫地,除用长把扫帚外,簸箕亦需接一长把手。

(十六)开门自助具

手无力的患者旋动圆的门把手常有困难,此时可用一反“S”形棒,内贴塑料、橡皮等加大摩擦的材料,套在门把上,再按动另一端。如仍不能解决,可以将门把改造成摆动式的。

(周红俊　刘根林)

第二篇

日常生活技能各论

第一章 偏 瘫

偏瘫(hemiplegia)是脑血管意外(cerebrovascular accident, CVA)或脑卒中造成的以一侧肢体瘫痪为主要表现的综合征。是一组急性起病的脑血液循环障碍疾病,以起病急骤、出现局灶神经功能缺失为特征,其引起的功能障碍主要表现在运动、意识、知觉、认知、语言、精神情绪等方面。

偏瘫大多发生在中老年人,其发病率、患病率、死亡率及致残率、复发率均很高,在我国分别为219/10万、719/10万、116/10万及80%、41%。偏瘫致残后严重影响患者日常生活,也增加社会及家庭负担。因此,对本病进行积极的预防和早诊治、早康复非常重要。

第一节 偏瘫的ADL障碍特点

一、偏瘫的ADL障碍的表现

偏瘫对日常生活动作的许多方面均有影响(表2-1-1)。

表2-1-1 偏瘫的ADL障碍特点

ADL	ADL障碍表现	解决途径
起居	一侧身体活动障碍,不能翻身、坐起,移动困难	PT、OT
进食	患手不能握匙,球麻痹导致吞咽困难,面肌瘫痪影响咀嚼	OT
排泄	从床到厕所之间的转移困难,穿脱裤子和用手纸困难	OT
整容	患手不能拿毛巾、牙刷、梳子,半侧失认	OT
入浴	不能拿毛巾搓后背	OT
更衣	不能完成穿脱衣服动作,半侧失认	OT
交流	失语	语言训练
家务	不能拖地、烹饪、购物	PT、OT
健康管理	不能按时服药	OT
外出	不能上下台阶、上下公共汽车	PT、OT
作息时间安排	作息时间反常	OT
公共设施的利用	认知障碍导致不能去邮局、银行	OT

二、偏瘫患者躯体功能的评定

(一)运动功能障碍的康复评定

偏瘫患者运动功能的障碍,首先表现为弛缓性麻痹,随着"休克期"的消失,失去皮层中枢控制的皮层下中枢运动反射释放，出现原始的异常运动模式。表现为肌张力增高，肌群间协调紊乱（表 2-1-2）。

表 2-1-2 偏瘫患者肢体异常运动模式

部位		屈肌共同运动模式	伸肌共同运动模式
上肢	肩胛带	上提，后缩	前伸，向下
	肩关节	外展，外旋（内旋）	内旋，内收
	肘关节	屈曲	伸展
	前臂	旋后（旋前）	旋前
	腕关节	屈曲	背伸
	手指	屈曲，内收	屈曲
下肢	髋关节	屈曲，外展，外旋	伸展，内收，内旋
	膝关节	屈曲	伸展
	踝关节	背屈，外翻	跖屈，内翻
	足趾	伸展	跖屈，内收

Brunnstrom 提出的偏瘫恢复六阶段理论（详见总论的有关内容）是目前公认的偏瘫临床治疗的基础，也是评定患者功能障碍的依据。但是此恢复过程依患者的病情而有差异，有的患者可能停留在某一阶段上不再进展。

由于脑血管意外的发病机制与下运动神经原损伤完全不同，其评定就不能仅考虑肌力和关节活动度，而要有能反映偏瘫运动功能障碍的本质并对康复治疗起指导作用的评定指标。目前国际上对偏瘫运动功能评定的主要方法，除 Brunnstrom 方法之外，还有 Bobath 方法、上田敏评价法、Fugl-meyer 评价法、MAS 评价法和 MRC 方法等，它们各有特点，但基本上都是根据偏瘫的恢复机制而制订的。偏瘫后运动功能障碍的评定包括上肢、下肢、躯干的功能评定以及肌痉挛的评定。本节重点介绍目前临床上常用的评定方法。

1．肢体运动功能障碍的评定　Fugl-Meyer 评定法的上肢运动功能评定见表 2-1-3，Fugl-Meyer 评定法的下肢运动功能评定见表 2-1-4。运动积分的临床意义见表 2-1-5。

表 2-1-3 上肢运动功能评定（Fugl-Meyer 评定法）

部位	运动功能检测	评分标准	
上肢	Ⅰ．上肢反射活动		
	a．肱二头肌腱反射	0分	不能引出反射活动
	b．肱三头肌腱反射	2分	能够引出反射活动
	Ⅱ．屈肌共同运动		
	肩关节上提	0分	完全不能进行
	肩关节后缩		
	外展（至少 90°）	1分	部分完成
	外旋		

（续表）

部位	运动功能检测		评分标准
	肘关节屈曲	2分	无停顿充分完成
	前臂旋后		
	Ⅲ.伸肌共同运动		
	肩关节内收/内旋	0分	完全不能进行
	肘关节伸展	1分	部分完成
	前臂旋前	2分	无停顿充分完成
	Ⅳ.伴有共同运动的活动		
	a. 手触腰椎	0分	没有明显活动
		1分	手必须通过髂前上棘
		2分	能顺利进行
	b. 肩关节屈曲90°（肘关节位于0°时）	0分	开始时手臂立即外展或肘关节屈曲
		1分	肩关节外展及肘关节屈曲发生在较晚时间
		2分	能顺利充分完成
	c. 肩关节0°、肘关节90°时，前臂旋前旋后运动	0分	在进行该活动时肩关节0°，但肘关节不能保持90°和完全不能完成该动作
		1分	肩肘关节正确位时能在一定的范围内主动完成该活动
		2分	完全旋前、旋后活动自如
	Ⅴ.分离运动		
	a. 肩关节外展90°、肘关节0°时，前臂旋前	0分	一开始肘关节就屈曲，前臂偏离方向不能旋前
		1分	可部分完成这个动作或者在活动时肘关节屈曲或前臂不能旋前
		2分	顺利完成
	b. 肩关节屈曲90°～180°、肘于0°位时，前臂旋前旋后	0分	开始时肘关节屈曲或肩关节外展发生
		1分	在肩部屈曲时，肘关节屈曲、肩关节外展
		2分	顺利完成
	c. 肩关节屈曲30°～90°、肘关节0°位时，前臂旋前旋后	0分	前臂旋前旋后完全不能进行或肩肘位不正确
		1分	能在要求肢位时部分完成旋前、旋后
		2分	顺利完成
	Ⅵ.正常反射活动（上肢及腕为满分时再评此项）		
	肱二头肌腱反射	0分	至少2～3个位相性反射明显亢进
	指屈肌反射	1分	1个反射明显亢进或至少2个反射活跃
	肱三头肌腱反射	2分	反射活跃不超过1个并且无反射亢进

（续表）

部位	运动功能检测	评分标准
腕	Ⅶ. 腕稳定性	
	a. 肘关节 90°，肩关节 0°	0 分　患者不能背屈腕关节达 15°
		1 分　可完成腕背屈，但不能抗阻
		2 分　有些轻微阻力，仍可保持腕背屈
	b. 肘关节 90°、肩关节 0°时，腕关节屈伸	0 分　不能随意运动
		1 分　患者不能在全关节范围内主动活动腕关节
		2 分　能平滑地不停顿地进行
	c. 肘关节 0°，肩关节 30°	评分同 a 项
	d. 肘关节 0°，肩关节 30°时，屈伸腕	评分同 b 项
	e. 环行运动	0 分　不能进行
		1 分　活动费力或不完全
		2 分　正常完成
手	Ⅷ. a. 手指共同屈曲	0 分　不能屈曲
		1 分　能屈曲但不充分
		2 分　（与健侧比较）能完全主动屈曲
	b. 手指共同伸展	0 分　不能伸
		1 分　能放松主动屈曲的手指（能够松开拳）
		2 分　能充分地主动伸展
	c. 握力 1：掌指关节伸展并且近端和远端指间关节屈曲，检测抗阻握力	0 分　不能保持要求位置
		1 分　握力微弱
		2 分　能够抵抗相当大的阻力抓握
	d. 握力 2：所有关节于 0 位时，拇指内收	0 分　不能进行
		1 分　能用拇、示指捏住一张纸，但不能抵抗拉力
		2 分　可牢牢捏住纸
	e. 握力 3：患者拇、示指可挟住一支铅笔	评分方法同握力 2
	f. 握力 4：患者能握住一个圆筒状物体	评分方法同握力 2
	g. 握力 5：抓握球形物体，如网球	评分方法同握力 2
	Ⅸ. 协调性与速度指鼻试验（快速连续进行 5 次）	
	a. 震颤	0 分　明显震颤
		1 分　轻度震颤
		2 分　无震颤
	b. 辨距不良（肘关节位于 0°时）	0 分　明显的或不规则辨距障碍
		1 分　轻度的或规则的辨距障碍
		2 分　无辨距障碍
	c. 速度	0 分　较健侧慢 6 秒
		1 分　较健侧慢 2～5 秒
		2 分　两侧相差少于 2 秒

注：各项最高分为 2 分，上肢 33 项，总积分 66 分。

表 2-1-4 下肢运动功能评定(Fugl-Meyer 评定法)

部位	运动功能检测	评分标准	
仰卧位	Ⅰ. 反射活动		
	跟腱反射	0分	无反射活动
	膝腱反射	2分	有反射活动
	Ⅱ. 屈肌共同运动		
	髋关节屈曲	0分	不能进行
	膝关节屈曲	1分	部分进行
	踝关节屈曲	2分	充分进行
坐位	Ⅲ. 联合的共同运动		
	a. 膝关节屈曲	0分	无主动活动
		1分	膝关节能从微伸位屈曲,但不越过90°
		2分	膝关节屈曲超过90°
	b. 踝背屈	0分	不能主动背屈
		1分	不完全主动屈曲
		2分	正常背屈
站位	Ⅳ. 分离运动(髋关节0°)		
	a. 膝关节屈曲	0分	在髋关节伸展位不能屈膝
		1分	髋关节不屈曲时,膝能屈曲,但不能超过90°或在进行时髋关节屈曲
		2分	能自如运动
	b. 踝背屈	0分	不能主动活动
		1分	能部分背屈
		2分	能充分背屈
坐位	Ⅴ. 正常反射		
	膝部屈肌	0分	2~3个明显亢进
	膝腱反射	1分	1个反射亢进或2个反射活跃
	跟腱反射	2分	不超过1个反射活跃
仰卧位	Ⅵ. 协调/速度		
	跟膝胫试验(连续重复5次)		
	a. 震颤	0分	明显震颤
		1分	轻度震颤
		2分	无震颤
	b. 辨距不良	0分	明显的或不规则辨距障碍
		1分	轻度的或规则的辨距障碍
		2分	无辨距障碍
	c. 速度	0分	较健侧慢6秒
		1分	较健侧慢2~5秒
		2分	两侧相差少于2秒

注:各项最高分为2分,下肢17项,总积分34分,上下肢合计100分。

表 2－1－5 运动积分的临床意义

运动积分	分级	临床意义
<50 分	Ⅰ	患肢严重运动障碍
50～84 分	Ⅱ	患肢明显运动障碍
85～95 分	Ⅲ	患肢中度运动障碍
96～99 分	Ⅳ	患肢轻度运动障碍

2. 躯干控制能力的评定　躯干控制能力的评定通常使用 Sheikh 法(表 2－1－6)。

表 2－1－6 偏瘫患者躯干控制测定法(Sheikh 法)

测定内容	评分标准	
1. 转向偏瘫侧(在床上)	0 分	无帮助不能完成
2. 转向健侧(在床上)	12 分	能做,但需一些帮助(抓、倚物体)
3. 坐位保持平衡(床边或无扶手椅上)	25 分	正常完成
4. 从卧位坐起		

注:躯干控制积分＝1、2、3、4 项积分之和。

3. 肌痉挛的评定　目前对肌痉挛的评定多采用修订后的 Ashworth 法(表 2－1－7)。

表 2－1－7 修订后的 Ashworth 痉挛评定法

级别	特征
0	无肌张力的增加
Ⅰ	肌张力轻度增加:受累部分被动屈伸时,在 ROM 之末时呈现最小的阻力或出现突然卡住和释放
Ⅰ⁺	肌张力轻度增加:在 ROM 后 50%范围内出现突然卡住,然后在 ROM 的后 50%均呈现最小的阻力
Ⅱ	肌张力较明显地增加:通过 ROM 的大部分时,肌张力均较明显地增加,但受累部分仍然较容易被移动
Ⅲ	肌张力严重增高:被动运动困难
Ⅳ	僵直:受累部分被动屈伸时呈现僵直状态而不能运动

(二)平衡功能的评定

平衡功能障碍严重程度的分级,可采用 Fugl－Meyer 的评定法。该评定法将障碍的程度分为 7 个级别(表 2－1－8)。

(三)手功能实用能力的评定

在手功能实用能力评定前,需准备雨伞一把、钱包一个、硬币若干、10cm 大小指甲刀一把、普通衬衫一件(带袖扣),评定内容如表 2－1－9。

表 2-1-8 平衡功能 Fugl-Meyer 的评定法

	评定内容(该项最高分)		评分标准
平衡	Ⅰ. 无支撑坐位(2)	0分	不能保持坐位
		1分	能坐但不超过5分钟
		2分	能坚持坐位5分钟以上
	Ⅱ. 健侧伸展防护反应(2)	0分	肩部无外展,肘关节无伸展
		1分	反应减弱
		2分	反应正常
	Ⅲ. 患侧伸展防护反应(2)	评分同第Ⅱ项	
	Ⅳ. 支持站立	0分	不能站立
		1分	需他人最大的支持方可站立
		2分	一人稍给支持就能站立
	Ⅴ. 无支持站立(2)	0分	不能站立
		1分	不能站立1分钟或身体摇晃
		2分	能平衡站立1分钟以上
	Ⅵ. 健侧单足站立(2)	0分	不能维持1~2秒
		1分	平衡站稳达4~9秒
		2分	平衡站立超过10秒
	Ⅶ. 患侧单足站立(2)	评分同第Ⅵ项	

注:平衡最大积分14分。

表 2-1-9 手功能实用能力的评定方法

序 号	评 定 方 法
1	将一信封放在桌上,让患者用健手在患手的帮助下剪开信封口
2	患手悬空拿钱包,健手打开钱包取出硬币,然后拉上(关上)钱包
3	患手持伞持续约10秒钟以上(伞垂直支撑,不应靠在肩上)
4	患手为健手剪指甲
5	患手系健上肢衬衣的袖扣

手功能实用性的评定标准是根据完成以上5个动作的情况而判定的,评定标准如表2-1-10。

表 2-1-10 手功能实用能力的评定标准

手功能的类型	完成动作情况
实用手 A	5个动作均能完成
实用手 B	5个动作能完成4个
辅助手 A	5个动作能完成3个
辅助手 B	5个动作能完成2个
辅助手 C	5个动作能完成1个
废用手	5个动作均不能完成

三、偏瘫患者认知功能障碍的评定

见本章第三节偏瘫ADL障碍的作业疗法的有关内容。

四、偏瘫患者日常生活能力的评定

常用的偏瘫患者ADL评定方法有Barthel指数和功能独立性评定(FIM)。下面介绍的是目前中国康复研究中心使用的偏瘫患者ADL评定方法(表2-1-11)。

表2-1-11 脑血管病日常生活动作评价表

一、个人卫生动作
1. 洗脸、洗手
2. 刷牙
3. 梳头
4. 刮胡子

二、进食
1. 用吸管吸食
2. 用勺、叉进食
3. 端碗
4. 用茶杯饮水
5. 用筷子进食

三、更衣动作
1. 穿脱上衣
2. 穿脱裤子
3. 穿脱袜子
4. 穿脱鞋
5. 穿脱支具

四、排泄动作
1. 能自我控制小便
2. 能自我控制大便
3. 便器使用
4. 便后自我处理
5. 卫生纸的使用
6. 便后冲水
7. 栓剂的使用

五、入浴动作
1. 入浴
2. 洗身
3. 出浴

六、器具使用
1 剪刀的使用
2. 钱包的使用
3. 电源插销、电器开关的使用
4. 指甲刀的使用
5. 锁、钥匙的使用
6. 开瓶盖
7. 开、关水龙头

七、床上运动
1. 翻身
2. 卧位移动
3. 卧位—坐位
4. 卧位—立位
5. 独立坐位

八、移动动作
1. 床—轮椅
2. 床—椅子
3. 轮椅—便器
4. 前进、后退轮椅
5. 操纵手闸
6. 乘轮椅开门、关门

九、步行动作(包括辅助具)
1. 前进5m,拐弯
2. 登阶梯
3. 步行50m

十、认识交流动作
1. 记忆力
2. 书写(姓名、地址)
3. 打电话
4. 与人交谈
5. 信封、信纸的使用

评分标准:满分100分。
1 能独立完成,每项2分。
2 能独立完成但时间长,每项1.5分。
3 能完成但需辅助,每项1分。
4 两项中能完成一项,每项1分。
5 不能完成,每项0分。

五、偏瘫患者的心理问题

偏瘫患者除具有一般患者的心理变化外,还有因脑部受损的部位、范围、程度不同而产生较严重的心理和情感障碍。如发病早期有的患者表现出对疾病的不理解和否认,多数患者有倒霉、怨恨甚至愠怒心理以至态度生硬、拒绝合作，尤其容易对亲属反映出来。这有时会造成治疗师和亲属疏远患者。其实，此时正是患者最需要心理治疗的时候。继之，病情不太重的患者由于早期均有所恢复，因而易产生过高的期望，急于迅速康复。希望立即改变偏瘫、失语的状况，但事与愿违，由于脑血管意外患者的运动和语言功能的恢复是一个较长的过程，一般至少数月甚或1年以上，且有相当一部分患者功能不能恢复或不能完全恢复，被迫接受后遗偏瘫、失语的事实，这对患者心理上是很大的打击，因此多数患者会出现程度不同的抑郁症，表现为忧愁、悲观、失望、焦虑、淡漠、迟钝、兴致索然、失眠、企图自杀等。另一方面，由于患者大脑皮质功能紊乱，使高级神经系统对情感释放失控，使患者情绪极不稳定，只要有轻微的刺激常会引起激动、发脾气或伤感、哭泣或呆笑。上述心理、情感障碍必然会影响患者治疗的积极性，不能与治疗师配合，甚至对家属的督促产生反感，达不到应有的康复效果。因此对患者进行必要的心理测评及有针对性的心理治疗十分重要。治疗方法分个别治疗与集体治疗。可参阅有关章节。此外，还要对患者家属进行解释，取得家属的理解和配合。

六、预后及社会回归

(一)疾病预后

偏瘫是一组起病急、预后凶险的疾病，脑梗死患者急性期病死率为5%～15%，伴有严重意识障碍、脑水肿、出血性梗死、严重肺部感染等并发症，脑干损害者预后更差，而且脑栓塞存活者约有50%～60%的复发率，再发时病死率较高。脑出血患者急性期的病死率更高，其死亡率往往取决于出血部位、损害程度、全身情况和有无并发症等。在数日内多数死于脑疝，1周以后常因长期昏迷、继发感染等而再度出血。蛛网膜下腔出血的预后与病因、出血部位及出血量的多少、有无并发症及是否得到适当的治疗等有关。颅内动脉瘤出血急性期的病死率为40%，存活者约1/3复发，发病后2周内复发率最高。脑血管畸形引起的出血预后较动脉瘤为好，病死率约为10%～25%，复发率也较低，约<25%。

(二)康复预后和社会回归

偏瘫患者康复的效果好坏与病情轻重、治疗早晚、年龄、合并症、患者对康复治疗的态度等因素有关(表2-1-12)。

表2-1-12 影响偏瘫患者康复的成败因素

有利因素	不利因素
1. 随意运动有一些改善	1. 严重的、持续的弛缓性麻痹
2. 没有持续的视觉缺失或知觉丧失	2. 特别是左侧的、明显的视觉和皮肤觉丧失(对右利手的人)，合并有疾病失认
3. 没有明显的感受性言语困难	3. 明显的感受性言语困难
4. 有完好的认知能力	4. 病前有明显的认知能力衰退或卒中后严重的认知能力衰退
5. 没有抑郁或虽抑郁但对治疗反应良好	5. 明显的抑郁症
6. 有良好的家庭支持	6. 没有家庭的支持或现有家庭无能力支持
	7. 病前有严重的全身性疾病，特别是心脏病

一般认为,本病运动功能的恢复可从发病后数日开始,6个月内90%的患者恢复达到顶点。恢复的顺序一般为:先下肢后上肢,先近端后远端。如能及时且坚持足够长时间的康复治疗,肢体功能和日常生活能力将会有不同程度的恢复。国内外研究报道,80%~90%患者可恢复步行,60%患者日常生活可完全自理,30%患者可恢复工作。

由于病情轻重不同,总有一部分患者的肢体功能不能完全恢复,准确和及时地判断肢体的功能预后,将有利于康复治疗中尽早采取一些代偿性措施,以利于患者达到部分生活自理(表2-1-13和表2-1-14)。

表2-1-13 偏瘫后手功能恢复的预测

手指能在全ROM内完成协调的屈伸的时期	手功能恢复程度
发病当天就能完成	几乎可以全部恢复为实用手
发病后1个月内能完成	大部分恢复为实用手,小部分为辅助手
发病后1~3个月内能完成	少部分恢复为辅助手,多数为废用手
发病后3个月仍不能完成	全部为废用手

表2-1-14 偏瘫后下肢步行能力的预测

测试方法	独立步行(%)	辅助下步行(%)	不能步行(%)
1. 仰卧,屈病髋45°,然后将膝在10°~45°的范围内伸屈	60~70	20~30	10
2. 仰卧,主动直腿抬高	45~55	35~45	10
3. 仰卧,屈髋屈膝,将病膝直立于床上	25~35	55~65	10
4. 上述1、2、3均不能完成	33	33	33

七、偏瘫的预防

偏瘫已成为影响我国城市人群生命和健康的重要疾患之一。由于迄今临床上尚缺乏确定有效的治疗方法,如一旦发生偏瘫,就会有较高的死亡率和致残率。因此,社会和医务工作者进行强化宣传教育,及早检查和发现各种偏瘫的危险因素,定期随防,并按照不同的严重程度,坚持进行有效的针对性干预,是防治偏瘫中的重要一环。

1. 每年至少测量血压1次,特别是35岁以上人群。对已确诊为高血压的患者,必须进行规范化的抗高血压治疗,定期复查,巩固疗效,避免治疗时轻时重、不规则用药和血压高低波动。

2. 对有心脏病、糖尿病、高血压心脏病的患者除接受有关专科的治疗、监测外,同时也应列为防治的重点。

3. 对已确诊或拟诊为短暂性脑缺血发作者,应重点干预,定期随访治疗。

4. 监测血脂,如果血浆胆固醇水平过高,可采用膳食调节和药物疗法。

5. 戒烟,特别是合并有其他因素者,宜规劝其戒除。

6. 饮酒适量。如果患者并无禁忌饮酒的疾患，每日饮用少量酒精饮料（葡萄酒＜150ml、啤酒＜350ml或烈性酒＜30ml），可能有助于降低卒中危险。

7. 减少钠与脂肪的摄入。对饮食偏咸、过腻的中老年人，建议改善饮食结构，保持清淡，多食蔬菜水果。

8. 进行有规律的体育锻炼。

9. 注意保持良好的生活习惯，保持心情舒畅，防治便秘。

10. 认识偏瘫的症状，一旦出现可疑的迹象，应立即就诊。

第二节 偏瘫ADL障碍的物理疗法

有关中枢神经损伤后能否恢复的问题，长久以来答案是偏于否定的。但在20世纪初，有关功能训练能改善偏瘫动物的运动功能的理论已从实践中得以证明，并在1930年由Bethe A. 首先提出了中枢神经损伤后恢复的可塑性理论。他认为损伤后功能的恢复不是由于再生，而是由于残留部分的功能重建的结果。其后这些理论不断发展和完善，成为现今的脑可塑性理论。脑的可塑性是指脑有适应能力，即在结构和功能上修改自身以适应改变了的现实的能力。代偿和功能重组已成为脑可塑性的生理、生化或形态学改变的基础，再加上内外因素的作用，中枢神经系统在损伤后就有了恢复的可能。通过近几十年的研究，已发现形成脑可塑性的众多因素在不同的时期发挥着不同的作用，但其中一重要因素就是功能的恢复训练。该因素在中枢神经系统疾病的康复中，无论是在损伤的早期，还是在损伤的后期，都有着十分重要的作用。恢复功能的训练可使感受器接受的传入性活动增多，促进大脑皮层功能重组，使丧失的功能重新恢复。上述理论已成为现代中枢神经系统损伤后康复的重要依据。

20世纪50年代以后，Twichell通过对121例偏瘫患者运动恢复过程的观察，发现所有的患者运动功能恢复的顺序有着一定的规律性，即弛缓期（完全性瘫痪）→联合反应期→共同运动期→共同运动中出现分离运动期→更多的分离运动出现期→精细、协调运动期。以后Brunnstrom进一步发展了Twitchell的观察过程，将其恢复过程分为6个等级，形成了沿用至今的Brunnstrom偏瘫运动功能评定法。从以上偏瘫后运动功能恢复的过程来看，肢体运动功能的恢复实际上是运动模式的转换过程。在“休克期”以后，首先出现的是正常情况下不曾有的“异常运动模式”，如果进一步恢复，“异常运动模式”便会逐渐减弱，正常运动模式逐步出现，其转折点在第三阶段。从病理生理看，前半部分为脊髓下位中枢的抑制作用丧失所致；而后半部分随着皮层水平的高位运动中枢控制能力的恢复，“异常运动模式”逐步消退，正常运动模式不断得以完善。早期系统的功能训练在运动模式由“异常”向正常转换的过程中起着重要作用。

偏瘫后的功能训练内容包括两部分，即患侧的恢复和健侧的代偿，重点在患侧的恢复。治疗开始的时间为患者生命体征稳定、神经学症状不再发展后48小时。弛缓阶段的康复治疗，主要目的在于预防关节挛缩和畸形，防止发生继发性损害，抑制异常的运动模式，诱发随意运动。随着病情的进一步好转，脊髓下位中枢支配作用的增强，患者运动功能进入痉挛阶段，此阶段治疗的主要目的为控制肌痉挛和异常的运动模式，促进正常运动模式的出现，并在此基础上加强实用性动作的训练，如翻身→坐起→坐位平衡→坐到站→站立平衡→步行。在相对正常阶段，康复治疗的主要目的是促进选择性主动运动和促进速度运动的恢复，发展多种模式，多个肌群协调的组合运动，增大正常的运动感觉输入，使患者的步行功能恢复到接近正常水平。本节重点介绍偏瘫 ADL 障碍的物理疗法。

一、起居动作训练

(一)床上正确的姿势摆放

急性期卧床阶段正确的姿势摆放，有利于预防压疮，预防关节变形和挛缩，同时也有利于防治异常的痉挛模式。常见的卧位姿势有仰卧、健侧卧和患侧卧，下面分别予以介绍。

1. 仰卧位时头部枕于枕头上，但枕头不宜过高，以免发生胸椎屈曲。在患侧肩胛下放一个薄枕头，使肩前伸，以防止出现肩关节半脱位，并使肘部伸直，腕关节背伸，手指伸开。患侧下肢伸展，在患侧大腿外侧下方放置一枕头或毛巾卷，以防止患下肢外旋。床应放平，床头不得抬高，手中不应握物，不应在足底放置任何东西，必要时可用支撑架支持被褥，以免出现患侧足下垂(图 2－1－1)。

2. 健侧卧位有利于患侧的血液循环，减轻患侧肢体的痉挛，预防患肢浮肿。健侧卧位时头仍由枕头支持，以确保患者舒适。躯干与床面保持直角，不要向前成半俯卧位。患侧上肢用枕头在前面垫起，上举约 100°。患侧下肢向前屈髋、屈膝，并完全由枕头垫起，足不能悬在枕头边缘。健侧肢体放在床上，取舒适的位置(图 2－1－2)。

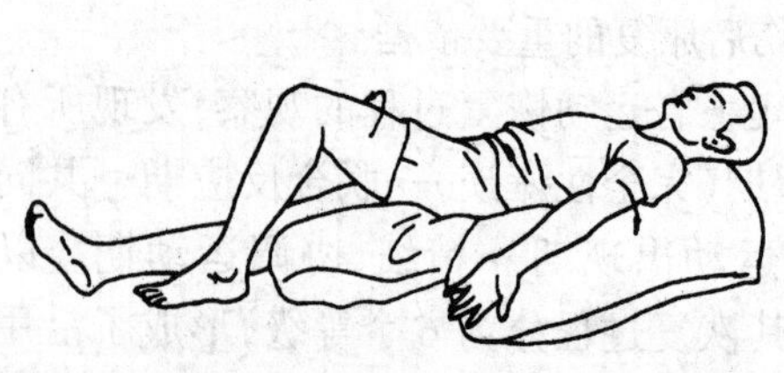

图 2－1－1 仰卧位

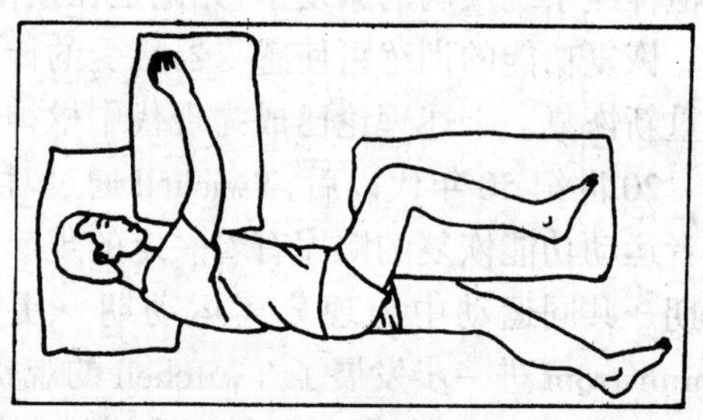

图 2－1－2 健侧卧位

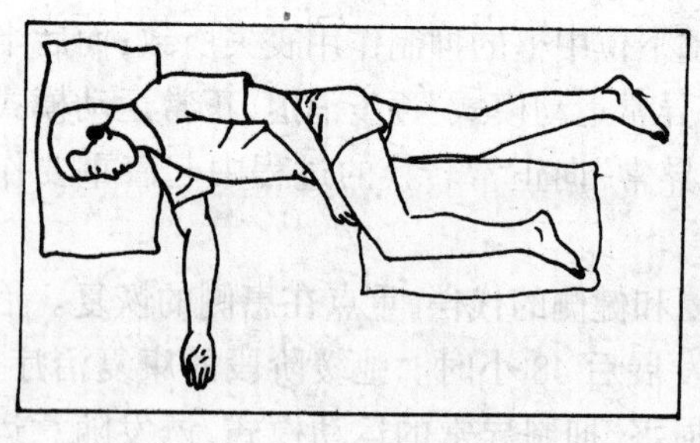

图 2－1－3 患侧卧位

3. 患侧卧位可以增加对患侧的刺激，并伸展患侧，以避免诱发或加重痉挛，健手可以自由活动。患侧卧位时，头部稍前屈，躯干稍向后倾，后背用枕头稳固支持。患侧上肢前伸，与躯干的角度不小于 90°，手心向上，手腕被动背伸。患侧下肢伸展，膝关节稍屈曲，注意保持患侧肩胛骨前伸(图 2－1－3)。

(二)床上翻身训练

偏瘫患者患侧肢体无自主活动，翻身很困难，如果在床上固定于一种姿势，容易出现压疮，也不利排痰,久之可能造成肺部感染,所以应每两小时翻身一次,以防止并发症。

1. 向健侧翻身　患者仰卧位,用健侧腿插入患侧腿下方。患者双手叉握,患手拇指在上(Bobath 式握手),向上伸展上肢,左右摆动,逐步增大幅度,当摆至健侧时,顺势将身体翻向健侧,同时以健侧腿带动患侧腿,翻向健侧。必要时治疗人员将双手分别置于患者患侧臀部和足部,用适当的力量帮助患者翻向健侧(图 2-1-4a~c)。

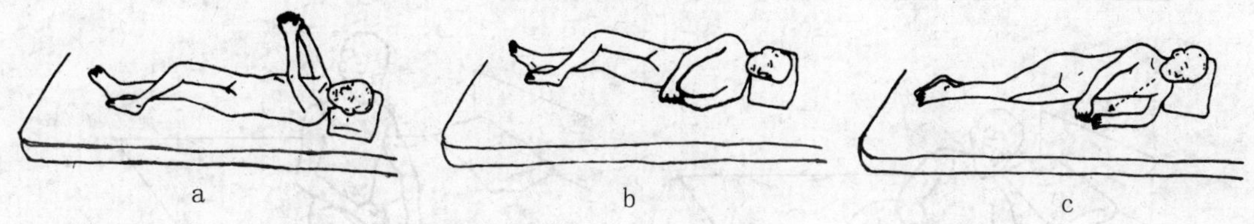

图 2-1-4　向健侧翻身

2. 向患侧翻身　患者仰卧位,双手 Bobath 式握手,向上伸展上肢,健侧下肢屈曲。双上肢摆动,当摆向患侧时,顺势将身体翻向患侧(图 2-1-5a~b)。

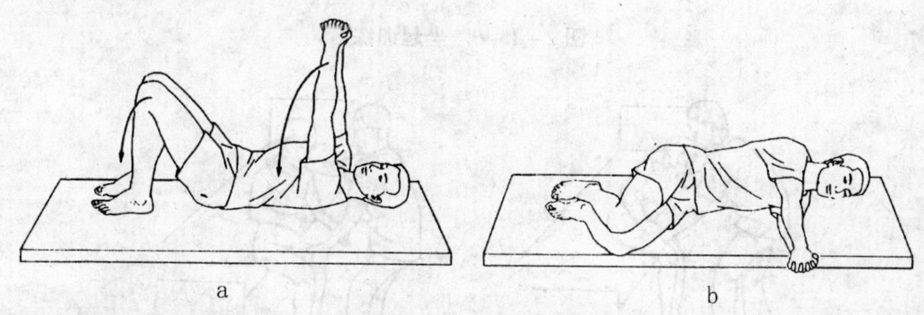

图 2-1-5　向患侧翻身

(三)坐起训练

部分患者由于卧床时间较长或体质差,在开始坐起训练前,可先将床头逐步抬高适应,以免发生体位性低血压而引起头晕。床头抬高开始角度应从 30°~45°起,逐步过度到 60°,直至最后 90°。在此基础上开始坐起训练,具体方法是:①患者首先侧移至床边平卧。②用健手握住患者的侧前臂或手腕部,健腿插入患腿的膝下,使其下肢交叉,患膝自然屈曲,一边向健侧倾斜的同时,变成侧卧位,用健腿将患腿移于床边。③然后头向上抬,躯干向健侧旋转,用健肢支撑,上半身离床。用健肢移动患肢直到床边下垂。④继续支撑,直到变成坐位(图 2-1-6a~d)。

必要时治疗人员将一只手放在患者健侧肩部,另一只手放于其髋部进行帮助(图 2-1-7a~b)。

如果坐起不能保持良好的稳定状态,这主要是因为平衡功能减退所致。因此,帮助患者坐稳的关键是坐位平衡训练。坐位平衡训练包括左右平衡和前后平衡训练。左右平衡训练是让患者坐位,治疗人员坐于其患侧,一只手放在患者腋下,一只手放在其健侧腰部,嘱患者头部保持正直,将重心移向患侧,然后患者将重心逐渐向健侧转移。此时,治疗人员一只手抵住患者患侧腰部,另一只手压在患者同侧肩部,嘱患者尽量拉长健侧躯干,并且头部保持正直位。随

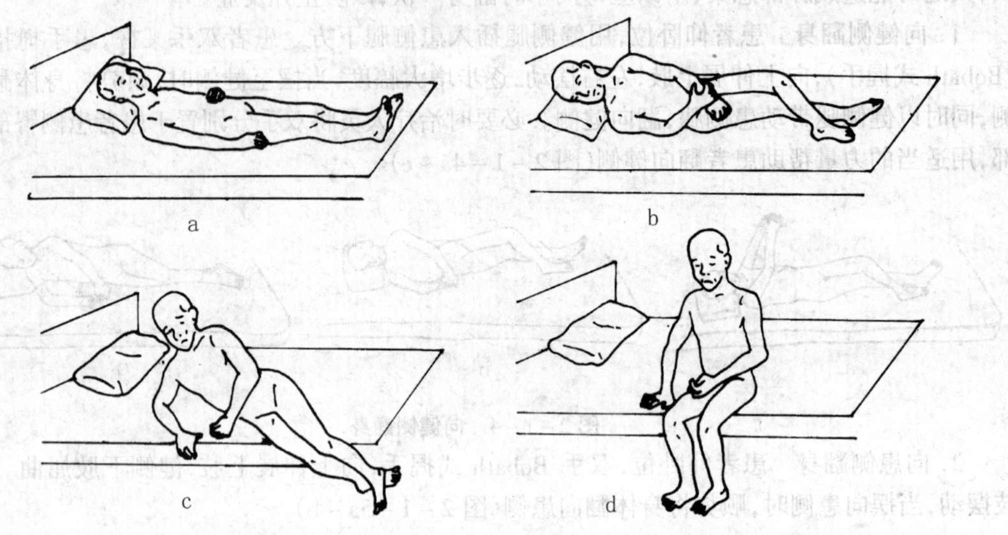

图 2-1-6 坐起训练

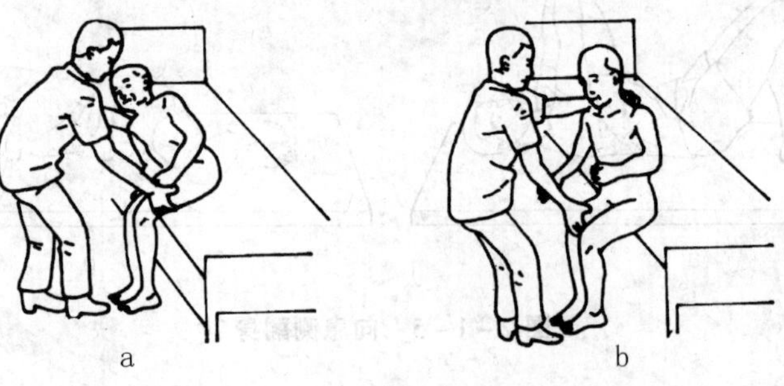

图 2-1-7 坐起训练的辅助方法

着患者主动性的逐渐增进，治疗人员可相应减少辅助力量。前后平衡训练是指导患者用双手拾起地面上的物品或是双手向前伸，拿起桌上的物品，再向后伸手取一件东西。

（四）地板上移动训练

1. 从地板上坐起　先向健侧翻身。健侧上肢用力支撑，使上身部分抬起。健侧下肢在患侧膝下用力，使患侧下肢髋关节屈曲，上半身进一步直立。健侧下肢屈曲，健侧上肢肩关节内收，保持坐位平衡（图 2-1-8a～d）。

2. 向前方移动　用健侧上肢支撑身体，把健侧下肢插入患侧膝关节的下方，从健侧髋关节屈曲、外展，膝关节屈曲位开始，健侧上肢反复外展、内收，使臀部向前方滑行（图 2-1-9a～d）。

3. 向后方移动　用健侧上肢支撑身体，把健侧下肢插入患侧膝关节的下方，健侧髋关节屈曲外展位，用足部踢地板，健侧上肢反复内收、外展，向后方移动臀部，这时，躯干和颈部稍微前屈，容易移动（图 2-1-10a～c）。

4. 向侧方移动　一般是向健侧移动，方法如下：健侧上肢轻微外展后，上半身向健侧倾

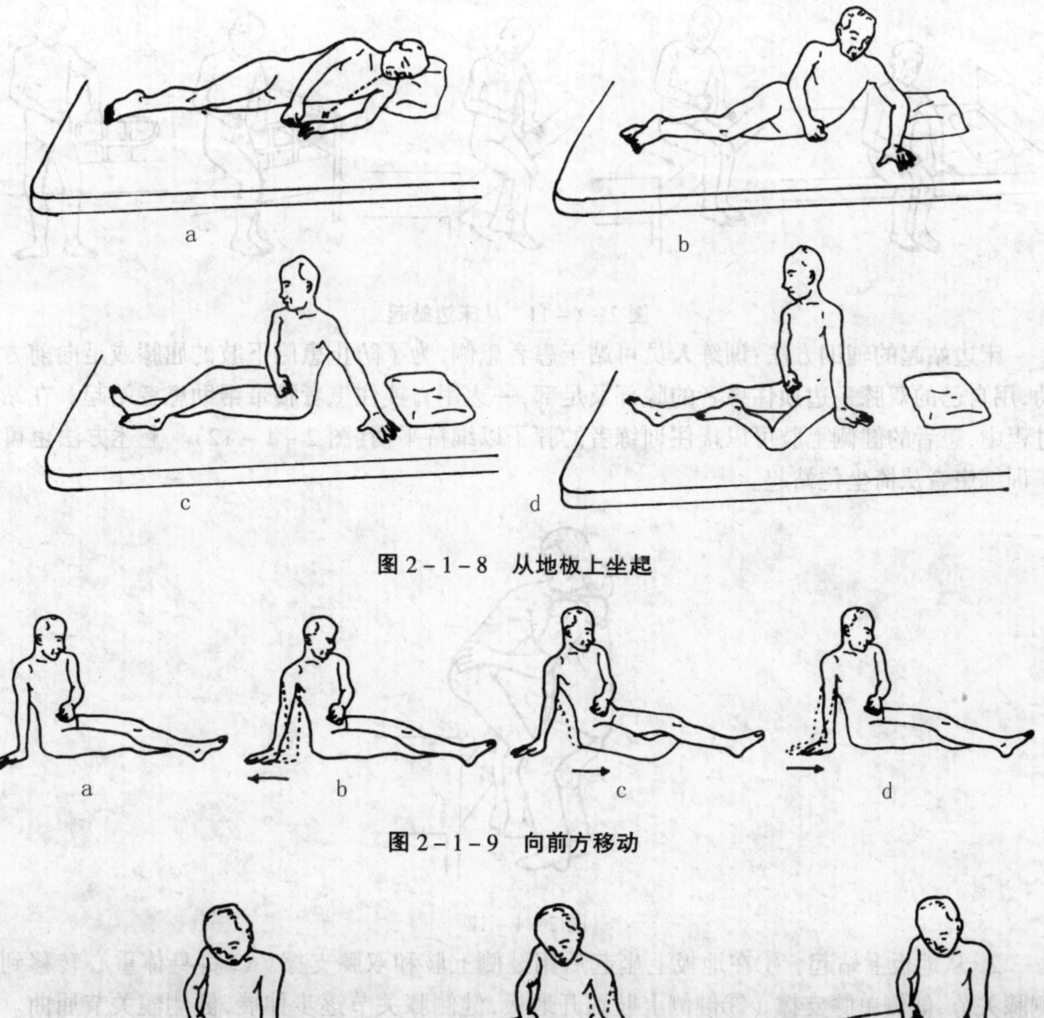

图 2-1-8 从地板上坐起

图 2-1-9 向前方移动

图 2-1-10 向后方移动

斜，使健侧上肢支撑身体重心；健侧上肢继续向健侧方向用力，带动臀部向健侧移动；健侧下肢插入患侧膝关节下，带动患侧下肢向侧方移动。

(五)站起训练

当患者下肢有一定负重能力时，即可开始进行从坐到站起的练习。训练的要点是重心的移动。具体可分从床边站起和从地板上站起这两种情况。后者难度较大。

1. 从床边站起　①先完成床边坐起动作。②健侧上肢支撑，身体重心向健侧偏。③健侧下肢膝关节屈曲，头颈部向健侧用力，健肢负重。④健侧髋、膝关节伸展，与健侧上肢同时用力逐步站起。⑤健侧上肢帮助维持站立平衡(图 2-1-11a~e)。

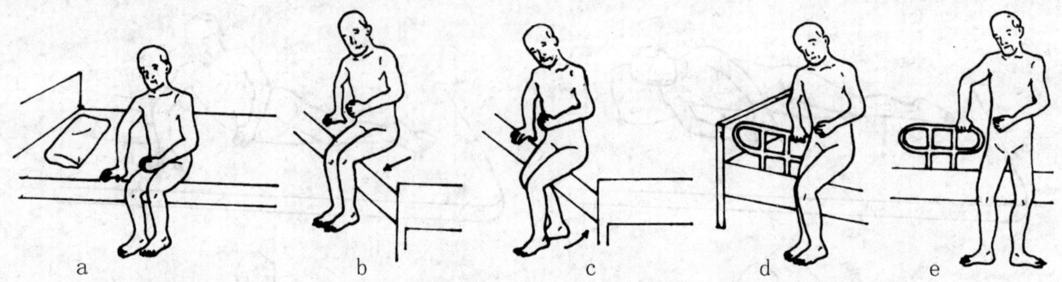

图 2-1-11 从床边站起

床边站起的辅助方法:训练人员可站于患者患侧,为了防止患侧下肢的屈膝或足向前方移动,用自己的双膝一边顶住患者的膝部及足部,一边用力拽住患者腰带帮助患者站起。在站起过程中,患者的健侧上肢可以搂住训练者的脖子以维持平衡(图 2-1-12)。上述方法也可用于训练患者从椅坐位站起。

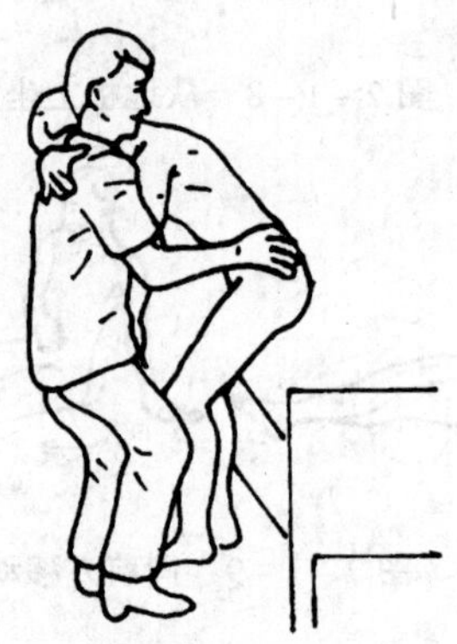

图 2-1-12

2. 从地板上站起 ①在地板上坐起后用健侧上肢和双膝支撑。②将身体重心转移到健侧膝关节,健侧单膝支撑。③健侧上肢离开地板,健侧膝关节逐步伸展,健侧髋关节屈曲。④健侧髋关节逐步伸展,完成站起动作(图 2-1-13a~d)。

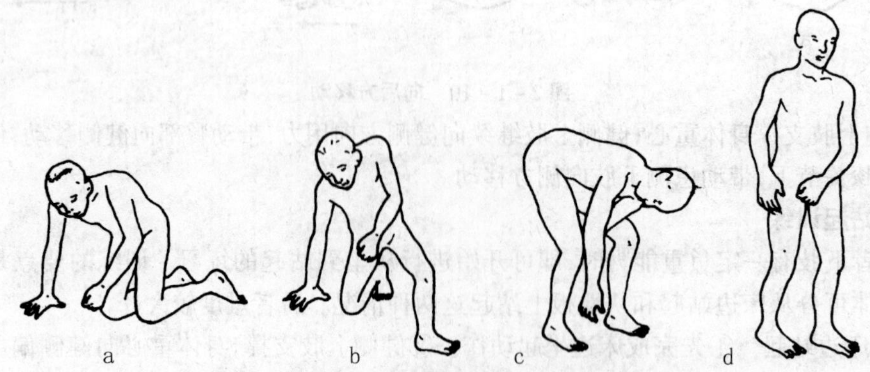

图 2-1-13 从地板上站起

为了使患者稳定站立,以便为步行做好准备,可进行前后及侧方的站立位平衡训练。具体方法是让患者立位,嘱患者转头向躯干后方看,然后回到中立位,再从另一侧向后看。或是嘱患者分别从前方、侧方及后方的桌上取物品。随着功能的改善,可让患者一只手或双手从地上拾起大小不同的物品,或者嘱患者接住治疗人员从前方、侧方抛来的球。

二、轮椅转移训练

偏瘫患者不能独立行走时,可使用轮椅。轮椅转移训练的重点是注意身体重心如何向健侧进行转移。下面介绍常用的轮椅与床之间的互相转移,以及轮椅与厕所之间的转移方法。

(一)从床到轮椅的转移

轮椅从健侧靠近患者,轮椅与床成30°~45°角,刹住车闸,向两侧旋开足踏板;患者用健侧下肢支撑,用健手扶住近侧扶手支撑站起,这时头部向前方伸出。再以健侧下肢为轴转动躯干,健手扶远侧扶手维持平衡。继续转动躯干,调整重心,使臀部正对轮椅缓慢坐下。调整患侧身体位置,放下患侧足踏板(图2-1-14a~e)。如果患者的转移能力差,可由训练人员辅助患者完成转移动作。具体方法是:训练者弯腰站在患者对面,为了防止患侧下肢的屈膝或足向前方移动,用自己的双膝一边顶住患者的膝部及足部,一边用力抱腰或拽住患者腰带帮助患者转移。在转移过程中,患者的健侧上肢可以搂住训练者的脖子以维持平衡(图2-1-14f)。

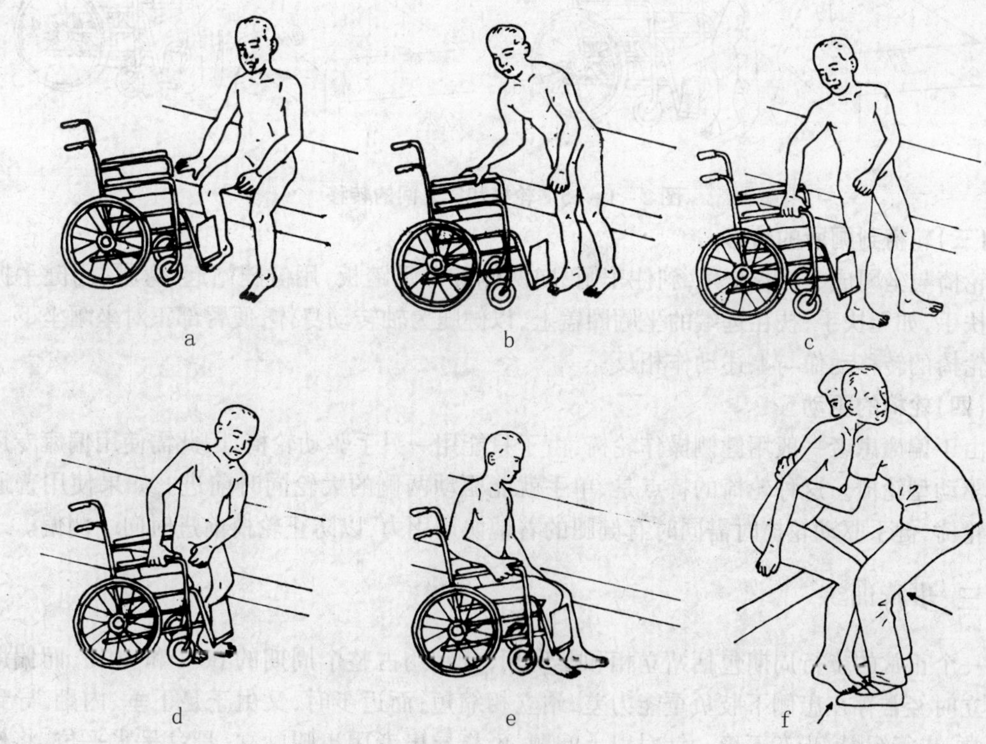

图2-1-14 床和轮椅之间的转移

(二)从轮椅到床的转移

健侧的轮椅靠近床,轮椅与床成30°~45°角,刹住车闸,向两侧旋开足踏板。患者用健侧下肢支撑,用健手扶住近侧扶手支撑站起,这时头部向前方伸出。再以健侧下肢为轴转动躯干,健手扶床沿维持平衡,使臀部在床边缓慢坐下。调整患侧身体位置,保持坐位平衡(图2-1-15a~d)。

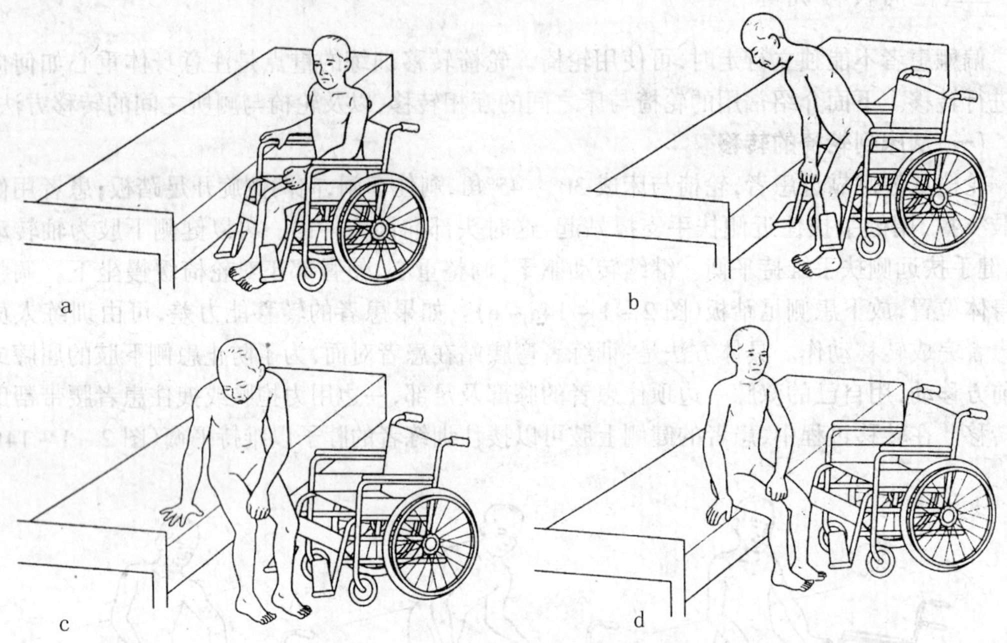

图2-1-15 轮椅和床之间的转移

(三)轮椅到厕所的转移

轮椅与坐厕成30°~45°角,刹住车闸,向两侧旋开足踏板,用健腿站起、弯腰,用健手抓住对侧扶手,如无扶手,扶在远端的坐厕圈盖上,以健腿为轴转动身体,便臀部正对坐厕坐下。厕所到轮椅的转移动作与上述动作相反。

(四)轮椅的驱动

由于偏瘫患者一般用健侧操作轮椅,由于只能用一只手驱动轮椅,因此需使用偏瘫专用的单手驱动型轮椅。这种轮椅的特点是,单手就能驱动两侧的大轮同时前进。如果使用普通标准型轮椅,健手驱动轮椅时需同时有健腿的着地协调用力,以防止轮椅前进时向一侧偏。

三、步行训练

一个正常的步行周期包括站立相和摆动相,分别约占整个周期的60%和40%,而偏瘫患者站立时经常存在患侧下肢负重能力差,站立相缩短;而迈步时,又由于足下垂、内翻,导致步态异常、步行缓慢、步态不稳。针对以上问题,可指导患者用患腿站立,骨盆呈水平位,将健足放在患腿前面与患足成直角,或是患者健足放到患腿足跟后面并与之成直角。也可由治疗人员用双手控制好骨盆,患者患腿负重,并防止膝关节过伸,让患者健腿的脚划八字。随着患侧下肢负重能力的提高，即可开始迈步训练。当患腿向前迈步时，患者躯干伸直，用健手扶栏杆，重心移至健腿，膝关节轻度屈曲。治疗人员站在患者患侧后方，双手扶持其骨盆。患者迈患腿时，治疗人员帮助患侧骨盆向前下方运动，并防止患腿迈步时外旋；当健腿向前迈步时，患者躯干伸直，健手扶栏杆，重心前移，治疗人员站在患者患侧后方，一只手放置于患腿膝部，防止患者健腿迈步时膝关节突然屈曲以及发生膝反张，另一只手放置于患侧骨盆部，以防其后缩。健腿开始只迈至与患腿平齐位，随着患腿负重能力的提高，健腿可适当超过患腿。

步行训练过程中可使用手杖以保持站立平衡和动态平衡。手杖有单足、四足等不同类型，四足的手杖比单足的稳定但较笨重。下面介绍偏瘫患者使用单足手杖的步行训练方法。

先完成站起动作，健手握手杖，手杖的落地点在健足的前外方，保持站立平衡，手杖向前一步，患腿跟进一步，最后健腿上前一步(图 2－1－16a)。开始训练时，健腿的步伐较小，健足落在患足之后，待稳定性提高后，健足可落在患足平行处或患足之前(图 2－1－16b)。如果使用手杖已熟练，步行时手杖和患腿可同时向前一步，随后健腿跟进一步(图 2－1－16c)。

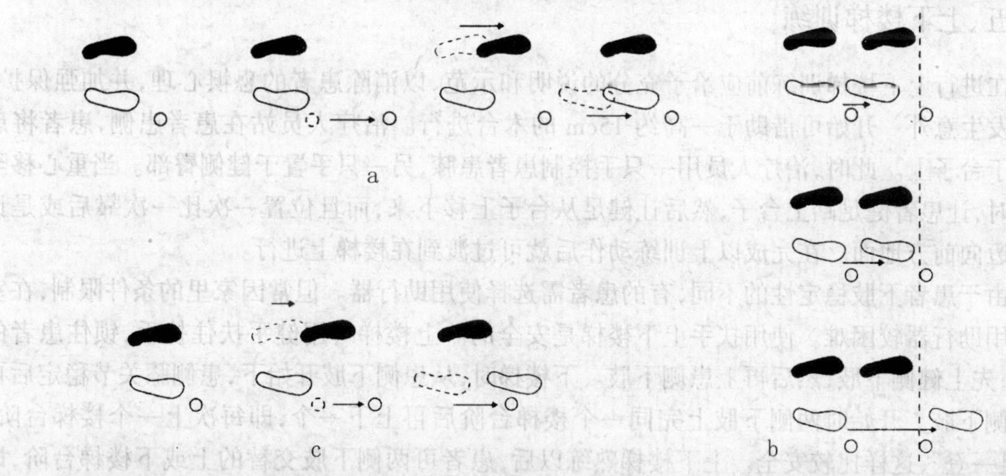

图 2－1－16 使用手杖步行训练

此阶段应加强膝关节的选择性运动以及良好的踝关节选择性背屈和跖屈，同时进一步完善下肢的负重能力，提高步行效率。为改善骨盆的旋转功能，可让患者交叉腿站立和行走，或是治疗人员位于患者后方，双手置于患者骨盆处，指导患者步行，同时使骨盆旋转。手的摆动训练最初可在立位下进行，指导患者双手分别做触碰对侧大腿部的摆动练习。步行时，治疗人员位于患者前方，持患者双上肢配合下肢运动进行摆动。通过以上骨盆旋转和手的摆动训练，将有利于提高患者的步行效率。对仍存在垂足的患者可考虑给予功能性电刺激或肌电生物反馈疗法，必要时可用弹力绷带支持足踝或用足吊带、足托矫正。

四、过障碍训练

偏瘫患者通过障碍物时，根据障碍物的高度不同，可采用不同的方法。一般来说，如果障碍物较低(如薄木板)，先前移手杖和患腿，再移动健腿；如果障碍物较高(如门槛)，应先前移手杖和健腿，最后患腿跟进一步。下面以通过低的障碍物为例进行介绍：①先靠近障碍物，站稳。

②手杖越过障碍物放稳。③患腿越过障碍物。④健腿跟进一步(图 2-1-17a~d)。

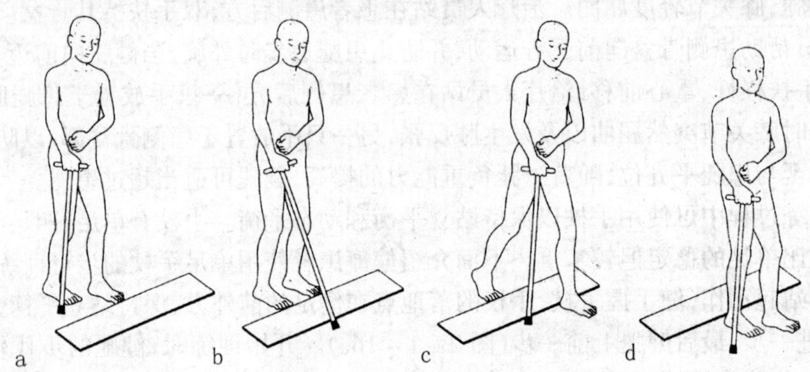

图 2-1-17 过障碍训练

五、上下楼梯训练

在进行上下楼梯训练前应给予充分的说明和示范,以消除患者的恐惧心理,并加强保护,以免发生意外。开始可借助于一高约 15cm 的木台进行。治疗人员站在患者患侧,患者将患足置于台子上。此时,治疗人员用一只手控制患者患膝,另一只手置于健侧臀部。当重心移至前方时,让患者健足踏上台子,然后让健足从台子上移下来,而且位置一次比一次靠后或是让健足迈向前方地面。在完成以上训练动作后就可过渡到在楼梯上进行。

由于患者下肢稳定性的不同,有的患者需选择使用助行器。但常因家里的条件限制,在室内使用助行器较困难。使用扶手上下楼梯是安全的。上楼梯时用健手扶住扶手,锁住患者的膝部,先上健侧下肢,然后再上患侧下肢。下楼梯时,从患侧下肢开始下,患侧膝关节稳定后再下健侧下肢。开始时两侧下肢上完同一个楼梯台阶后再上下一个,即每次上一个楼梯台阶,“两足一登”,这样比较安全。上下楼梯熟练以后,患者可两侧下肢交替的上或下楼梯台阶,即每次上两个台阶,“一足一登”,这样速度较快。

第三节 偏瘫 ADL 障碍的作业疗法

偏瘫 ADL 障碍的 OT 治疗过程中也涉及到起居动作、轮椅转移、步行等基本训练内容,为避免叙述的重复,上述训练方法请参考 PT 治疗的内容。本节重点介绍偏瘫患者进食、排泄、更衣、认知障碍等方面的训练内容。

一、进食

进食动作的训练在发病后必须马上开始。在不明确是否能保持独立坐位时,最好进行床上坐位,在患者的背部或患侧分别放一枕头以保持坐位平衡,同时患侧上肢有一定依托,防止患侧肩胛带后伸(图 2-1-18)。

1. 患侧手是利手且瘫痪较重时 如果瘫痪较重,那么必须用非利手(健手)逐渐开始进食。这时 OT 要进行利手交换训练。在日常的进食中,既需要考虑患者的疲劳,又需要鼓励患者用勺子或叉子自行进食。起初决不要勉强。患者自己进行进食疲劳时,应立即给予辅助。

2. 患侧手是利手但握力还可以时　这时在OT训练时可以进行正常的抓握和手的伸展训练。当患者出现痉挛或联合反应等异常姿势时,应马上纠正异常姿势,同时诱发正确的姿势。在作业疗法训练中,如能用勺子把食物送到嘴边,那么在平时的进食中治疗师可试着让患者自行进食,最初可利用粗柄的勺子。如果必要最好事先把盛食物的碗或盘子放在防滑的垫子上。如患手的精细动作还可以,可让患者使用筷子,开始时最好使用粗的或带有坏的筷子。

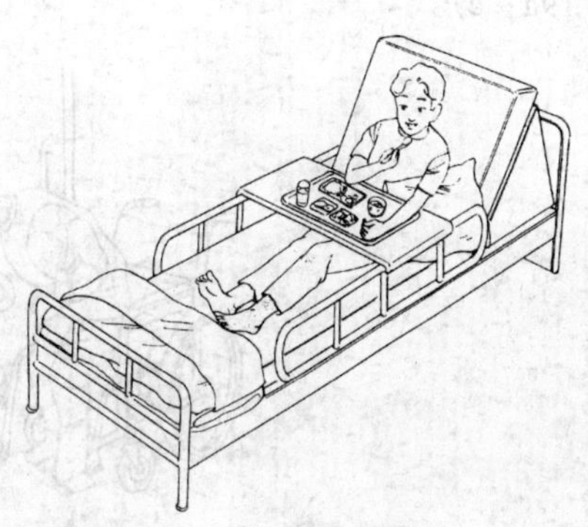

图 2-1-18　偏瘫患者的坐位进食

3. 吞咽障碍的处理　要采用容易吞咽的体位,通常是90°坐直,头稍向前。食物要放在口中最佳的位置,一般放在口腔的健侧。对食物形态的选择原则是:选用液体食物时,从高黏度到低黏度;选用固体食物时,食物表面要光滑,从不需要咀嚼到轻微咀嚼,逐渐选择咀嚼难度大的食物。另外,在食物的材料上,要选择易吞咽的食物,避免那些不易进食的食物,如难以形成食团的、不易切的、水分多的等(表 2-1-15)。关于勺的形状,要特别注意勺的大小、深浅、厚薄、轻重及形状,例如,如果勺子过大过深,一口的量过多,就难以吞咽。吞咽困难的患者,常有记忆力差、注意力不集中、主动性差,从而使训练困难,因此同时应进行认知训练。对于需使用鼻饲或胃造口术后的偏瘫患者,其食物成分的配制需由专科医生决定。

表 2-1-15　吞咽困难患者用的流质和固体类食物

液体类	固体类
稀:清汤,咖啡,果汁,茶,牛奶	正式的:面包,馒头,肉泥,土豆泥,香蕉,蛋沙拉
稠:花蜜,奶油汤,奶蛋酒,稠饮料	带颗粒状的:烤鱼,鸡沙拉,汉堡包
更稠:粥,酸奶油,布丁,牛奶蛋糕	多质地的:烤土豆,胡萝卜,豌豆,大米,面条,瓶装水果

二、入厕动作

入厕动作在每天的日常生活活动中进行的次数最多。如果无大小便失禁,那么提高偏瘫患者的入厕自理程度是非常重要的。但是因为厕所间的转移难度较大,所以确认患者能够进行从床到轮椅间的转移后,再进行厕所的转移训练比较安全。另外,对于厕所门的开、关,厕所的空间大小,便器的高矮,扶手的位置等因素都应给予考虑。使用轮椅入厕动作的基本程序是:①从健侧把轮椅向便器充分靠近后,轮椅与坐厕成30°~40°,刹住车闸,向两侧旋开足踏板,身体重心前移,用健腿站起。②用健手抓住对侧扶手,如无扶手,扶在远端的坐厕圈盖上。③以健腿为轴转动身体,便臀部正对坐厕坐下。厕所到轮椅的转移动作与上述动作相反(图 2

-1-19a～c)。

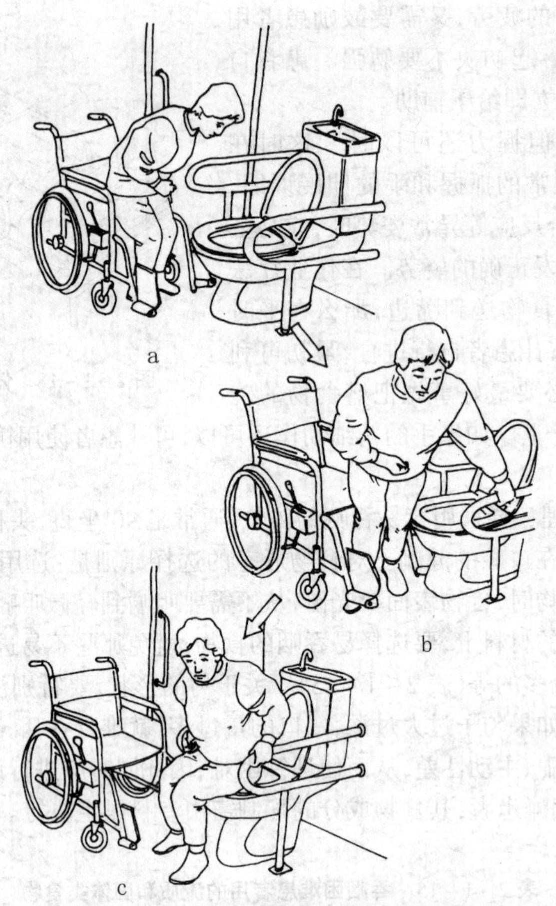

图 2-1-19 偏瘫患者的入厕动作(1)

如果入厕动作在卧室内进行，方法如下：将便器放在靠近患侧，用健手打开便器盖，解开裤子后，健手扶床栏站起，以健侧下肢为轴转动身体，使臀部正对便器坐下(图 2-1-20a～d)。

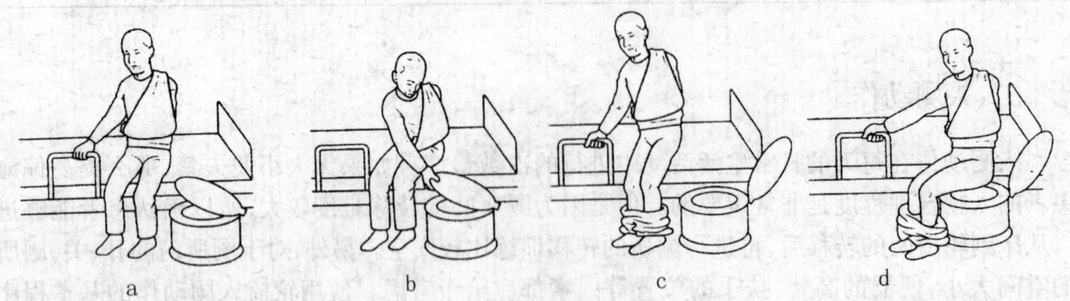

图 2-1-20 偏瘫患者的入厕动作(2)

三、整容

如果患者能够移动,可坐到洗脸池洗脸。利用健手持毛巾洗脸,然后利用水龙头拧干毛巾再擦脸。利用改造后的细毛刷(毛刷背面加两个吸盘)吸在洗手池壁上,将健手在毛刷上来回刷洗。利用患侧上肢弯曲的前臂和腹部夹住干毛巾,健手在毛巾上来回擦拭。如果患手有少许功能,可利用患手持牙刷,健手挤牙膏,然后用健手刷牙。如果患手功能完全丧失,可用健手单独完成。瘫痪较重时,只能用健手完成洗脸动作。随着瘫痪的逐渐恢复,如果患侧上肢出现了共同运动(屈曲),那么在抑制肌张力的同时,练习用患手洗脸动作。偏瘫较重时,做单手动作时可利用自助具。例如,剪指甲所用的自助具(图 2－1－21),洗健手时所用的吸附手刷等。

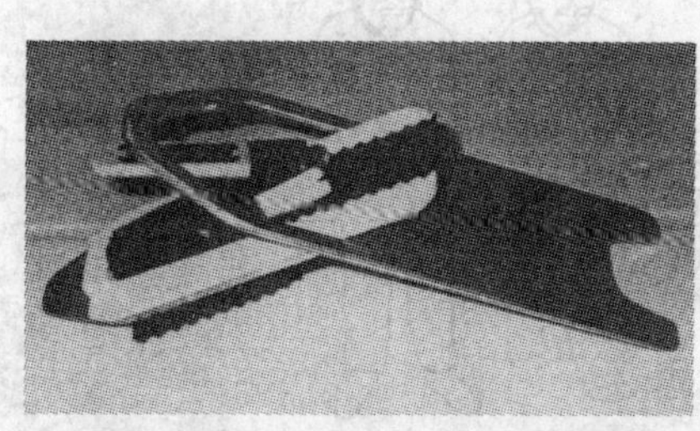

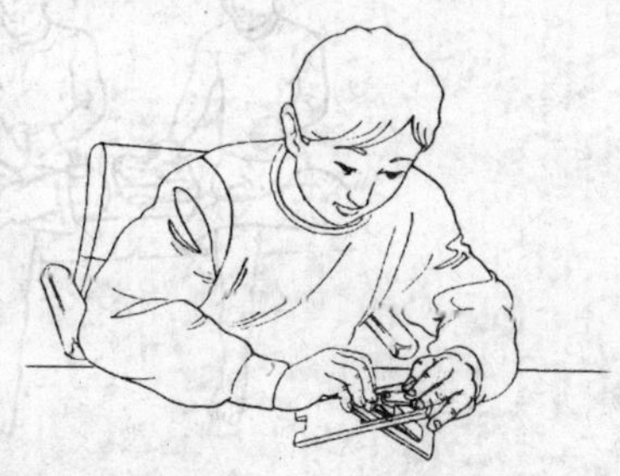

图 2－1－21　剪指甲自助具的使用

四、更衣

当坐位平衡较好时,可进行更衣的训练。以前开口的衬衣为例,穿衣的顺序如下:①首先穿患侧的袖子直至肘以上。②用健手拿着衣领绕过颈部,把后背穿上。③穿健侧的袖子。④整理穿上的上衣,系扣子(图 2－1－22a)。脱衣时利用健手先将患肢袖子从肩部退到肘部,然后将健肢从健侧袖中退出,最后利用健手将患肢袖子完全退出。如果穿无领套头衫,穿衣的动作要领是:患者坐位,用健手帮助患肢穿上袖子,并尽量拉至肩部,将头套入领口钻出,然后健手插入健袖穿出。脱无领套头衫时,利用健手将套头衫后领充分上拉,并将头部从领口退出,再利用健手将双上肢从袖中退出(图 2－1－22b)。穿裤子时,①先穿患侧下肢裤腿。②再穿健侧下肢裤腿。③站起,用健手把裤子提上(图 2－1－22c)。

在更衣训练过程中,首先检查在这些动作中存在那哪问题,对于有问题的地方反复练习,如果个别动作已能够完成,即可练习系统的更衣动作。更衣的训练需要有毅力,有时患者着急,这时应给予提示和鼓励,不要勉强。穿衣时应给予注意:①患侧的袖子一定要穿至肘以上的部位。②用健手拿着衣领,绕过颈部。③肩部是否穿好。④把穿上的上衣整理好。上述动作顺序不能违反,同时练习用的上衣质地不能太薄或太厚,以免增加练习的难度。脱衣(裤)的动作顺序相反。另外必须避免使肌张力增高的一些动作。根据 Bobath 的治疗原理,在更衣动作训练过程中,患者可学会一种自身抑制痉挛的方法。

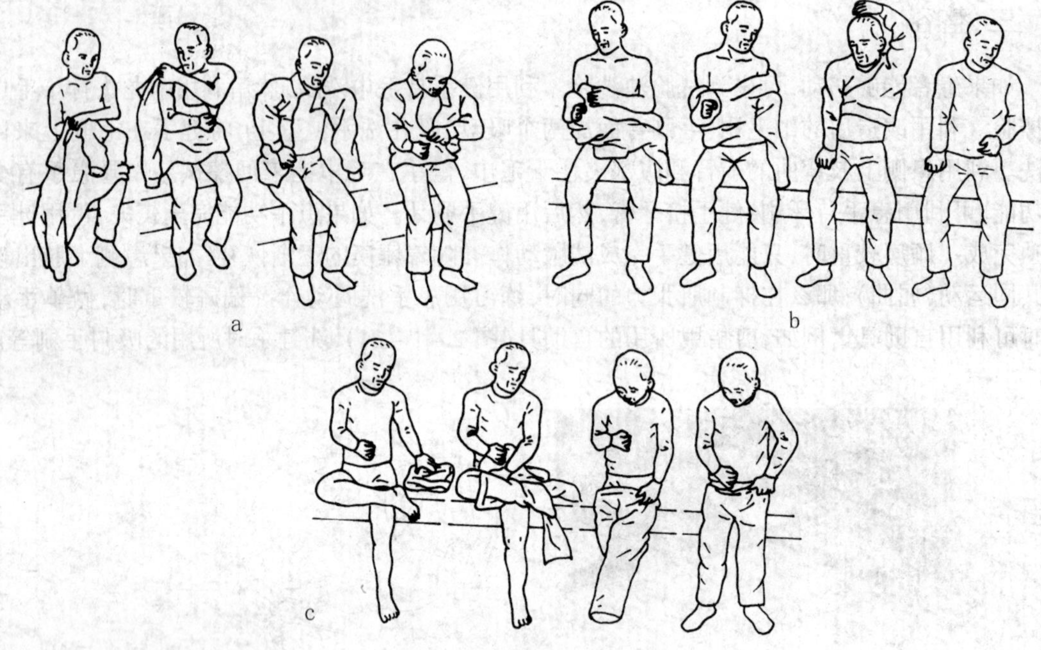

图 2-1-22 更衣的训练

五、入浴

入浴动作包括:①移动到浴室。②穿脱衣服。③进入浴盆里。④洗身。⑤洗发。这些动作因为非常复杂,所以训练起来需要时间。OT 在患者入院后,进行实际的入浴情况评定,确认哪些方面有问题,并与病房联系教他们辅助的方法。患者的入浴评定,包括在浴室的移动能力,起居动作能力,更衣能力,使用淋浴用的器具及肥皂、毛巾等工具的能力。确认在浴室里是否有台阶、浴盆的高度、淋浴的位置、把手的位置、椅子的高度等。由于偏瘫侧不同,使用什么样的扶手及浴盆的出入口在什么位置等也应该不同。另外,必须要确认是否能洗背、用单手洗发,及用单手使用浴液及肥皂等。实际的入浴场所是由 PT、OT 共同参与评定及设计,明确各人的分工,设定病房及训练室的具体训练计划,针对存在的具体问题进行专门训练。由于患者出入浴盆的难度较大,所以浴室设计需与入浴训练相配合,如要备有与浴盆高度相同的椅子;浴盆的一端搭有一块木板;浴盆一侧安装扶手等。患者入浴顺序:①从椅子上转移坐在浴盆搭板上,健手扶扶手。②健侧下肢先进入浴盆。③用健手帮助患侧下肢进入浴盆。④健手握住扶手慢慢站起(图 2-1-23a)。图 2-1-23b 介绍患者使用长柄刷和浴巾独立进行洗澡的方法。

六、利手交换

偏瘫患者不但患侧的手功能差,其健侧手与正常人的同侧相比,在速度及灵活性方面多数也都较差。原因有:皮质脊髓束的同侧支配、大脑的左右机能的差别、智能的低下、偏瘫的影响、废用及药物的使用等。因此,为提高患者的生活自理能力需要进行利手交换的训练。训练

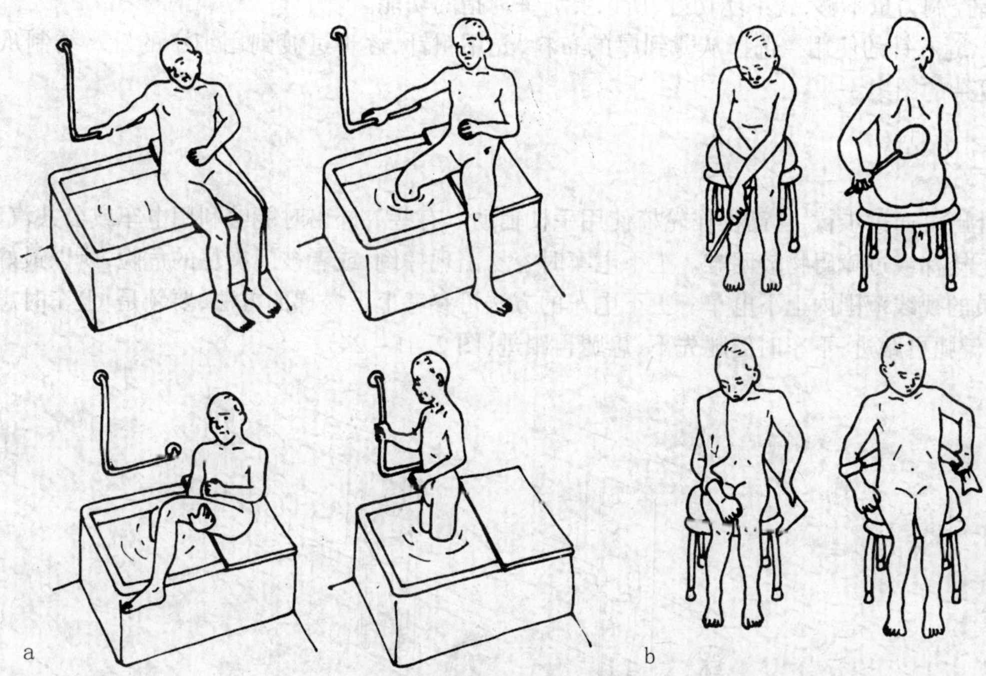

图 2-1-23 入浴动作训练

内容除了练习使用筷子和写字之外，还包括做饭(切菜)、缝衣、使用剪刀等。手功能恢复的目标：①如果手的功能难以恢复，那么通过控制异常反射，侧重改善上肢和手的姿势。②如果手的功能有可能恢复，那么要具体确定上肢、手及实用性操作的目标，以获得更多的功能为目标。另外，由于偏瘫，很多动作受限制，所以要想办法做一些自助具以提高日常生活活动能力。下面介绍具体的利手交换的训练方法。

1. 筷子的使用　对勺子、叉子、带环的筷子等逐一进行练习。用于练习的物品有轻木片、大豆、小豆、弹球等。在吃柔软的豆腐及面条时，用筷子动作比较困难，可训练患者手的精细动作及手指间的协调能力。在进行 OT 训练时，应注意保护好患侧上肢，防止患者肢体下垂或从桌子上掉下来。

2. 写字训练　由于健侧肢体的机能不一定是正常的，所以必须重视进行精细动作训练。作为拿笔的检查，在 3 张复写用的纸上让患者用全力写，观察患者能复写到第几张。用健手写字时，起初不能拿笔，或者拿笔过于用力，或者写字不稳。作为写字的工具，其柔软度按以下顺序使用，从最初用粗笔开始→细笔→2B 铅笔→HB 铅笔，按这种顺序进行练习。为了能把字写得圆滑，首先按垂直方向、水平方向练习画线、画圆或画角，然后练习写字。在进行写字练习时，要从简单的笔划开始逐渐过渡到汉字，从用有格的纸写逐渐过渡到用无格的纸写。

3. 剪刀的使用　练习开始时，可使用较小的两利手的剪刀。首先用普通纸，剪直线、曲线、锐角线、圆等。熟练后，剪稍厚些纸、皮革等。

4. 菜刀的使用　利用菜板先固定蔬菜后再切，如切土豆，固定后竖着从中间切开，这时，如拇指控制力量不够，就不能切好，所以要训练拇指的功能。

5. 缝衣针的使用 选择从薄到厚的布料，先用粗针，逐步过渡到用细小的针。绣制从简单到复杂的图案。

七、外出

外出可通过步行，自己操作轮椅使用手杖辅助。有些人外出时能够利用电车或公共汽车，但上下楼梯或过障碍物较困难。上下电车时容易出现摔倒，或者被门夹住的危险，所以最好在售票员的视线范围内上下电车。上下电车的方法可参考上下楼梯的方法，要领是：上车时患腿先上，健腿再跟进；下车时健腿先下，患腿再跟进（图 2-1-24）。

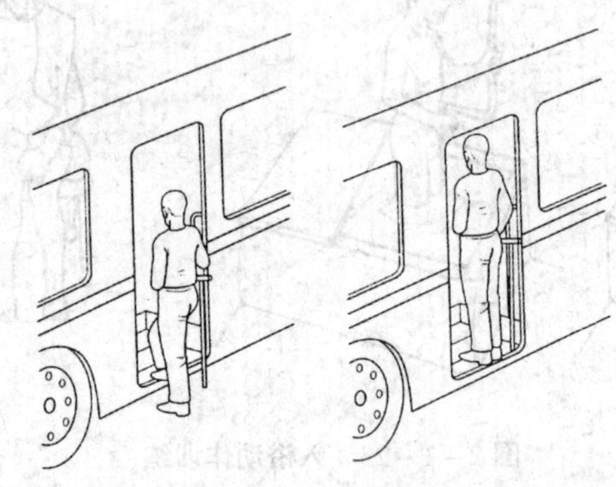

图 2-1-24 上下电车

很多患者希望能继续驾驶车辆，由于考虑到有痉挛发作的危险，最好先与医师商量，确认在视觉、判断力、识别标识等方面没有问题再考虑是否驾驶，以避免发生危险。

八、交流

偏瘫患者合并语言功能障碍时可发生交流困难。为解决这一问题，可使用画写板。具体做法是：将图 2-1-25 中的有关内容复印下来贴在木板上，放在患者健侧上肢附近，患者用健手指向相应的图片，就能向护理人员表达出他的要求。

九、认知功能训练

认知功能是指人脑特有的记忆、注意、思维等方面的高级功能。偏瘫患者常有认知功能障碍，影响 ADL 的完成。认知功能训练是 OT 训练的重要内容。

（一）认知功能评定

1. 目的

（1）用量化的方法判定患者心理和行为表现有无异常，以及异常的类型、程度、性质及范围。

（2）对于脑部病损的患者，神经心理测验还有协助诊断及定位诊断的作用。

（3）为制订康复计划、判断康复疗效及预后、及时修改康复计划提供依据。

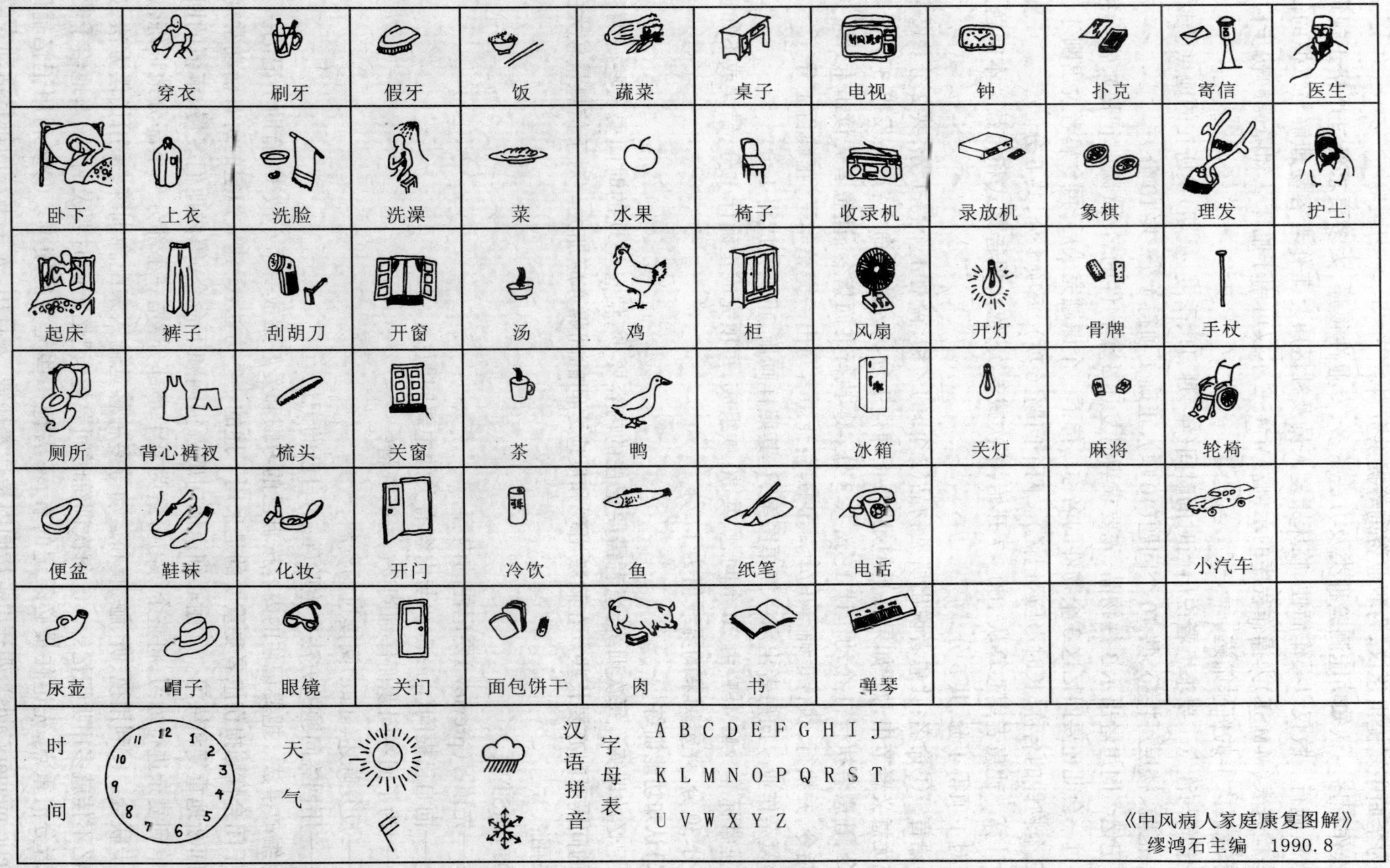

	穿衣	刷牙	假牙	饭	蔬菜	桌子	电视	钟	扑克	寄信	医生
卧下	上衣	洗脸	洗澡	菜	水果	椅子	收录机	录放机	象棋	理发	护士
起床	裤子	刮胡刀	开窗	汤	鸡	柜	风扇	开灯	骨牌	手杖	
厕所	背心裤衩	梳头	关窗	茶	鸭		冰箱	关灯	麻将	轮椅	
便盆	鞋袜	化妆	开门	冷饮	鱼	纸笔	电话			小汽车	
尿壶	帽子	眼镜	关门	面包饼干	肉	书	弹琴				

时间

天气

汉语拼音字母表 A B C D E F G H I J K L M N O P Q R S T U V W X Y Z

《中风病人家庭康复图解》 缪鸿石主编 1990.8

图 2－1－25 交流画板

(4)为全面康复提出建议,为职业咨询等提供资料。

2. 操作程序　认知功能测验种类及方法繁多,专业性很强,大多要求经过严格正规训练的专业人员施行。故仅以操作简便、临床康复人员及社区康复工作者容易理解与掌握的简易精神状态检查表(MMSE)为操作程序的示例。MMSE 不仅可用于临床认知障碍的初步检查,还适用于社区人群的痴呆筛选。

(1)定向与注意　要求患者说出当时的时间(年、月、日、季度、星期)及所在的地点(国/省、城市、区、医院、楼层/科室),共 10 个问题(10 项),正确 1 项得 1 分,共 10 分。

(2)记忆　向患者出示 3 件物品,先要求当时复述 3 个物件的名称(瞬时记忆),告诉患者要记住,过一会儿还要回忆这 3 个物件的名称。待下一个课题完成后,再令患者说出刚才让其记住的 3 个物件的名称(长时/延迟记忆)。两个问题(6 项),每项 1 分,共 6 分。

(3)计算　让患者用心算从 100 - 7 开始,依次减 5 次,依次报告算式和得数。本问题为 5 项,每算对 1 项得 1 分,共 5 分。

(4)语言　①命名:让患者说出所见物品(2 个)的名称,说对 1 个得 1 分,共 2 分。②复述短句(或无意义音节串,如"如果并且但是"):正确得 1 分。③执行命令:口头发出 3 个连贯动作的命令,让患者执行,1 个动作计 1 分,共 3 分。④执行书面指令:让患者先读出卡片上的简短文字指令,并执行,执行正确得 1 分。⑤书写:让患者写出一完整句子,正确得 1 分。

(5)复杂作业　向患者出示一简单图案,让其照样画出,正确完成得 1 分。

3. 正常标准　MMSE 由 20 个问题、共 30 项组成,每项完成正确计 1 分,错误或不知道计 0 分,满分 30 分,评定痴呆的界线值为 17 分。

(二)认知功能训练

1. 记忆的训练　每次训练,患者需要记住的内容要少,信息呈现的时间要长些。两种信息出现的间隔时间亦要长些。在刺激出现和反应之间的间隔亦应加大。对于信息量较大的内容,可采用:

(1)PQRST 法

P——先预习(preview)要记住的内容;

Q——向自己提问(question)与内容有关的主要问题;

R——为了回答问题而仔细阅读(read)资料;

S——反复陈述(state)阅读过的资料;

T——用回答问题的方法来检验(test)自己的记忆。

(2)编故事法　把要记住的内容按自己的习惯和爱好编成一个小故事,有助于记忆。

对于闭合性脑损伤患者更重要的是采用下述的一些方法:①建立恒定的每日活动常规,让患者不间断地重复和练习。②耐心细声地向患者提问和下命令,等候他们缓慢、审慎的回答。③从简单到复杂进行练习,将整个练习分解为若干小部分,先一小部分一小部分地训练,成功后再逐步联合。④利用视、听、触、嗅和运动等多种感觉输入来配合训练;采用代偿方法,如患者视记忆不佳就多用听记忆等。⑤每次训练时间要短,记忆正确时要及时、频繁地给予奖励。⑥让患者分清重点,先记住最必须记的事,不去记一些无关的琐事。⑦多利用记忆辅助物(prosthetic memory aids),如在患者房间内悬挂大挂钟、大日历、大字书写的每日活动表等;将每日经常进行的活动,分步骤地写成清单放在床边;门上贴着患者家人的合影,可帮助他找到自己的房间;让患者常带记事本,本中记有家庭地址、常用电话号码、生日等,并让他经常作记录和查阅。

2. 注意力训练

(1)训练1——猜测游戏(shell game) 取两个透明玻璃杯和一个弹球,在患者注视下由术者将一个杯子覆扣在弹球上,让患者指出有弹球的杯子,反复数次。无误后改用两个不透明的杯子,操作同上,此时患者已不能透过杯壁看到弹球,让患者指出有弹球的杯子,反复数次。成功后改用三个或更多的不透明杯子和一个弹球,方法同前。成功后改用三个或更多的杯子和两个或更多不同颜色的弹球,扣上后让患者分别指出有各种颜色弹球的杯子,移动杯子后再作询问。

(2)训练2——删除作业(cancellation task) 在16开白纸中部写几个大写的汉语拼音字母如KBLZBOY(亦可根据患者文化程度选用数目字、图形),让患者用铅笔删去术者指定的字母,如:"B"。成功后改换字母的顺序和规定要删去的字母,反复进行数次。成功后逐步增加难度,从改用两行印得小些的字母,到改为三行或更多行的字母,再到改为纸上同时出现大写和小写字母。方法是让患者删去指定的大写和小写字母;再穿插加入以前没有出现过的字母,让患者删去;将以前未出现过的字母三个一组地穿插入其中,让患者把这些三个一组插入的字母一并删去。每增加难度,要反复进行数次,成功后再进入下一步。

(3)训练3——时间感(time sense) 要求患者按术者命令启动秒表,并于10秒钟时主动停止秒表。然后将时间由10秒逐步延长至1分钟,当误差小于1~2秒时,改为不让患者看表,启动后让他心算到10秒时停止。然后将时间延长,到2分钟时停止,每10秒的误差不得超过1.5秒,即30秒时误差允许范围为30±(3×1.5)秒。达要求后再改为一边与患者交谈一边让患者进行同上训练,患者尽量控制自己不因交谈而分散注意力。

3. 思维训练 思维包括推理、分析、综合、比较、抽象、概括等多种过程,而这些过程往往表现于人类对问题的解决中,因此训练解决问题的能力就等于训练了上述大部分的抽象逻辑思维的能力。下面介绍一些实用的推理和解决问题的能力的训练方法。

(1)训练1——指出报纸中的消息(locating information in the newspaper) 取一张当地的报纸,首先问患者有关报纸首页的信息如大标题、日期、报纸的名称等。如回答无误,再请他指出报纸中的专栏如体育、商业、分类广告等。回答无误后,再训练他寻找特殊的消息,可问他两个球队比赛的比分如何?某电影院上映的电影如何?当日的气象预告如何等。回答无误后,再训练他寻找一些需要他作出决定的消息,如平时交谈中得知患者想购买一台录像机,可取一有出售录像机广告的报纸,问患者想购买什么牌子和价值多少的录像机,让他从报纸上寻找接近他的条件的广告,再问他是否打算去购买等。

(2)训练2——排列数字(ordering number) 给患者三张数字卡,让他由低到高地将其顺序排好,然后每次给他一张数字卡,让他根据其数字的大小插进已排好的三张卡之间。正确无误后,再给他几个数字卡,问他其中有什么共同之处,如有些都是奇数或偶数,有些可以互为倍数等。

(3)训练3——从一般到特殊推理(reasoning from general to specific) 从工具、动物、植

物、国家、职业、食品、运动等内容中随便指出一项，如食品，让患者尽量多地说出与食品有关的细项，如回答顺利，可对一些项目给出一些限制条件，让患者说出符合这些条件的项目。如谈到运动时，可要患者说出哪些运动需要跑步，哪些要用球，哪些运动时队员有身体接触等。这时患者必需去除一些不符合上述条件的项目，其中就有了解决的过程。成功后可进而假设训练者在杂货店里买回食品，让患者用通过向训练者提问的方式猜出买的是什么？鼓励他先提一般的问题，如"是植物吗?""是肉类吗?"等。训练者回答后再进一步问特殊的问题，如"是西红柿吗?""是黄瓜吗?"等。起初允许他通过无数次的提问猜出结果，以后可限制 30 次提问猜出结果，成功后再限 20 次、15 次等。

(4)训练 4——分类(categorization) 给患者一张列有 30 项物品名称的清单，并告知这 30 项物品都分别属于三类(如食品、家具、衣服)物品中的一类，要求患者给予分类，如不能进行，可帮助他。训练成功后，进而要求对上述清单中的某类物品进行更细的分类，如初步分为食品类后，再细分是植物、肉、奶品等。成功后另外给患者一张清单，列有成对的、有某些共同之处的物品的名称，如:椅子 - 床，牛排 - 猪肉，书 - 报纸等，让患者分别回答出每一对中的共同之处。答案允许多于一个，如书 - 报纸一项可以回答是写出来的和是纸制的等，但必须有共同之处。

(5)训练 5——做预算(budgeting) 让患者假设一个家庭在房租、水、电、食品等方面的每月开支帐目(可做 6 个月或 1 年的)，然后要求回答某一项(如电)花费最高或最低的月份。回答正确后，再要求计算出某项开支(如电费)的年总费用。回答正确后，改变各项开支的总费用并增加其他开支类别(如衣服、娱乐等)，让患者计算出在上述预算条件下每月所需生活费用，进而分解为每周所需生活费用等。

训练是多种多样的，进行中并非一天就把某训练中的所有步骤都完成，一般一个步骤连续 2 ~ 3 天都完成正确后，再进入下一步。

上述训练无甚特殊用品，适于出院后在家中继续进行，因此对家人亦应进行训练，让他们也掌握训练方法。

十、行为障碍的治疗

行为功能是人脑具有的另一种高级功能，部分偏瘫患者可能出现行为功能障碍，可表现为:①发作性失控:如打破家具，向人吐唾沫，抓伤他人，放纵地进行其他狂乱行为等。②额叶攻击:因额叶受损引起，对细小的诱因或挫折出现过度的反应。③负性行为障碍:精神运动迟缓，感情淡漠，失去主动性，患者往往不愿动，即使日常生活中最简单、最常规的活动也完成得十分困难。训练方法:

1. 发作性失控 给予卡马西平(carbamazepine)0.1 ~ 0.3g/次，一日 2 ~ 4 次，配合行为疗法中的暂停(time - out)法。

2. 额叶攻击 用暂停法合并在其鼻孔下释放挥发性氨等正惩罚(positive punishment)法。

3. 负性行为障碍

(1)用神经行为疗法中的成型法(shaping procedure) 训练患者完成晨间 ADL 活动。如患者有能力完成这种动作，但因有上述行为障碍，不愿做。先用代币法(taken economy programme)处理。让患者起床,如能完成,给一代币,持此代币他可以换取一些喜爱的实物。起床后整理好床单,如能完成,又给一代币,此时行为比代币为1:1,即一种行为给与一个代币。以后改为起床,起床后整理床单才给一个代币,此时行为比代币为2:1。此后又改为起床、起床整理床单、走向洗脸池才给一个代币,此时行为比代币为3:1。这样逐步地鼓励患者,将孤立的行为成型为系列行为。

(2)用负惩罚法(negative punishment) 要求患者行走,如其步行能力完好,但由于有负性行为障碍不愿做行走练习,而且对代币换取的实物或看电视、看电影等优惠全无兴趣,毫不生效,则规定:如自己走到餐厅,可以一日吃5餐,否则只给少许牛奶,起初患者抗拒,又不愿挨饿,以后开始自动走向餐厅。

十一、失认症的治疗

失认症(agnosia)是由于大脑半球中某些部位的损害,致使患者对来自感觉通路中的一些信息丧失正确的分析和鉴别的一种症状。如听失认者听到耳后的钟表声时,可以判断出有声音的存在(有别于聋),但不能分辨出到底是钟表声、门铃声还是电话铃声。

在脑卒中等脑损害中,较常见的失认症有半侧空间失认(6.6%±)、疾病失认(2.7%±)、Gerstmann综合征(1.5%±)和视失认(1%±)等。

(一)半侧空间失认

又称单侧忽略(unilateral neglect),是患者对大脑损害部位对侧一半空间内的物体不能辨别。病灶常为右侧顶叶、丘脑。

临床实例:60岁,男性,吃饭时手不能拿到左边的点心,轮椅操作时左侧经常碰到障碍物,经常忘记左边的闸,吃饭时,看不到左边的点心,不仅仅是吃饭,更衣时先穿右侧,然后经常出现没有注意到穿左侧。

1. 评定方法

(1)平分直线法 在一张白纸上画一条横线,让患者用一垂直短线将横线平分成左右两段。患者所画的垂线如是明显地偏向一侧,即为一侧空间失认阳性。

(2)画人试验 检查者在纸上画一个人,然后让患者模仿着画(也可让患者按镜中映出的像画他自己),如画的人缺少一半或明显偏歪、扭曲,即为阳性。

(3)删字试验 将一组阿拉伯数字展示在患者面前,让他用笔删去指定的数字(如1和4),如仅删去一侧的,另一侧的未删,即为阳性。

2. 训练方法 训练原则是不断地让患者集中注意他所忽略的一侧,其方法是:①训练者站在患者忽略的一侧训练患者和与他谈话;向他的忽略侧提供触觉、拍打、按摩、冷等感觉刺激;将患者急需要的物体故意放在患者的忽略侧,让患者用另一侧手越过中线去取。②让患者向健侧翻身,鼓励他用患侧上肢或下肢向前探,若患者没有足够的运动功能去完成这种动作,可让他用健手帮助病手。③在患者忽略侧内用颜色鲜艳的物体或手电筒光提醒他对该侧的注意,但在患者生活环境中,在症状未克服之前,为避免碰撞和损伤患者,易碰倒和易损伤患者的物体仍暂放于患者的健侧为宜。④阅读时为避免读漏,可在忽略侧的极端放上颜色鲜艳的规尺,或让患者用手摸着书的边缘,从边缘处开始阅读。

3. 半侧空间失认患者的 ADL 训练

(1)进食 半侧空间失认的患者,当把食物放在中间时,常常会忽略左边的食物,严重者只吃右边的食物。训练者应设计一些显眼的容器,并在容器的左边放上红色的标记物以提醒注意。最初,半侧空间失认较重时,最好把盘子放在右侧。随时提醒是必要的,因为在吃饭中,大声经常提醒不太好,所以在吃饭过程中通过转换(左右)盘子来代偿左侧空间失认。对于半侧空间失认的患者,在口腔内左侧残留食物也较常见,所以口腔清洁护理及身边卫生指导是必要的。

(2)整容 左侧半球空间失认的患者,剃胡须、整理头发时完成右半部分。训练时为了确认动作是否完成,训练者一边让患者照着镜子,一边指导患者完成左侧的动作。另外胡子长了也不注意修饰的情况较多,所以训练者可以经常提醒说:“某某,今天胡子长了,早晨剃胡子吧!”

(3)更衣 半侧空间失认患者存在的更衣障碍表现为,患者经常不穿患侧袖子,直接穿健侧,或者系错扣子等,不能掌握西服的上下、左右、内外。训练者可在衣服上直接贴上“左手”“右手”“前”“后”等标志,最初采用在穿过偏瘫侧的袖子上做一记号的方法,或者按穿衣服的顺序叠放衣服,事先录下更衣方法,然后结合录音更衣。如半侧空间失认的患者可按以下方法进行练习:①穿患侧的袖子。②穿健侧的袖子。③套头。④系第一个扣子……

(4)移动 左半侧空间失认的患者,常常忘记拉左侧轮椅闸,或者左脚未踩脚踏板就移动,非常危险。左手驱动轮椅的练习要经过一段时间的训练才能掌握。把轮椅闸或脚踏板做一醒目的记号。训练操作顺序:患侧轮椅闸、健侧轮椅闸、患侧脚踏板,训练者以此为顺序在实际操作中发出 1,2,3 的口令,患者按照这个节奏操作。患者及训练人员都必须有耐心,如能操作轮椅,就训练向左侧移动,训练跨左侧的障碍物。患者不能看到左侧标志性的场所,即使能回家也常常会发生迷路。在有标志性的场所,做一飘带或花等的醒目标记,或记住重点地方(如烟店、邮局、桥等)。在去的路上及回来的路上,重点的地方都是相反的,耐心提醒患者注意左侧障碍物。

(二)疾病失认

疾病失认(anosognosia)患者根本不认为自己有病,因而安然自得,对自己不关心,淡漠,反应迟钝。其病灶部位多为顶叶,好发于右侧。

训练很困难,幸好该症状大多于 3~6 个月内自愈。

(三)Gerstmann 综合征

包括左右失定向或双侧空间失认(bilateral spatial agnosia)、手指失认(finger agnosia)、失写(alexia)和失算(acalculia)4 种症状。

临床实例:66 岁,女性,失语症是轻度健忘失语,尽管无理解障碍及无表达障碍,但是在日常生活中,含有数字和空间的语言不能理解。另外,不会使用洗衣机,所有的衣服都要手洗。在计算、买东西、时间的定向等方面都存在严重的问题。

1. 评定方法

(1)左右失定向 检查者叫出左侧或右侧身体某一部分的名称,嘱患者按要求举起相应的部分。或由检查者指点患者的某一侧手,让患者回答这是他的左手还是右手。回答不正确者即为阳性。

(2)手指失认　试验前让患者弄清各手指的名称，然后检查者分别呼出左侧或右侧的示指、小指等手指的名字，让患者举起他相应的手指，或让他指出检查者相应的手指。回答不正确者为阳性。

手指失认症患者往往在识别中间三个手指时出现错误，而对拇指和小指一般能正确辨认。

(3)失写　让患者写下检查者口述的短句，不能写者为失写阳性，能写者为失写阴性。

(4)失算　患者无论是心算还是笔算均会出现障碍。重症患者不能完成一位数字的加、减、乘，轻症患者不能做两位数字的加减。失算症患者完成笔算往往比心算更觉困难，这是因为患者在掌握数字的空间位置关系上发生了障碍。简单的心算可从 65 开始，每次加 7，直到 100 为止。不能算者为失算阳性。

2. 训练方法

(1)左、右失认　治疗时经常提供左右方向的暗示，以帮助患者辨认在他左或右方的物体。在进行作业时，相应地喊出左或右的方向。术者给予指导时，明确地呼出左或右等。

(2)手指失认　给患者手指以触觉刺激，同时呼出该手的名称，反复在不同的手指上进行。

(3)失读　给患者以能自动出现数目的作业，让他辨认和熟习其中的数字，如玩扑克牌、投骰子等可以训练患者的数目知觉有利于治疗数日失读，让患者阅读短句、短文，给予暗示或提醒，让他埋解句和文的意义等。

(4)失写　辅助患者书写并告知写出材料的意义，若健肢有可能书写，应着重训练健肢在这方面的功能。

(四)视觉失认

视觉失认(visual agnosia)患者对所见的物体、颜色、图画不能辨别其名称和作用，但一经触摸或听到声音或嗅到气味，则常能说出。其病灶部位一般在枕叶副纹区与纹周围区，特别是优势侧大脑半球。支配血管为大脑后动脉。

临床实例：57 岁，男性，无运动障碍，也无智能障碍，但是吃饭时不知道吃的食物是什么，只有吃了之后才清楚。更衣时不知道衣服前后、左右、里外，只有用手摸到了内衬的缝结后才能确认。另外辨别颜色也是如此。相貌失认更为严重，不认识家人，只有通过声音来辨别家人。

1. 评定方法

(1)形状失认　取圆形、三角形、正方形、菱形的塑料块各两块，杂乱地混放于患者面前，让患者分辨。辨认不正确者为阳性。

(2)物品失认　将多种物品混放在一起，其中有同样的物品，让患者将同样的物品挑选出。能够正确完成这一指令者为正常，不能完全挑出来的为异常。又可将梳子、牙刷、牙膏、香皂、钥匙、铅笔、钢笔、硬币、手表等日常生活用品摆放在一起，检查者说出物品名称，或模仿使用动作，让患者选出相应的物品。不能在合理的时间内正确完成指令的为阳性。

物品的分类检查：将多种物品混放一起，让患者根据物品形态、材料、颜色、用途等进行分类。检查者可以任意提出以上分类的要求，不能在适当时间内完成的为阳性。

(3)图形失认　将各种物品的图片平放在桌面上，让患者按检查者的要求挑选物品，不能在适当的时间内正确完成的为阳性。

(4)颜色失认　给患者一张绘有苹果、桔子、香蕉的圆形的无色图，让患者用彩色笔给每张图涂上相应的颜色。完成不正确者为阳性。

(5)相貌失认　在患者面前放几张众人皆知的名人照片，如国家主席、政府总理、明星等，看患者能否认出。或让患者自己照镜子，看他能否认出是他本人。不能正确回答者为阳性。

2. 训练方法

(1)形状失认　训练者用各种拼板玩具、用不同的图形拼出图案，让患者模仿、复制，给予暗示和提醒，直到选用图形和拼接接近正常为止。

(2)颜色失认　提供各种物体的轮廓图让患者填涂正确的颜色或用轮廓图与色板让患者配对，反复练习，不正确时给予指示或提醒，直到填涂或配对正确为止。

(3)相貌失认　用知名人物或熟悉的人物(家人、挚友等)的照片让患者辨认，或将照片和写好的名字让患者配对，反复练习达到正确或接近正确为止。

十二、失用症的治疗

失用症(apraxia)是在运动、感觉、反射均无异常的情况下，患者由于脑部损伤而不能按指令完成以前所能完成的有目的的动作。如手的运动、感觉、反射均正确，但当让他表演刷牙动作时却不能，但晨起却能自动地刷牙。在脑卒中等脑损害中，较常见的有结构性失用(2.3%±)、运动失用(1.9%±)、穿衣失用(0.66%±)、意念运动性失用(0.4%±)等。

(一)结构性失用

结构性失用(constructional apraxia)是空间失认(spatial agnosia)引起的一种失用症。患者不能描绘或搭拼简单的图形，其病灶部位常在非优势侧顶、枕叶交界处。

1. 评定方法

(1)画空心十字试验　给患者纸和笔，让他照着一个“十”字画一个空心十字的图形。不成空心、边缘歪扭、形状畸异均为阳性。

(2)用火柴棒拼图试验　由检查者用火柴棒拼成各种图形，让患者照样复制，不能完成者为阳性。

(3)搭积木试验　检查者用积木块搭成几种简单的图形，让患者仿制。不能完成者为阳性。

2. 训练方法　选用的作业要确保对患者有目的和意义，治疗中要用暗示和提醒，可让患者复制训练者事先示范的平面图形或立体构造，起初给予较多的暗示、提醒，有进步后再逐步减少暗示和提醒，并增加图形或构造的复杂性。平面图形如裁衣的纸样、重新布置家庭用的家具小样等。立体构造有常用物品的排列、堆放和有次序的堆积等。

(二)运动性失用

运动性失用(motor apraxia)是最简单的失用症，常见于上肢和舌。发生于上肢时可累及各种动作，如不能洗脸、刷牙、梳头、划火柴、倒茶、用钥匙开门及与人打招呼等。有时并非全不能，而是动作笨拙。舌肌失用时，患者只能张口而不能伸舌。其病灶部位常在非优势侧顶、枕叶交界处。

1. 评定方法 让患者做系纽扣、系鞋带、穿针引线等精细动作。不能完成者即为阳性,能完成者则为阴性。

2. 训练方法 要加强练习,大量给予暗示、提醒或用训练者的手教患者进行。改善后再减少暗示、提醒等,并加入复杂的动作。

(三)穿衣失用

穿衣失用(dressing apraxia)是视觉空间失认(visual spatial agnosia)引起的一种失用症,表现为对衣服各部位辨认不清,因而不能穿衣。其病灶部位常在右顶叶。

1. 评定方法 让患者给玩具娃娃穿衣,如不能则为阳性。让患者给自己穿衣、系扣、系鞋带,如对衣服的正、反、左、右不分,手穿不进袖子。系扣、系鞋带困难者为阳性,不能在合理时间内完成上述指令者为阳性。

2. 训练方法 训练者可用暗示、提醒、或一步步地用言语指示同时用手教患者进行,最好在上下衣和衣服的左右做上明显的记号或贴上特别的标签以引起注意。辅之以结构失用的训练方法常可增加治疗的效果。

(四)意念运动性失用

意念运动性失用(ideomotor apraxia)是意念中枢与运动中枢之间联系受损所引起的。意念中枢与运动中枢之间的联系受损时,运动的意念不能传达到运动中枢,因此患者不能执行运动的口头指令,也不能模仿他人的动作。但由于运动中枢对过去学会的运动仍有记忆,有时能下意识地、自动地进行常规的运动。如给他牙刷时他能自动地去刷牙,但告诉他去刷牙时,他却又不能去刷牙。因此常表现为有意识的运动不能,但无意识运动却能进行。其病灶部位常在缘上回运动区和运动前区及胼胝体。

1. 评定方法

(1)模仿动作 检查者向患者示范一种动作,如举起一只手,伸示指、无名指和小指,将中指和拇指对指;或伸中指、无名指、小指,将示指和拇指对指,让患者模仿。凡不能完成者为阳性。

(2)按口头命令动作 让患者执行检查者的口头动作指令。不能执行者为阳性。

意念运动失用依动作部位可细分为颜面颊部性、四肢性和全身性 3 种,可予以分别检查。①颜面颊部性:检查者口头指令患者表演吹火柴、用吸管吸汽水或伸出舌头等动作。如果不能,即为阳性。②四肢性:口头指令患者表演行举手礼,使用牙刷、梳子,用锤子钉钉子,用脚踢球等动作。如不能,即为阳性。上述检查如为单侧动作,则应左、右侧均做检查。如患者不能执行指令时,可由检查者示范,让他模仿。如仍不能时,给予火柴、牙刷等实物,让患者操作,分别记下结果。给予实物即能进行表演者症状最轻;能模仿但不能执行口头命令者次之;模仿也不能者为最重。

2. 训练方法 由于患者不能按训练者命令进行有意识的运动,但过去曾学习过的无意识运动常能自发地发生,这是运动记忆基本完好的表现,治疗时要设法按要求触发其无意识的自发运动。如要让患者刷牙,命令他刷牙是不能完成的,让他假装刷牙也不成,让他模仿训练者刷牙也不一定能成(因这种患者不能模仿他人动作)。但将牙刷放在他手中,却能完成一系列的刷牙动作。如命令患者划火柴然后吹灭它,患者不能完成,假装或模仿也不能完成,但训练者把火柴和火柴盒放到患者手中或许就能完成，把燃点的火柴放到患者面前他常能自动吹灭。因此要常启发患者的无意识活动以达到功能目的。但必须注意过去没学过的活动由于无运动记忆是无论如何达不到的，如让患者用牙刷去刷金属餐具，若患者过去没有做过此类事情，无论如何也不能引起运动。

(五)意念性失用

正常的有目的的运动需要经历认识—意念—运动的过程。意念中枢在左顶下回、缘上回，由此发出冲动，经弓状纤维到运动前区皮质及运动皮质，后二者是运动中枢。认识到需要运动时就有了运动的动机，产生了运动的意念，做出运动的计划，控制肌力、肌张力、感觉，协同动作，才能完成有目的的运动。意念中枢受损时，不能产生运动的意念，此时，即使肌力、肌张力、感觉、协调能力正常也不能产生运动，称为意念性失用(ideational apraxia)。特点是对复杂精细运动失去应有的正确观念，以致各种基本运动的逻辑顺序紊乱，患者能完成一套动作中的一些分解动作，但不能将各个组成部分合乎逻辑地连贯结合为一套完整的动作。如让患者用火柴点烟，再把香烟放在嘴上，但患者可能用烟去擦火柴盒，把火柴放到嘴里当作香烟。患者在日常生活中常常做出用牙刷梳头、用筷子写字、用饭勺刷衣等动作。患者常给他人一种十分漫不经心、听话极不注意的印象。但模仿运动一般无障碍。这种患者常伴有智能障碍，生活自理能力差。其病灶部位常在左侧顶叶后部或缘上回及胼胝体。

临床实例：

意念失用：68岁，女性，吃饭时拿叉子就像拿铅笔那样。清洁时牙刷的使用顺序混乱。入浴时浴液、肥皂等的使用混乱。不会使用水龙头。洗衣机的使用顺序也混乱，洗衣时还未放水，洗衣机就开始工作或者未放洗衣剂等。

拮抗失用：46岁，男性，在日常生活的大部分动作中，出现左、右手完全相反的动作拮抗失用。在吃饭时右手一拿筷子，左手就去拿那双筷子然后放下。更衣时右手一系扣子，左手就解开扣子，右手一提裤子，左手就脱裤子。穿西服需要30分钟以上。

1. 评定方法　活动逻辑试验：可以给患者茶叶、茶壶、暖水瓶(盛温水以免烫伤)和茶杯，让患者泡茶。如果患者活动的逻辑顺序混乱，则为阳性。也可把牙膏、牙刷放在桌上，让患者打开牙膏盖，拿起牙刷，将牙膏挤在牙刷上，然后去刷牙。如果患者动作的顺序错乱，可为阳性。或将信纸、信封、邮票、胶水放在桌子上，让患者折好信纸，放入信封，封好信封口，贴上邮票。如果患者动作顺序错乱，也是阳性。

2. 训练方法　可选择日常生活中一些由系列动作组成的完整动作来进行训练，如泡茶后喝茶、洗菜后切菜、摆放餐具后吃饭等。由于顺序常混乱，训练者除将分解的动作一个一个地训练以外，还要对下一步骤给予提醒，或用手帮助患者进行下一个运动，直到有改善或基本正常为止。如已知患者的整个知觉技能已不可能改正时，可集中改善其中某单项的技能，这时要通过组织得很好的学习程序，让患者进行大量的重复，学会一种单项的技能，即所谓分离的技巧(splinter skills)。

3. 意念失用患者的ADL训练

(1)训练场合　意念失用的患者在实际场合出现的症状比检查时出现的症状少，所以在设置训练场合时最好与实际场合相接近。

(2)使用的物品　杯子、筷子、牙刷、肥皂等训练用的日常物品,最好是用从家里带来的平时用惯的。

(3)物品的数量　练习入浴、烹饪、整容等动作时,最初使用的物品数量应尽可能少,等习惯后逐渐增加使用物品。

(4)指导的形式　伴有失语时,仅口头命令是无效的,所以应加上模仿或节奏。做示范动作:如果患者使用工具的方法错误时,训练者应先示范正确的操作方法,然后指导患者做。如果患者取放物品错误时,训练者要做一正确的动作让患者看,请患者模仿。如果模仿也出现错误,还可以采用手把手指导的方法,这种方法一般是有效的(图 2-1-26)。

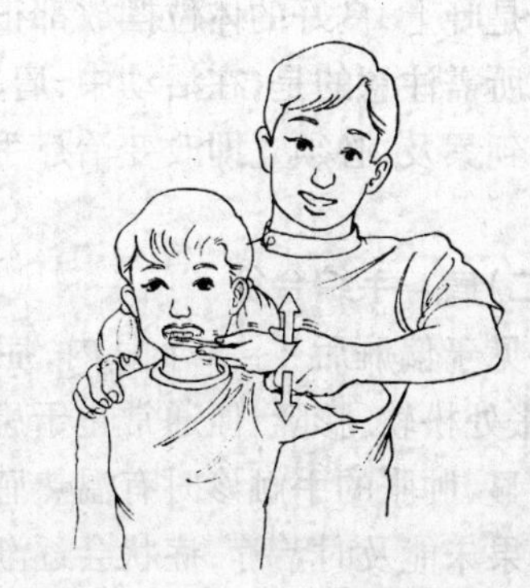

图 2-1-26　手把手训练方法

让患者照着镜子刷牙,指导患者做正确的动作。

(5)进食　在实际的进食动作训练中,确认勺子或筷子等工具的使用方法。首先观察拿勺子的情况,另外还要观察患者沏茶喝,把筷子放入筷篓等是否有问题。对于意念失用的患者,不会使用工具,训练者应手把手地教患者正确地使用,这种方法是有效的。

(6)整容　对于意念失用的患者,在梳子或牙刷等物品使用方面经常出现错误。另外使用工具的数量越多越容易出现错误,所以尽量减少工具的使用。例如刷牙,最初先不使用牙膏,先训练患者从使用牙刷和杯子等简单物品开始,熟练后再进行挤牙膏的练习。

(7)入浴　在入浴时面对的物品较多,如水龙头、洗脸盆、沐浴露、洗发液、香皂、毛巾等。对于意念失用的患者,入浴动作常常非常混乱,所以入浴前必须进行评定。对于有障碍的患者,使用的工具应少一些,或者使用已习惯的物品。

(8)家务动作　烹饪是由复杂的一系列动作组成的,包括洗菜、切菜、准备调味品和锅、炒、煮、盛、洗碗碟、收拾剩饭剩菜等。进行烹饪训练时,首先从简单的训练开始,例如打鸡蛋、切菜等。在开始阶段,患者在辅助下可做简单的菜,如能打鸡蛋后炒鸡蛋,能切菜后做沙拉等。这一时期不一定完全让患者本人做,调味品或材料的选择,用具的取放等患者不能完成的部分,可由训练人员辅助完成,最后逐渐减少辅助量。另外厨房里应尽可能的少放用具,把必要的用具放在桌子上,如果可能的话,最初考虑只放一个用具,以后再逐渐增加。

十三、偏瘫合并症的治疗

偏瘫后的合并症有许多,以肩关节半脱位和肩-手综合征多见。

(一)肩关节半脱位

多见于偏瘫早期,发病率高达 60%~70%,尤其在整个上肢处于弛缓性麻痹状态下,在开始坐或站时,常由于重力作用而自然发生,一旦发生肩关节半脱位,可采取以下方法予以矫治。首先应保持肩关节的正常活动范围,这些活动不但包括肩胛骨和上肢的被动活动,而且还涉及床上运动,或向椅子上转移以及卧位与坐位的姿势摆放。其次应加强肩周围稳定肌群的活动及张力,治疗人员一手握住患侧上肢并向上举,一手用手掌由患肩向远端快速摩擦;或是患者取坐位,患侧上肢肘关节伸直,腕关节背屈,患手放在坐位臀部水平略外侧,然后让躯体向患侧斜倾,利用患者体重使患肢各关节受压及负重。另外应注意矫正肩胛骨的姿势。所以无论是白天还是晚上,良好的体位摆放都很重要,同时多鼓励患者经常用健手帮助患臂做充分的上举活动。所需注意的是,在活动中,肩关节及其周围结构不应有任何疼痛,如有疼痛则表明某些结构受到累及,必须立即改变治疗手法。对偏瘫患者来说,早期正确的处理可以预防肩关节半脱位。

(二)肩－手综合征

多见于偏瘫后 1～3 个月内,症状为突然发生手部肿痛,水肿以手背为明显,皮肤皱纹消失,肿胀处松软、膨隆,但通常止于患手腕部。手的颜色也出现异常,呈粉红色或淡紫色,下垂时更明显,肿胀的手触诊时有温热感。患手指甲较健手白或无光泽,掌指关节、腕关节活动受限。如果未能及时治疗,症状会逐渐加重,X 线检查可见骨质疏松改变。后期患手肿胀消失,手呈典型的屈曲畸形,手掌变平,鱼际肌萎缩,手的运动功能永远丧失。这种现象常由于腕关节长时间屈曲受压、对手关节过度牵拉以及意外损伤等原因所致。为此,肩－手综合征应及早发现,及时治疗,一旦进入后期,将很难改变手的挛缩和功能丧失。具体措施为:保持良好的坐卧姿位,避免长时间手下垂。加强患侧上肢的被动和主动活动,以防止关节挛缩。对于肿胀的手指可采用向心性压迫性缠绕法,通常是用直径 1～2mm 的线绳由远端向近端缠绕手指,缠绕开始于指甲处,并做一小环,然后快速有力地向近端缠绕至指根部不能缠绕为止,缠绕完后治疗人员立即从指端绳环处迅速拉开缠绕的线绳。每个手指都缠绕一遍后,最后缠绕手掌。该方法大多令人满意,而且简便、安全。另外也可采用冰水疗法,方法是冰与水按 2:1 混合后放在容器内,将患者的手浸泡 3 次,每次约 3 秒钟,两次浸泡之间有短暂间隔。需注意的是,治疗人员的手要一同浸入,以确定浸泡的耐受时间,避免冻伤。除了以上方法外,必要时可口服强的松。

(汪家琮　周红俊)

第二章 脑　瘫

脑性瘫痪(cerebral palsy, CP) 简称脑瘫,一般是指脑部在未发育成熟前,由于各种原因使脑组织受到损伤所留下来的后遗症。1988 年 7 月 24 日全国小儿脑瘫座谈会对脑瘫下的定义是:“脑瘫是出生前到出生后 1 个月内发育时期的非进行性脑损伤所致的综合征。主要表现为中枢性运动障碍及姿势异常。”脑瘫代表脑的一组功能障碍,绝不是单一的疾病,除主要表现的运动障碍及姿势异常外,还经常伴有智力低下、癫痫以及视觉、听觉、言语、摄食等障碍。

据有关资料报道,脑瘫的发生率在发达国家平均为 2‰左右。1998 年“九五”攻关课题“脑瘫流行病学调研”的报道中,我国 0~6 岁脑瘫患病率为 1.86‰,推算我国目前 0~6 岁脑瘫患儿有 31 万,并且每年新递增约 4.6 万。最常见的原因是在围产期出现窒息、缺氧,其次为早产、难产及各种感染等。

第一节 脑瘫的 ADL 障碍特点

脑瘫对日常生活动作的许多方面均有影响(表 2-2-1)。

表 2-2-1 脑瘫的 ADL 障碍特点

ADL	ADL 障碍表现	解决途径
起居	不能翻身、坐起,移动困难	PT、OT
进食	不能握匙,偶有吞咽困难	OT
排泄	穿脱裤子和用手纸困难	OT
整容	拿毛巾、牙刷、梳子困难	OT
入浴	不能拿毛巾搓后背	OT
更衣	不能完成穿脱衣服动作	OT
交流	对言语理解和表达困难	语言训练
家务	不能洗手帕、袜子	PT、OT
健康管理	不能按时服药	OT
外出	不能上下台阶、上下公共汽车	PT、OT
作息时间安排	作息时间反常	OT
公共设施的利用	认知障碍导致不能去商店购物	OT

一、脑瘫的临床表现及分型

(一)按临床特点分

1. 痉挛型　最常见,占脑瘫的2/3,主要病变在锥体束广泛损害。主要表现为肌张力增高,被动运动肢体阻力增高,腱反射亢进,病理反射阳性,智能受影响者较为多见。

2. 手足徐动型　也常见,占脑瘫的1/4左右,主要为锥体外系、基底核的损害。主要表现为肌张力变化不定,在过高或过低之间波动,运动意愿和运动结果不一致,有不随意运动,腱反射一般正常,病理反射一般为阴性,侧弯反射阳性,合并听力和构音障碍多见,智力受影响少。

3. 共济失调型　少见,占脑瘫的5%,主要病变在小脑或大脑,主要表现为肌张力偏低,平衡功能差,随意运动的协调性差,伴有意向性震颤,腱反射一般正常,病理反射阴性,亦常伴构音障碍,智力一般不受影响。

4. 弛缓型　主要表现为肌张力低下,但膝反射可引出或亢进。一般只见于婴幼儿时期。

5. 强直型　以运动阻力增高、铅管样强直为主。

6. 震颤型　此型很少见,表现为四肢震颤,多为静止震颤。

7. 混合型　兼有两种或两种以上各类型的特点,常见于痉挛型与手足徐动型同时存在。

(二)按瘫痪部位分

1. 四肢瘫　四肢与躯干均受累,上下肢严重程度类似。

2. 双重性脑瘫　四肢均受累,但双上肢重,有时左右侧严重程度也不一致。

3. 双瘫　四肢均受累,上肢及躯干较轻,双下肢受累较重。

4. 三肢瘫　三个肢体受累。

5. 截瘫　只双下肢受累,双上肢基本正常。

6. 偏瘫　一侧肢体及躯干受累,常见上肢较重。

7. 单瘫　单个肢体受累,此型较少见。

(三)根据病情程度分

1. 轻度　生活完全自理。

2. 中度　生活部分借助。

3. 重度　生活全部借助。

(四)其他表现

1. 生长发育迟缓　在各个发育阶段均可有不同程度的落后。如:大于3个月还不能抬头,大于6个月仍不会坐,7~8个月后仍不会爬等。

2. 智力低下　约占50%~70%,痉挛型表现明显。

3. 癫痫　约占14%~75%,单纯脑电图异常率更高。

4. 视听觉障碍　尤以视觉障碍最明显,例如,斜视约占60%左右,以内斜视多见。手足徐动型听力障碍较多。

5. 牙齿发育不良　例如牙质发育不良而疏松易折、牙列不整、咬合不正等。

6. 咀嚼、吞咽、唇闭合困难　由于与此有关的肌肉的痉挛、不协调等原因造成。

7. 语言障碍　约占30%~70%。例如口吃、发音不清、表达困难、构音障碍、失语等。四肢瘫最明显。

8. 情绪、行为等精神发育障碍 例如固执、任性、情绪波动、易喜易怒、孤僻等，有强迫、自伤、侵袭行为等。

9. 年龄大的患儿还可以出现关节挛缩、畸形，肩、髋脱位，骨折、脊椎侧弯等并发症。

二、脑瘫的 ADL 评定

脑瘫的 ADL 评定项目、评分依据与效果判定见表 2-2-2~4。

表 2-2-2 脑瘫的 ADL 评定项目

项目	说明
1. 头部控制	特指脑瘫患儿童头的抬起、竖直及左右转动
2. 翻身	仰卧、侧卧、俯卧的体位变化过程
3. 坐起	从卧位到坐位的体位变化过程
4. 爬	用双手、双膝支撑爬行
5. 站起	从坐位到立位的体位变化过程
6. 坐位移动	在床、轮椅、椅子、便器等之间的移动
7. 步行	在平地连续走 10 步以上
8. 上下台阶	连续上或下每级高度约 15cm 的三级台阶
9. 进食	使用合适的器具将食物、饮料送入口中，咀嚼和咽下
10. 穿脱上衣	包括帽子、围巾
11. 穿脱下衣	包括鞋、袜
12. 洗漱	洗脸，漱口，刷牙，梳头
13. 大小便	穿脱裤子，使用便器，便后清洁
14. 交流	对言语、手势、文字、图示等任意一种方式的理解和表达
15. 使用辅助器具	使用轮椅、假肢、矫形器、生活自助具等辅助器具
16. 儿童参加集体活动或上学	集体活动指与其他孩子一起游戏娱乐，上学包括上幼儿园或上学前班
17. 做家务	从事 3 种以上的家务劳动
18. 劳动或工作	除家务以外的劳动
19. 参加社区的活动	在社区内使用公共设施、购物、参加健身娱乐等活动

表 2-2-3 评分依据

项目序号	评分标准		说明
1~13	3	独立完成	完成项目的运动或活动时不需他人帮助，但可以使用辅助器具
	2	少量帮助	完成项目的运动或活动时只需他人辅助性地帮助
	1	大量帮助	完成项目的运动或活动时大部分需他人帮助
	0	完全帮助	完成项目的运动或活动时完全依赖他人帮助
14~19	2	能	同“独立完成”
	1	部分能	同“少量帮助”和“大量帮助”
	0	不能	同“完全帮助”

表 2-2-4 效果判定

训练效果	标准	说明
显效	训练效果提高 15%以上	依据肢体残疾者个人的障碍和困难，在 19 个项目中确定应训练的项目，对其进行初次、中期、末期 3 次评定计分。训练效果的计算方法为：
有效	训练效果提高 1%～14%	训练效果 =（末期评定分 - 初次评定分）÷ 初次评定分 × 100%
无效	训练效果无提高	

注：以上表格摘自全国残疾人康复工作办公室制：《全国肢体残疾康复训练评估标准》。

目前中国康复研究中心使用的脑瘫患者 ADL 评定方法见表 2-2-5。

表 2-2-5 脑瘫日常生活动作评价表

一、个人卫生动作	四、排泄动作	2. 仰卧位—坐位
1. 洗脸，洗手	1. 能自我控制大小便	3. 坐位—膝立位
2. 刷牙	2. 小便自我处理	4. 独立坐位
3. 梳头	3. 大便自我处理	5. 爬
4. 使用手绢	五、器具使用	6. 物品摆放
5. 洗脚	1. 电器插销的使用	八、移动动作
二、进食	2. 电器开关的使用	1. 床—轮椅或步行器
1. 奶瓶吸吮	3. 开关水龙头	2. 轮椅—椅子或便器
2. 用手进食	4. 剪刀的使用	3. 操纵手闸
3. 用吸管吸食	六、认识交流动作	4. 乘轮椅开门、关门
4. 用勺叉进食	（7 岁后）	5. 移动前进轮椅
5. 端碗	1. 书写	6. 移动后退轮椅
6. 用茶杯饮水	2. 与人交谈	九、步行动作（包括辅助具）
7. 水果剥皮	3. 翻书页	1. 扶站
三、更衣动作	4. 注意力集中	2. 扶物或步行器行走
1. 脱上衣	（7 岁前）	3. 独站
2. 穿上衣	1. 大小便会示意	4. 单脚站
3. 穿裤子	2. 会招手，会招呼	5. 独行 5m
4. 脱裤子	3. 能简单回答问题	6. 蹲起
5. 穿脱袜子	4. 能表达意愿	7. 能上下台阶
6. 穿脱鞋	七、床上运动	8. 独行 5m 以上
7. 系鞋带扣子拉锁	1. 翻身	

评分标准：50 项，满分 100 分。

1. 能独立完成，每项 2 分。
2. 能独立完成但时间长，每项 1.5 分。
3. 能完成但需辅助，每项 1 分。
4. 两项中能完成一项，每项 1 分。
5. 不能完成，每项 0 分。

图 2-2-1 描绘了正常儿与脑瘫患儿的各种不同姿势，据图可对脑瘫的 ADL 障碍做出评定。其他还可从肌张力、原始反射等检查进行评估，对伴随障碍的情况可通过智力测试、适应行为测试、听力测试、视觉测试、心理测试等来做出评估。

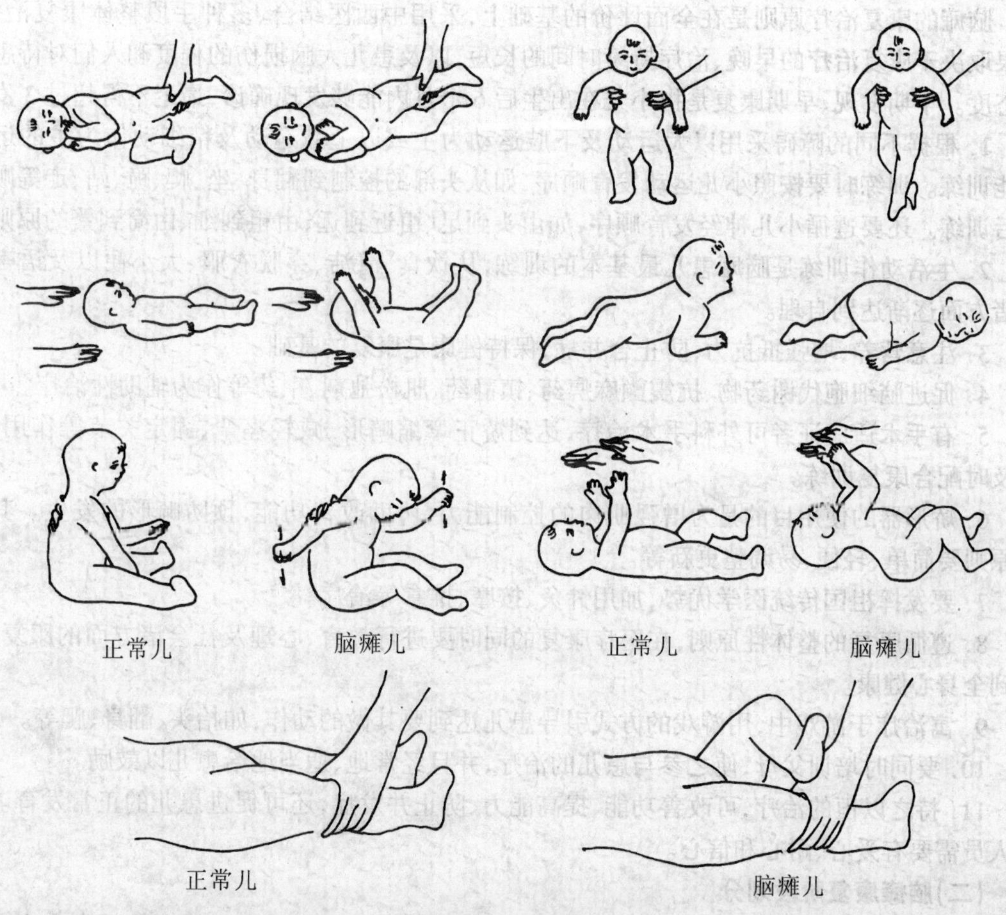

图 2-2-1 正常儿与脑瘫患儿姿势对比

三、脑瘫早期发现的意义

任何脑瘫都无法自然痊愈，必须早期发现并经过长期的康复治疗，才能将障碍减少到最低程度，太晚治疗效果不佳。因此要早期发现，最好在脑发育最旺盛的时期内（0～3 岁）抓紧治疗，否则会形成不良姿势，进一步肢体变形、无法行动而致终身残疾。脑和神经系统的发育主要在 6 岁以前（占 90%）完成，3 岁以前发育最快（占 60%），所以越是早期康复治疗，可塑性也就越大。西德 Vojta 教授认为，出生后两周即可诊断脑瘫，出生后 6 个月以前做出诊断，治疗效果最佳。中国康复研究中心儿童康复科 1989～1998 年入院患儿 100 例，总有效率平均达 83.69%，1998 年达 95.35%，显效患儿大部分在 3 岁以前。性格和思维能力的形成主要在学龄前期，特别是教育心理的康复越早越好。

四、脑瘫的康复训练

(一)脑瘫康复训练原则

脑瘫的康复治疗原则是在全面评价的基础上,采用中西医结合、多种手段整体康复治疗。效果取决于康复治疗的早晚、治疗持续时间的长短,以及患儿大脑损伤的程度和人们对待患儿的态度。早期发现、早期康复是指小儿在出生后6个月内能够发现确诊,最迟不得超过3岁。

1. 根据不同的障碍采用以大运动及下肢运动为主或以上肢运动及精细动作为主的运动功能训练。训练时要按照小儿运动发育顺序,如从头部的控制到翻身、坐、爬、跪、站、走等顺序先后训练。还要遵循小儿神经发育顺序,如由头到足、由近到远、由粗到细、由简到繁的原则。

2. 生活动作训练是脑瘫患儿最基本的训练,从饮食、清洁、穿脱衣服、大小便以及语言交往诸方面逐渐达到自理。

3. 注意营养,增强抵抗力,防止合并症,保持健康是康复的基础。

4. 促进脑细胞代谢药物、抗震颤麻痹药、镇静药、肌松弛剂、中药等作为辅助性治疗。

5. 有手术适应证者可外科手术治疗,达到矫正挛缩畸形、减轻痉挛、固定关节等作用,术后及时配合康复训练。

6. 矫形器的使用目的是为增强肌肉的控制能力,协助改善功能,预防畸形的发生。其使用原则要简单、轻便、易调整更新等。

7. 要发挥祖国传统医学优势,加用针灸、按摩、推拿等治疗。

8. 遵循康复的整体性原则,在医疗康复的同时要进行教育、心理及社会诸方面的康复,以达到全身心健康。

9. 寓治疗于游戏中,用游戏的方式引导患儿达到要其做的动作,如抬头、翻身、爬等。

10. 要同时培训父母,使之参与患儿的治疗,并且经常地、适当地给患儿以鼓励。

11. 持之以恒的治疗,可改善功能、提高能力、防止并发症,还可促进患儿的正常发育。工作人员需要有爱心、耐心和信心。

(二)脑瘫康复阶段划分

1. 乳儿初期的训练　也称超早期训练,为出生后6个月以前、脑瘫的症状还未完全出现时的训练,可期待完全恢复正常。

2. 乳儿后期至幼儿期的训练　也称早期训练,为6个月至3岁患儿,脑瘫的症状已有表现,但是挛缩畸形等并发症尚未产生时的训练,此期训练运动功能可有大幅度的改善。

3. 学龄前期的训练　也称功能训练期,为脑瘫的症状已固定,挛缩畸形亦可产生,功能障碍已确定。此间,一方面继续康复训练,一方面需借助于矫形器、拐杖、轮椅等。

4. 年长儿的训练　也称社会适应期训练,为适应社会能力的提高,接受教育与职业训练等。

(三)脑瘫康复特点

1. 对于脑瘫患儿的康复不仅需考虑其存在的障碍,而且还要考虑发育过程中出现的发育迟缓和异常。

2. 由于患儿月龄和年龄的不同,所以按照各个发育阶段进行训练,并制订相应的康复目标。

3. 发育过程中的小儿,受损脑部比成人容易恢复,也容易取得训练的效果。其原因是由于脑的功能分化还未完成，还富有可塑性，因而继发症的预防也是有可能的。

4. 由于小儿不能很好地叙述自己的症状，除对患儿的一般观察外，还应对有知觉障碍的患儿认真检查有否压疮和继发的关节挛缩等。

5. 家长参与康复治疗具有重要意义，特别是母亲。因此，应使他们掌握康复训练及护理的知识和方法，消除他们不安情绪，从而促进患儿的心理状态的稳定。

6. 经过必要的医疗康复训练后，应尽量创造条件，使脑瘫患儿能参与健全儿的学习、生活和娱乐等活动。

五、脑瘫的预防

脑瘫是造成儿童肢体残疾的主要疾患，预防胜于治疗的观念十分重要。

1. 一级预防　脑瘫的一级预防是预防导致脑瘫因素的出现，如做好妇幼保健工作，预防先天性遗传疾病，防止近亲婚配，做好优生优育的宣传，做好卫生的管理和营养的指导等。

2. 二级预防　脑瘫发生后，要早期发现、早期治疗，防止残疾的发生。脑瘫患儿如能早期发现，早期给予恰当的治疗，可以达到临床治愈。

3. 三级预防　当脑瘫的残疾症状出现后，还应及早采取一切可能的措施预防发展成残障，力争保存现存功能，并提供教育及职业康复机会，以减少残障给个人、家庭、社会造成的不利影响。

第二节　脑瘫 ADL 障碍的物理疗法

一、起居动作训练

(一)头部控制训练

1. 痉挛型　此型患儿头经常是后仰的(图 2-2-2a)。所以训练者应将两手放在患儿头部两侧，把颈部向上抬，并用前臂将患儿的肩膀往下压，以增加压力(图 2-2-2b)，然后用手抓住患儿肘部，将其上肢抬高且往外旋，将其拉坐起来，即可使患儿的头抬高且保持正位(图 2-2-2c)。

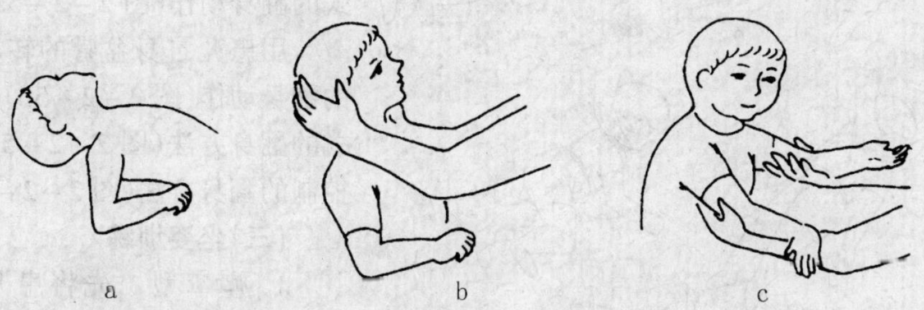

图 2-2-2　痉挛型患儿头部控制训练

2. 手足徐动型　此型患儿的肩关节往往外旋，双手或一只手扭曲(图 2-2-3a)。训练者应将患儿的手臂伸直往内旋并稍往下压，将患儿慢慢拉坐起来，可促进患儿头部向前保持抬高(图 2-2-3b)。

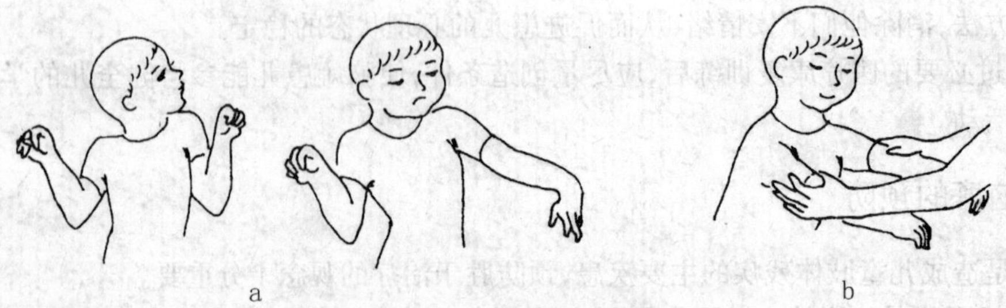

图 2-2-3　手足徐动型患儿特有的姿势与头部控制训练

3. 弛缓型　由于肌张力低下，患儿的头无法控制在正中位置(图 2-2-4a)。训练者应当用手抓住患儿肩膀，用大拇指顶在胸前，将肩膀往前给患儿以较大的稳定性，协助其将头抬起(图 2-2-4b)。

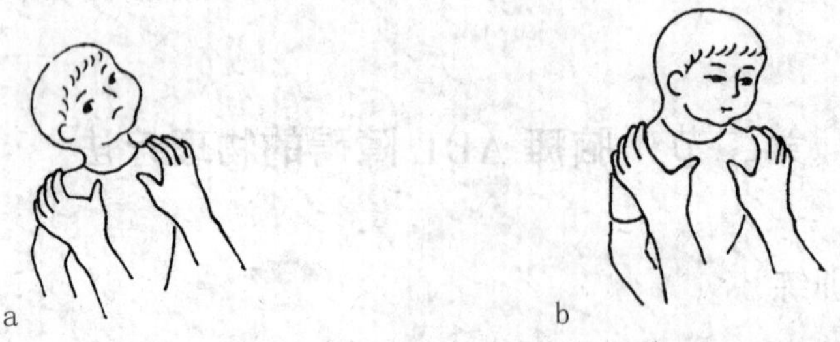

图 2-2-4　弛缓型患儿头部控制训练

(二)翻身训练

将患儿头转向一侧，用手紧紧固定患儿下颏，在第五肋骨间隔处往外压，并且推向胸前的对侧，诱发出患儿反射式的翻身动作(图 2-2-5a)。

用患儿自身盆骨的转动带动患儿的翻身动作(图 2-2-5b)。手臂控制式的翻身方法(图 2-2-5c)。用头部控制的翻身方法(图 2-2-5d)。

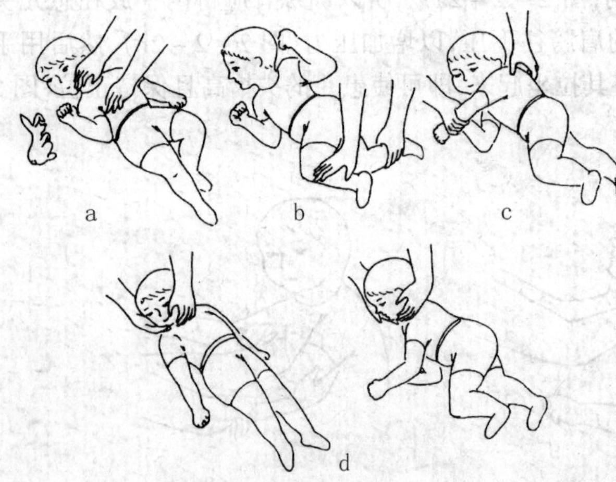

图 2-2-5　翻身训练

(三)坐姿训练

1. 痉挛型　先将患儿的两腿分开，上身前倾(图 2-2-6a)，并用手将患儿下肢压直，鼓励患儿向前弯腰(图

2－2－6b)。

2. 手足徐动型　将患儿两脚并拢弯曲，并用手抓住其肩膀，向前内方旋转，让他用双手撑在两旁支持自己(图2－2－7a～b)。

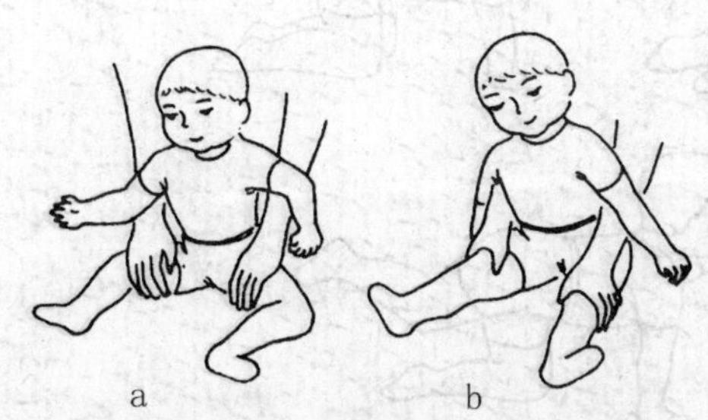

图2－2－6　痉挛型患儿坐姿训练

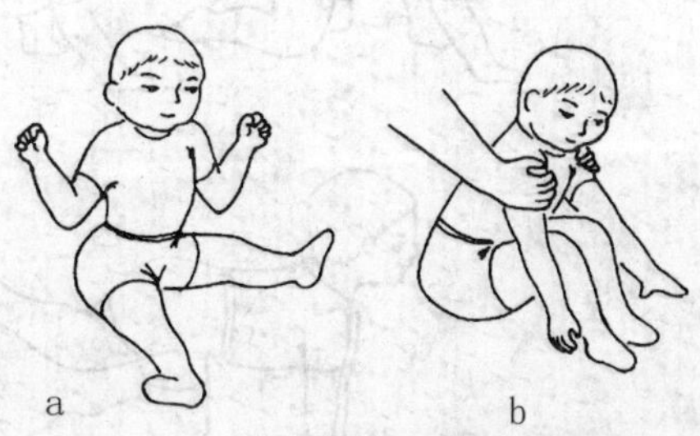

图2－2－7　手足徐动型患儿坐姿训练

3. 弛缓型　训练者抱住患儿，用双手在患儿的腰椎部位往下压，并且用大拇指放在脊椎两旁给以固定力，可促进头及躯干的伸直(图2－2－8)。当患儿学会坐稳后，可以经常前后、左右推动，让患儿学会在动态中保持平衡(图2－2－9)。

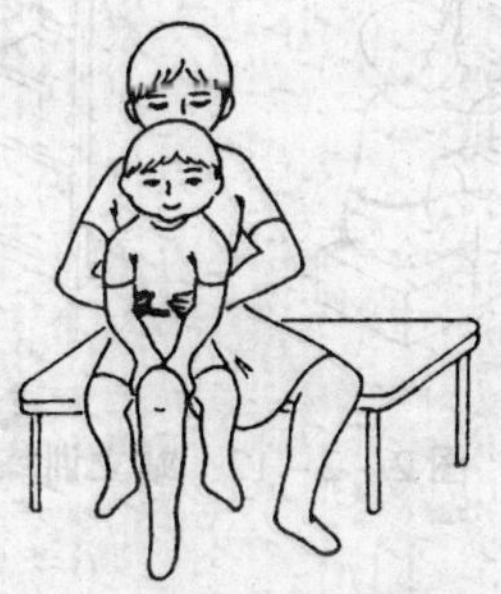

图2－2－8　弛缓型患儿坐姿训练

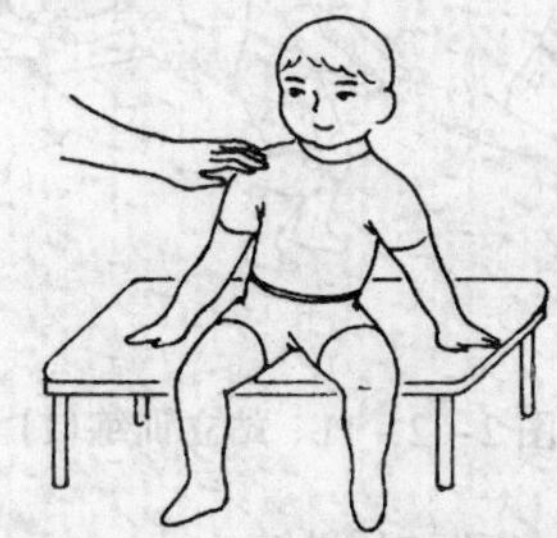

图2－2－9　动态中保持坐姿平衡

(四)爬行训练

当患儿刚开始学习爬行时，要以手固定骨盆，然后轻轻地将骨盆向上提，左右交替，有助于患儿练习爬行(图2－2－10a)。患儿渐渐学会了自己爬行，刚开始时是手脚同侧往前爬，逐渐变成左手右脚及右手左脚交替式爬行(图2－2－10b)。当患儿的双手双膝支撑身体姿势稳定下来以后，就开始练习以下平衡训练。一只手举起——三点平衡法(图2－2－10c)或一只脚举起——三点平衡法(图2－2－10d)或右手左脚举起——两点平衡法(图2－2－10e)。

(五)站立训练

站立起来时必须注意保持患儿的两侧大腿分开和外旋，并用手顶住膝盖，使重心往前倾，双足均匀地落在地上，然后扶着患儿站起来(图2－2－11a～c)，也可由患儿扶着东西站起来(图2－2－12a～b)。

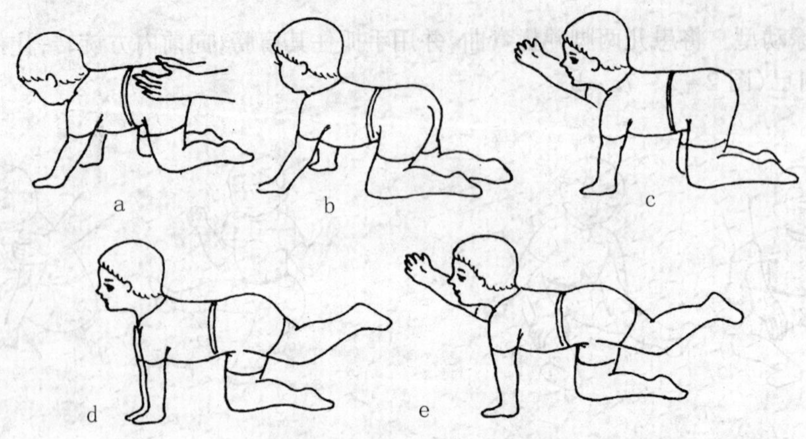

图 2-2-10 爬行训练

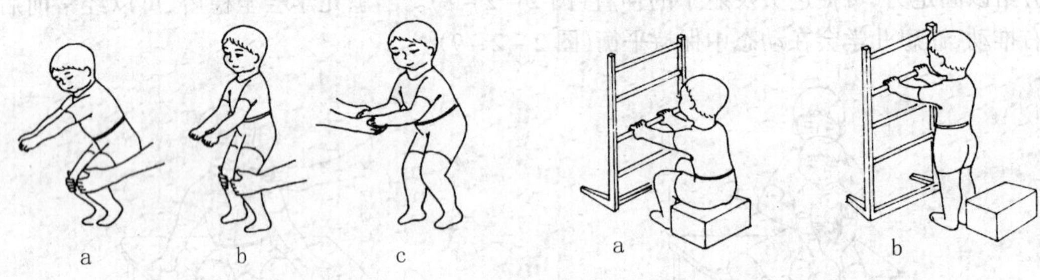

图 2-2-11 站立训练(1)

图 2-2-12 站立训练(2)

二、轮椅驱动训练

幼儿期的痉挛型脑瘫患儿除了能爬行和翻身之外,室内移动大部分需护理人员的帮助。学龄前脑瘫患儿体重增加、体力增强,有时需要较远距离的室外移动如上幼儿园,这时单靠父母或护理人员抱或背是不适宜的,应训练患儿学会驱动轮椅。脑瘫患儿使用的轮椅有特殊的要求:靠背的角度是可调节的,并装有头部保护装置和胸部支持带,以免痉挛发作时患儿向前或向侧方摔倒。注意患儿的坐位姿势,保持髋关节适当屈曲外旋,可避免诱发下肢痉挛。由于患儿一般体力和耐力都差,驱动轮椅的训练过程中要循序渐进,以免因疲劳而影响患儿的训练积极性(图 2-2-13)。

三、步行训练

脑瘫患儿步行训练方式很多,可以控制手部,控制骨盆处,或使用步行器、矫形器、拐杖、平衡棒等练习行走(图 2-2-14a~b)。

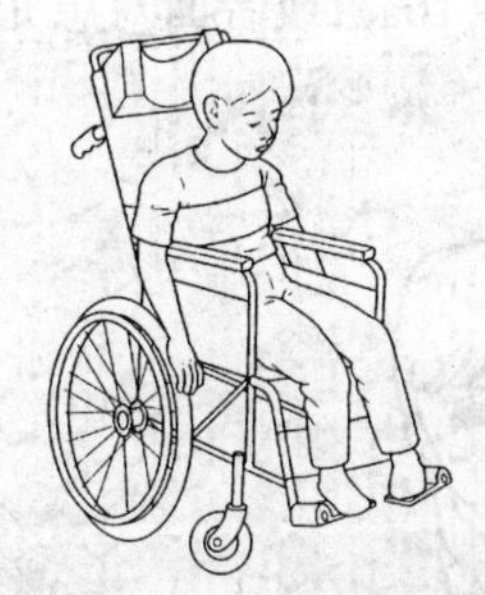

图 2-2-13　痉挛型脑瘫患儿轮椅驱动训练

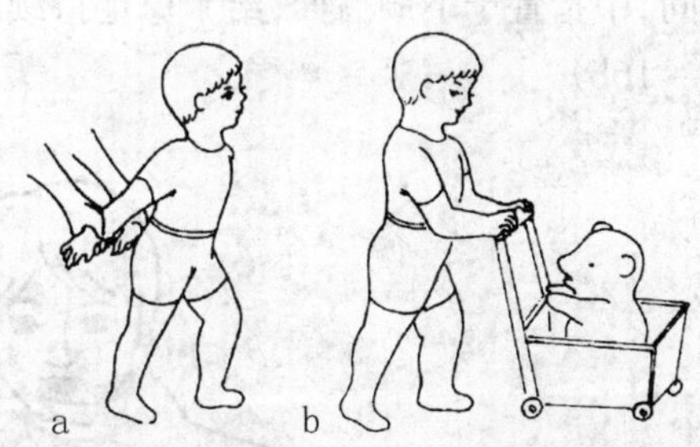

图 2-2-14　脑瘫患儿步行训练

第三节　脑瘫 ADL 障碍的作业疗法

脑瘫 ADL 障碍的 OT 治疗过程中也涉及到起居动作、轮椅转移、步行等基本训练内容，为避免叙述的重复，上述训练方法请参考 PT 治疗的内容。本节重点介绍脑瘫患儿进食、排泄、更衣、语言障碍等方面的训练内容。

一、喂食

（一）姿势

喂食时最重要的是应该保持患儿正确的姿势，即头和肩向前、髋关节弯曲。用奶瓶喂食时，要鼓励患儿自己拿奶瓶，家长可在患儿吸吮时用手控制其嘴部，并在胸前加压力（图 2-2-15a）。用汤匙喂食时，也要保持正确姿势（图 2-2-15b）。坐不稳的患儿用背架支持着喂食可以较为轻松些（图 2-215c）。或使患儿坐稳后，将患儿的两腿分开，跨坐在母亲的大腿上，并控制其肩部保持向前（图 2-2-15d）。喂食时，若患儿的腿过度伸展，可把腿垫高、膝弯曲，使患儿的髋关节弯曲角度加大（图 2-2-15e）。

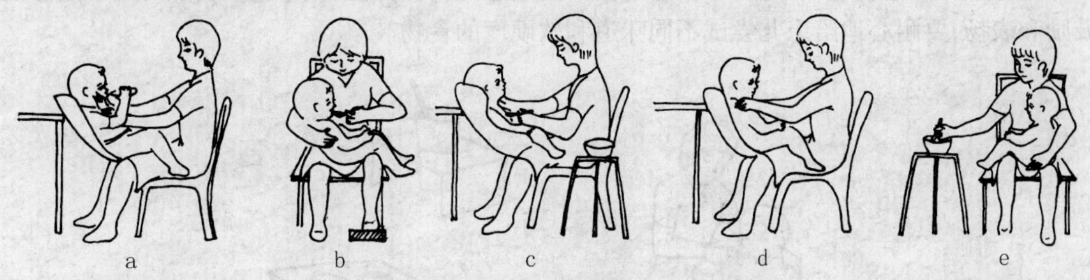

图 2-2 15　脑瘫患儿喂食的姿势

（二）控制嘴的功能

母亲或医务人员位于患儿的右侧，用右手大拇指放在患儿耳前下颌关节，示指在下唇及下颌之间，中指置于下颌后面，给予稳定持续的压力(图 2－2－16a)；或者面对患儿控制下颌(图 2－2－16b)。

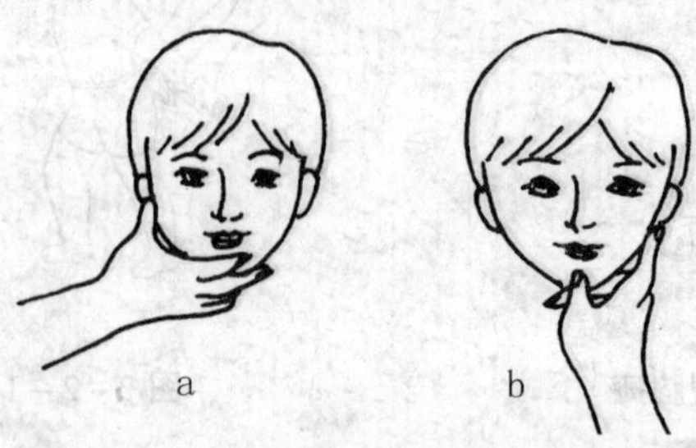

图 2－2－16 脑瘫患儿喂食时嘴的控制

(三)进食训练

脑瘫患儿进食用的汤匙，最好选用边缘平浅(图 2－2－17a)、柄长而粗较易握拿的(图 2－2－17b)。有一种水平汤匙，无论握拿哪个方向，都可以保持水平状态，不会把食物倒翻(图 2－2－17c)。如果患儿的握拿能力不够好，可以加一个套子，把汤匙套在患儿手上(图 2－2－17d)。正确的握拿汤匙方法可参照图 2－2－17e。

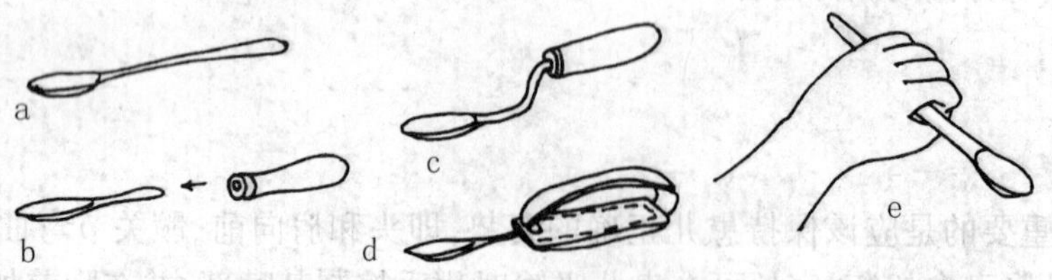

图 2－2－17 脑瘫患儿进食训练用的汤匙和握拿方法

为了帮助患儿自己进食，可以先帮助患儿控制肩部，并协助患儿的前臂外旋，拇指根部往外旋，将食物送入口中(图 2－2－18a)，使用可固定的杯、碗、盘，也有利于进食(图 2－2－18b)。如果有条件，应设计患儿专用的坐椅，颈托的高度和坐椅靠垫的角度是可调节的。进食训练过程中要注意营造一个愉快的气氛，不要强迫患儿，对患儿的微小进步要及时给予足够的鼓励和表扬，要耐心地给患儿尝试不同味道和软硬度的食物。

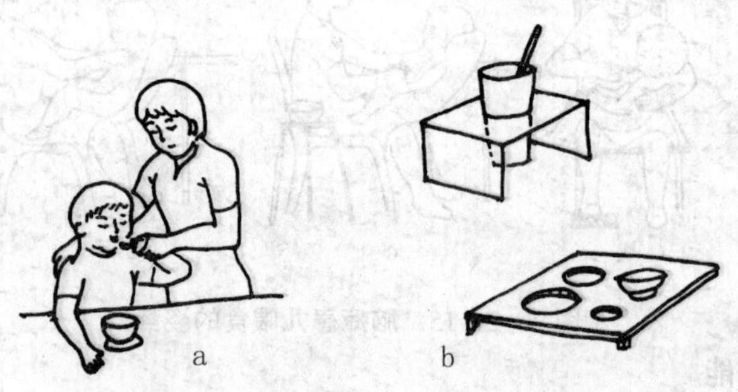

图 2－2－18 进食训练方法与餐具

二、入厕训练

先将各种便器(图 2-2-19a)放在椅子上，家长坐着把患儿抱放在便器上，支撑住患儿的背部，并使之稍往前倾，两腿分开并弯曲，采用这种姿势比较容易解出大便(图 2-2-19b)。对于年龄稍大的中度痉挛型脑瘫患儿，应训练扶各种专门设计的扶手，独立完成入厕动作(图 2-2-19c)。排泄训练过程中要注意按时让患儿入厕，注意饮食搭配和喝水量，偶尔出现大便或尿失禁时不要责怪患儿。到厕所不能马上排尿时，用冲洗瓶把温水淋到患儿的外阴，往往有一定的效果。

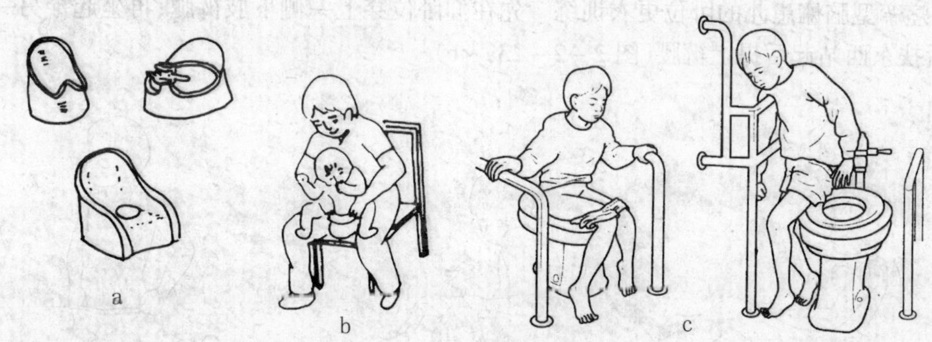

图 2-2-19 脑瘫患儿的入厕训练

三、更衣训练

脑瘫患儿学习更衣，必须以坐位、立位、手部动作训练已有进步为前提。衣服宜选吸汗、有弹性的材料。为使患儿容易穿着与抓拿，最好选用领口宽大的衣服(图 2-2-20a)，配以拉链的衣服，裤脚管开衩的裤子(图 2-2-20b)，底部用拉链的背带裤(图 2-2-20c)，用尼龙扣粘合的短裤(图 2-2-20d)，这对两腿紧夹的患儿更实用。为了训练脑瘫患儿的穿、脱衣服动作，平时可用环圈做教具(图 2-2-21)。

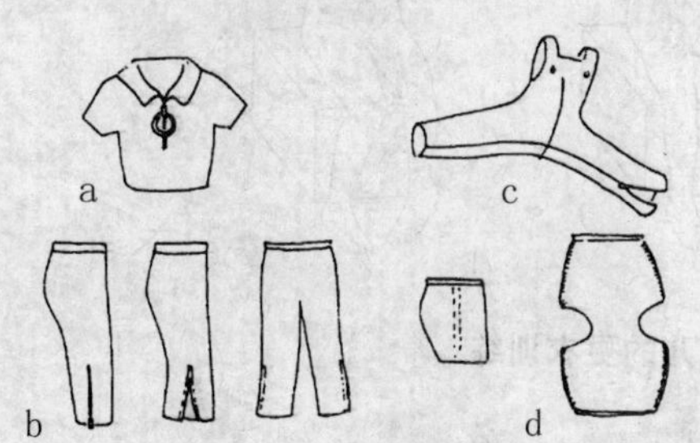

图 2-2-20 适合脑瘫患儿穿着的衣物

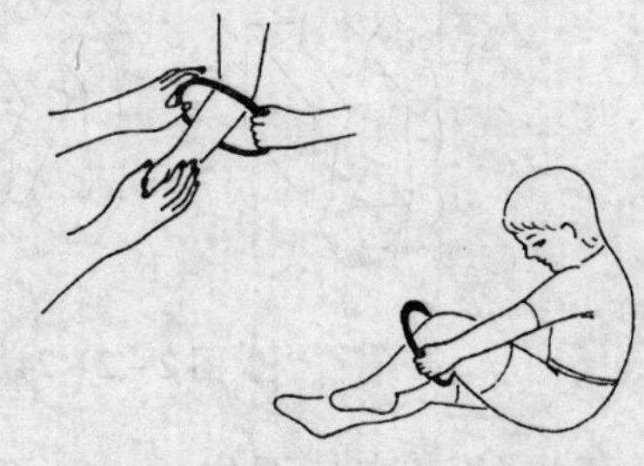

图 2-2-21 更衣模拟训练

下面分别介绍痉挛型脑瘫患儿和偏瘫型脑瘫患儿的更衣训练方法。

1. 痉挛型脑瘫患儿的坐位更衣训练 关键是先训练好端坐位平衡(图 2-2-22a～c)。

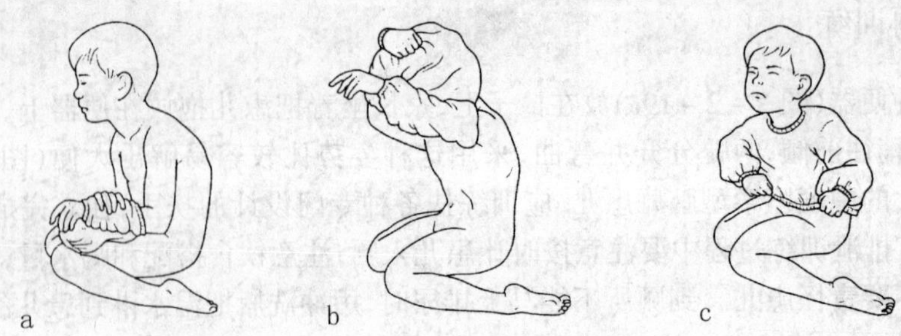

图 2-2-22　痉挛型脑瘫患儿的坐位更衣训练

2. 痉挛型脑瘫患儿的卧位更衣训练　先在仰卧位穿上一侧下肢裤腿，再坐起穿另一侧裤腿，最后扶东西站起后提上裤腰(图 2-2-23a～c)。

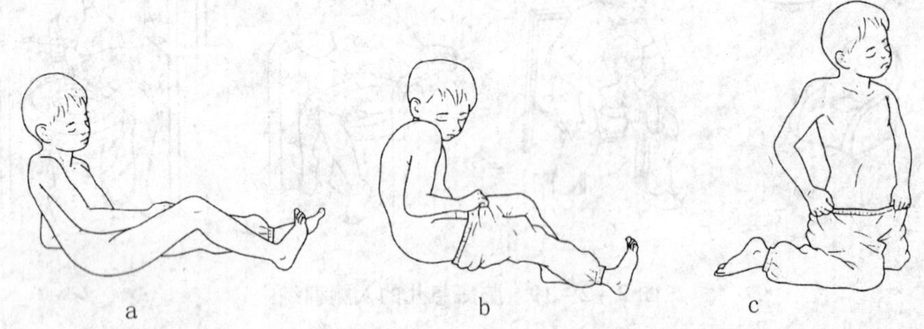

图 2-2-23　痉挛型脑瘫患儿的卧位更衣训练

3. 偏瘫型脑瘫患儿的更衣训练　重点是指导患儿的更衣顺序，先穿健侧袖子，再穿患侧袖子，随后健手用力将衣领套上，最后整理衣服的下摆(图 2-2-24a～d)。

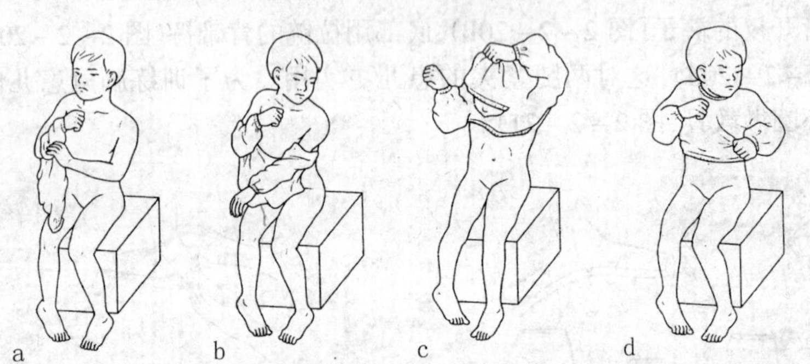

图 2-2-24　偏瘫型脑瘫患儿的更衣训练

四、牙齿的清洁与卫生

婴儿期的口腔清洁可以用棉球或棉棒蘸水清洁口腔及牙齿。2 岁以后就可以改用婴儿牙刷蘸水刷牙。餐外尽量少吃甜食及黏性食物。

五、脑瘫患儿的携、抱、背

携带痉挛型脑瘫患儿，要将患儿的双腿屈曲分开，并用身子支撑患儿的背部（图2－2－25a）。用背带背脑瘫患儿，需等患儿的头能自行控制后才能采用，务必不要使患儿的头后仰。徐动型脑瘫患儿的抱法是要给患儿足够的支持和稳定，使患儿的头与肩向前倾。弛缓型脑瘫患儿的抱法是要给以足够的稳定力，并给以外力刺激，使他的头与躯干能挺起来（图2－2－25b）。

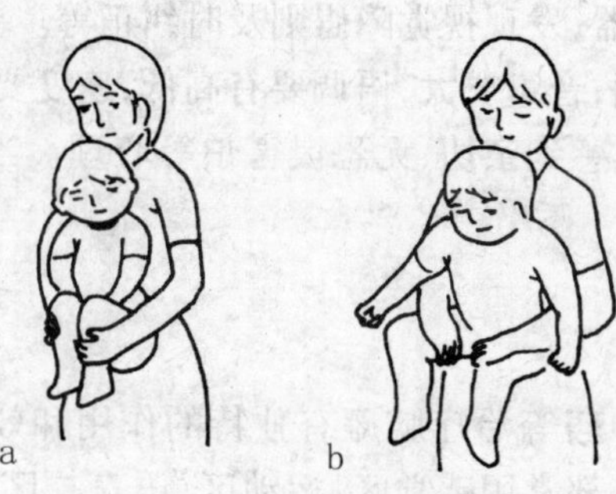

图2－2－25 携抱脑瘫患儿的姿势

六、脑瘫患儿语言训练

（一）了解婴儿语言发育的规律

未满月的小儿对声音有反应；2个月时会发音和出声笑；3个月会尖声叫；4～5个月时叫患儿名字有反应；6～8个月会发出“爸爸”、“妈妈”的声音，但无所指；9～12个月会叫“爸爸”、“妈妈”且有所指；13个月会说3个字的句子；14个月能说出身体一部分名称；2岁会说出姓名等。

（二）脑瘫患儿常见的语言问题

1．痉挛型　最常见的语言问题是因与构音有关的肌肉因痉挛而无法收放自如，因此，无论发音或表情的变化都很缓慢，声音微弱，呼吸也无法与发声互相配合，说话显得结结巴巴。

2．手足徐动型　因为肌肉张力出现间歇性的变化，说话时常出现忽高忽尖的怪音调，并伴有夸张、扭曲的脸部表情，讲话时显得非常吃力。90%的语言障碍是运动性构音障碍。

3．共济失调型　患儿因肌肉收缩在时间、力量、范围和方向上均不协调，造成语言不清晰。

4．其他型　伴有听力障碍的患儿因为听不到外界的声音，发声就只停留在婴儿式的原始发音阶段，不去模仿外界的声音，对背后或听不到的声音刺激往往毫无反应。伴有智力不足的患儿不易了解外界声音的意义或别人讲话的内容，学习语言非常困难。

（三）训练方法

小儿在学会说话以前，就已学会了理解语言，可以先按着别人所说的做出反应，因此应当尽早地开始语言训练，最好在婴儿期即开始接受各种刺激。不论小儿对你所说的话能不能做出反应，都要和他交谈。开始小儿发出的声音不管有没有意义，都要向他表示高兴，这样反复多次交谈，小儿就会逐渐懂得其所发出声音的意义。

语言训练的姿势特别重要，所以语言训练要建立在头、颈、躯干能控制的基础上。另外，嘴部动作的提高与进食训练等也很重要。训练时患儿要坐稳，保持头部正中位，眼睛与施教者口部保持同一水平。

语言训练首先是发音训练，教会患儿下颌控制法（图 2－2－16）与呼吸控制法，学会用嘴和鼻子呼吸。

训练患儿的听力、视力、感觉等器官，使之接受来自各方的刺激。有障碍的要及时治疗，如发现听力障碍则及早装上助听器，发现视觉障碍则及时纠正等。要训练患儿模仿能力，多与之谈话，语言训练师的声音要准确，音量要大，语调要有高低，速度要放慢，要有表情和动作，要使患儿感兴趣。要有耐心，使患儿感到亲切、无恐惧害怕等心理。当患儿有进步时，一定要给以鼓励和奖赏。

七、中医治疗

中医的针灸、按摩、推拿、中药等治疗脑瘫有独特的作用和效果，在康复治疗中可配合应用。例如常用的头针、体针。头部常用感觉区、运动区、语言二区、语言三区、百会穴等。上肢常取手三阴经穴位、肩三针、臂臑、曲池、手三里、合谷。下肢以膀胱经穴位为主，另有环跳、承扶、殷门、委中、承山等。手足徐动型脑瘫患儿以华佗夹脊穴为主。

八、其他康复内容

除以上疗法外，尚可配合手术疗法。手术的目的是缓解痉挛、解除挛缩、矫正变形、整复脱臼等。另外，还可配合矫形器疗法，其目的是协助保持肢体的功能位、支撑体重、预防变形等。常用的有长、短下肢矫形器。除以上外，还应该适当安排脑瘫患儿接受以下的康复训练：

（一）教育康复

脑瘫患儿与健康儿同样有享受教育的权利，而且应尽量和健康儿童一起进行教育。必要时特殊教育和普通教育同时进行。学前脑瘫患儿以医疗康复为主，学龄脑瘫患儿以教育康复为主。医护人员应与学校、家长密切配合，利用一切可能条件为脑瘫患儿获得受教育的机会。

（二）社会康复

为了使脑瘫患儿获得社会生活能力，促进脑瘫患儿全身心的发展，要求康复工作人员有多方面的社会知识，如要了解一些福利法、社区福利情况等。在训练脑瘫患儿自理生活的同时为脑瘫患儿创造走向社会的条件。

（三）职业康复

实现经济生活的独立自主是脑瘫患儿的长期康复目标，对大龄脑瘫患儿尤为重要。在社区充分利用现有条件，动员全社会力量，支持具有能力的脑瘫患儿，通过适宜的职业康复手段，使之具有就业能力，促进其重返社会。

（汪家琮　朱　平）

第三章　脊髓损伤

脊髓损伤是由于各种原因引起的脊髓结构、功能损害，造成损伤水平以下正常运动、感觉、自主功能的障碍。脊髓损伤往往造成不同程度的四肢瘫或截瘫，是一种严重致残性的创伤。

据调查，2002年北京地区脊髓损伤发病率为60/百万。最常见的致伤原因是高处坠落，其次是车祸。另外，自然灾害如唐山大地震也造成了大量的脊髓损伤患者。脊髓损伤的年发病率在美国为50/百万左右。据美国国家脊髓损伤资料研究中心统计，每个患者从入院到出院需耗资3.7~3.8万美元，此后一生中还要耗费23(截瘫)~40(四肢瘫)万美元，在所有脊髓损伤患者身上的全年耗资金额达24亿美元。因此，脊髓损伤是一种致残重、耗费大的伤残。在和平时期必须通过大力预防工伤、交通事故、运动损伤等的发生来加以防止。

第一节　脊髓损伤的ADL障碍特点

脊髓损伤对日常生活动作的许多方面均有影响(表2-3-1)。

表2-3-1　脊髓损伤的ADL障碍特点

ADL	ADL障碍表现	解决途径
起居	不能翻身、坐起，移动困难	PT、OT
进食	手指无力，不能握匙	OT
排泄	大小便不能控制，移动困难	OT
整容	拿毛巾、牙刷、梳子困难	OT
入浴	不能拿毛巾搓后背	OT
更衣	不能完成穿脱衣服动作	OT
交流	不能握笔、拿电话	OT
家务	不能洗衣、拖地、做饭	PT、OT
健康管理	有时出现情绪异常	OT
外出	不能上下台阶、上下公共汽车	PT、OT
作息时间安排	作息时间反常	OT
公共设施的利用	移动困难导致不能去邮局、银行	PT、OT

一、脊髓损伤的临床康复评定

(一)损伤水平的评定

根据脊髓损伤的不同部位可大致分为四肢瘫和截瘫。四肢瘫是四肢和躯干(包括呼吸肌)的完全或不完全的瘫痪，由颈髓损伤所致。截瘫是指下肢及躯干完全或不完全瘫痪，由胸腰骶髓损伤所致。脊髓损伤水平是指脊髓损伤后保持正常脊髓功能的最低脊髓节段水平。如果感觉水平和运动水平不在同一水平,则以两者中节段高的水平为准。损伤水平的详细评定见表2-3-2。

表2-3-2 损伤水平(以具有正常功能的最尾端节段为准)的评定

代表运动水平(Ⅲ级以上的肌力)的关键肌肉		代表皮肤感觉水平的关键点
C2		枕骨粗隆
C3		锁骨上窝
C4		肩锁关节顶部
C5	肱二头肌(屈肘)	肘前窝的外侧面
C6	腕伸肌(伸腕)	拇指近节背侧皮肤
C7	肱三头肌(伸肘)	中指近节背侧皮肤
C8	中指末节指屈肌(手抓握)	小指近节背侧皮肤
T1	小指外展肌(小指外展)	肘前窝的内侧面
T2		腋窝顶部
T3		第3肋间隙
T4		第4肋间隙
T5		第5肋间隙(在T4、T6之间)
T6		剑突
T7		第7肋间隙(在T6、T8之间)
T8		第8肋间隙(在T6、T10之间)
T9		第9肋间隙(在T8、T10之间)
T10		脐
T11		第11肋间隙(在T10、T12之间)
T12		腹股沟中点
L1		T12至L2距离的一半(L1在股前之中点上)
L2	髂腰肌(屈髋)	大腿前中部
L3	股四头肌(伸膝)	股骨内髁
L4	胫前肌(踝背屈)	内踝
L5	踇长伸肌(伸踇趾)	足背第3跖趾关节
S1	腓肠肌(踝跖屈)	足跟外侧
S2		腘窝中点
S3		坐骨结节
S4~S5		肛周区

(二)损伤程度的确定

以最低骶节(S4~S5)有无残留功能为准。

残留感觉功能时,针刺肛门皮肤与黏膜交界处有感觉。残留运动功能时,肛门指诊时肛门外括约肌有随意收缩。

完全性:S4~S5既无感觉功能也无运动功能。

不完全性:S4~S5有感觉功能或运动功能。

(三)完全与不完全损伤的分级

1992年美国脊髓损伤学会(ASIA)用与Frankel标准类似的病损分级(impairment scale, IS),即修订的Frankel分级进行损伤分级。

A级：完全损伤　S4～S5无感觉功能与运动功能。

B级：不完全损伤　损伤水平以下保留感觉功能，包括S4～S5的感觉。

C级：不完全损伤　损伤水平以下保留运动功能，但其关键肌的肌力 < Ⅲ级。

D级：不完全损伤　损伤水平以下保留运动功能，其关键肌的肌力 > Ⅲ级。

E级：正常　运动感觉功能正常。

(四)痉挛的评定

见本书第二篇日常生活技能各论第一章的相关内容。

二、脊髓损伤的ADL障碍的评定

常用的脊髓损伤患者ADL评定方法有Barthel指数和功能独立性评定(FIM)，具体内容见本书第一篇日常生活技能总论部分。对于四肢瘫患者建议使用四肢瘫功能指数(QIF)评定法，该方法能反映出四肢瘫患者训练过程中微小但重要的ADL方面的进步(表2－3－3)。

表2－3－3　四肢瘫功能指数(QIF)评定内容

Ⅰ. 转移(16分)
- 1. 轮椅－床
- 2. 床－轮椅
- 3. 轮椅－马桶/坐便器
- 4. 马桶/坐便器－轮椅
- 5. 轮椅－汽车
- 6. 汽车－轮椅
- 7. 轮椅－淋浴/浴盆
- 8. 淋浴/浴盆－轮椅

Ⅱ. 整容(12分)
- 1. 刷牙/处理假牙
- 2. 洗/梳头发
- 3. 剃须或月经带处理

Ⅲ. 洗澡(8分)
- 1. 洗/擦干上半身
- 2. 洗/擦干下半身
- 3. 洗/擦干脚
- 4. 洗/擦干头发

(如果患者在床上洗澡，必须获得所需的物品)

Ⅳ. 进食(24分)
- 1. 用杯饮水
- 2. 使用勺/叉
- 3. 切开食物/肉
- 4. 倒出饮料/水
- 5. 打开瓶盖/罐头
- 6. 涂抹面包
- 7. 准备简单食物
- 8. 使用适宜的用具

Ⅴ. 更衣(20分)
- 1. 穿室内上衣
- 2. 脱室内上衣
- 3. 穿室内裤子
- 4. 脱室内裤子
- 5. 穿室外上衣(较重)
- 6. 脱室外上衣(较重)
- 7. 穿脱袜子
- 8. 穿脱鞋
- 9. 系纽扣

Ⅵ. 轮椅活动(28分)
- 1. 转弯(直角)
- 2. 后退
- 3. 刹闸
- 4. 在不平地面上驱动
- 5. 驱动轮椅上斜坡
- 6. 在轮椅上调整姿势
- 7. 保持坐位平衡

Ⅶ. 床上活动(20分)
- 1. 仰卧－俯卧
- 2. 仰卧－长坐位
- 3. 仰卧－侧卧位
- 4. 侧卧－侧卧
- 5. 长坐位保持平衡

Ⅷ. 膀胱功能(28分)
- 1. 自主排空
  - A. 厕所
  - B. 便盆
- 2. 间歇导尿(ICP)
- 3. 反射性膀胱
- 4. 留置尿管
- 5. 回肠替代膀胱术后
- 6. 挤压排尿

Ⅸ. 直肠功能(24分)
- 1. 完全控制
  - A. 厕所
  - B. 便盆
- 2. 用肛门栓剂
  - A. 厕所
  - B. 便盆/床/垫上
- 3. 用手指抠大便
  - A. 厕所
  - B. 便盆/床上
- 4. 手指或机械刺激
  - A. 厕所
  - B. 便盆/床上

Ⅹ. 护理知识(20分)
- 1. 皮肤护理
- 2. 饮食与营养
- 3. 药物
- 4. 矫形器
- 5. 关节活动
- 6. 自主神经反射异常
- 7. 上呼吸道感染
- 8. 泌尿道感染
- 9. 深静脉血栓
- 10. 获得别人的帮助

得分总和：QIF分数＝总分/200×100

表2-3-3中各项内容的评分采用0~4分的5级制,每单项一般最高得分为4分,但由于各大项的重要性不同,故需将得分乘以或除以权重系数,方得出表中的分值,其权重方法见表2-3-4。

表2-3-4 QIF得分的权重法

项目及权重法
Ⅰ.转移　各单项得分之和除以2
Ⅱ.整容　取各单项得分之和
Ⅲ.洗澡　各单项得分之和除以2
Ⅳ.进食　各单项得分之和乘以0.75
Ⅴ.更衣　把第5和第6单项得分各乘以1.5,再加上第1~4单项、第7~9单项得分,上述总分除以2
Ⅵ.轮椅活动　取各单项得分之和
Ⅶ.床上活动　取各单项得分之和
Ⅷ.膀胱功能　取得分最高单项的分数乘以7
Ⅸ.直肠功能　取得分最高单项的分数乘以6

如表2-3-3中之I大项为转移,其下有8个单项,如每项最高为4分,理应为8×4=32分,但应按表2-3-4的要求权重,即将32分除以2,故得表2-3-3中的16分。其余各项类同。

QIF评分标准

(一)Ⅰ~Ⅶ大项内各单项0~4分的标准

4分:动作完全独立完成,不需辅助器具。

3分:借助器具可独立完成动作,不需旁人看护;病人能自己穿上辅助具。

2分:只需要旁人看护,可以有或无身体接触;看护人员不必上举病人肢体。

1分:需要一名看护人员抬起病人或病人身体的一部分。

0分:完全依赖,病人完全不能活动。

(二)第Ⅷ项的评分标准

1. 自主排空

A. 厕所

4分:病人完全独立完成,如在转移、穿衣、便后处理均不需任何帮助。

3分:病人转移时不需辅助,但穿衣或便后处理需辅助。

2分:病人转移时不需辅助,但穿衣和便后处理均需辅助。

1分:病人转移时需辅助,且穿衣或便后处理也需辅助。

0分:完全依赖,上述任何动作均不能完成。

B. 便盆

3分:独立完成,如独立移至便盆上,且穿衣和便后处理不需辅助。

2分:穿衣或便后处理需辅助。

1分:穿衣和便后处理均需辅助。

0分:上述任何动作均不能完成。

2. 间歇导尿

3分:可独立完成所需用具的准备、定位、处理工作,且能独立穿衣和便后处理。

2分:可独立穿衣,但下列之一需辅助:所需用具的准备、定位、处理、便后处理。

1分:上述动作均需辅助,但病人能指导别人如何进行。

0分:对膀胱的有关情况一无所知。

3. 反射性膀胱

3分:可独立完成,如穿衣、准备用具、便后处理均独立完成。

2分:可独立穿衣,但下列之一需辅助:准备用具、便后处理。

1分:上述动作均需辅助,但病人能指导别人如何进行。

0分:上述事情均不能办到。

4. 留置尿管

3分:独立完成穿衣、换尿袋和尿管、定位、便后处理。

2分:下述动作最多需两项辅助:穿衣、准备尿管、换尿袋、定位、便后处理。

1分:上述动作中有3项或3项以上需辅助,但能指导别人如何进行。

0分:不能完成上述动作,也不能指导别人。

5. 回肠替代膀胱术

3分:独立完成穿衣、换尿袋和便后处理。

2分:上述动作之一需辅助。

1分:上述动作两项以上需辅助,但能指导别人如何进行。

0分:不能指导别人。

6. 挤压排尿

3分:独立完成穿衣、准备物品及便后处理。

2分:上述动作之一需辅助。

1分:上述动作两项以上需辅助,能指导别人如何进行。

0分:完全依赖,也不能指导别人。

(三)第Ⅸ项的评分标准

1. 完全控制

A. 厕所

4分:完全独立完成,如转移、穿衣及便后处理均能独立完成。

3分:转移独立完成,但穿衣或便后处理需辅助。

2分:转移独立完成,但穿衣和便后处理需辅助。

1分:转移需辅助,且穿衣或便后处理需辅助。

0分:上述动作均需辅助。

B. 便盆

3分:完全独立,如穿衣、移上便盆、便后处理均能独立完成。

2分:能移上便盆,但穿衣或便后处理需辅助。

1分:能移上便盆,且穿衣和便后处理均需辅助。

0分:完全依赖。

2. 栓剂

A. 厕所

4分:完全独立,如转移、穿衣、栓剂使用、便后处理均能独立完成。

3分:转移独立,但下述动作之一需辅助:穿衣、栓剂使用、便后处理。

2分:转移独立,但下述动作中有两项需辅助:栓剂使用、穿衣、便后处理。

1分:上述动作均需辅助但能指导别人如何进行,或能转移但其余动作均需辅助。

0分:完全依赖,如大便失禁。

B. 便盆或床上或垫子上

3分:独立准备物品,使用栓剂和便后处理。

2分:使用栓剂或便后处理需辅助。

1分:使用栓剂和便后处理均需辅助但能指导别人如何进行。

0分:完全依赖。

3. 用手指抠

A. 厕所

4分:独立转移、穿衣、自己抠出大便、便后处理。

3分:独立转移,但下述动作之一需辅助:穿衣、自己抠出大便、便后处理。

2分:独立转移,但下述动作之中有两项需辅助:穿衣、自己抠出大便、便后处理。

1分:全需辅助但能指导别人如何进行或独立转移,但其他动作均需辅助。

0分:完全依赖。

B. 便盆或床上

3分:独立准备物品、抠出大便、穿衣、便后处理。

2分:上述动作之一需辅助。

1分:上述动作中有两项需辅助。

0分:完全依赖。

4. 手指或机械刺激

A. 厕所

4分:完全独立,如转移、穿衣、刺激、便后处理。

3分:独立转移,但下述动作之一需辅助:穿衣、刺激、便后处理。

2分:独立转移,但下述动作之中有两项需辅助:穿衣、刺激、便后处理。

1分:上述动作全需辅助,但能指导别人如何进行或转移独立,但其他动作均需辅助。

0分:完全依赖。

B. 便盆/床上

3分:完全独立,如穿衣、完成刺激、便后处理。

2分:独立完成刺激动作,但穿衣或便后处理需辅助。

1分:上述动作均需辅助,但能指导别人如何进行。

0分:完全依赖。

(四)第Ⅹ项的内容

1. 皮肤护理

A. 经多长时间皮肤减压一次

a. 轮椅上每隔15分钟,床上每隔2小时　　b. 轮椅上或床上都需每隔2小时

c. 轮椅上每隔2小时,床上每隔4小时　　d. 一天3次

B. 你不应该用下述哪一种方法来减压

a. 空气垫　　b. 轮椅垫

c. 橡皮圈　　d. 羊皮

C. 预防压疮不适宜的一种方法是

a. 定期减压　　b. 在皮肤发红的地方经常检查
c. 长期坐位　　d. 保持皮肤干燥和清洁

D. 检查皮肤、定期减压、加强皮肤的主要责任者是
a. 护理人员　　b. 家庭成员
c. 你的朋友　　d. 你自己

2. 饮食与营养

A. 合理的饮食/营养对脊髓损伤患者是很重要的,因为
a. 保证直肠功能　　b. 预防深静脉血栓
c. 预防上呼吸道感染　　d. 减轻皮肤压力

B. 下列食物中你不需要的是
a. 谷物、面包、面团　　b. 炸面饼、糕点、冰激凌
c. 水果和蔬菜　　d. 肉、鱼、家禽

3. 药物

A. 请举一种目前你正服用的药物名称、用药目的、剂量、服法
名称:　　目的:
剂量:　　服法:

B. 按处方给的药服完时怎么办
a. 停止服药　　b. 只要能找到药就接着服用
c. 告诉医生另开处方　　d. 自己动手制作相似的药物来服用

4. 矫形器

A. 矫形器夹板用于
a. 保护双手免受外伤　　b. 防止肌肉挛缩
c. 把关节、肌肉、韧带保持在功能位　　d. b 和 c
e. a 和 b

B. 取下矫形器后皮肤发红的部位说明已经受压,你应该过多长时间告诉 OT 重新调整夹板
a. 1 小时以后　　b. 1 天以后
c. 20 分钟以后　　d. 立刻

C. 可以用来清洗塑料夹板的是
a. 温和的肥皂和凉的或微温的水　　b. 热水和强力清洁剂
c. 热水和温和的肥皂　　d. 塑料夹板放水中会变形

D. 如果夹板断裂或丢失怎么办
a. 从药店买一个相似的　　b. 与 OT 联系
c. 叫技工重新做一个　　d. 与地方安全部门联系

E. 轮椅修理的地方是
a. 自己或在自己的监督下　　b. 家庭成员或朋友
c. 卖主　　d. a、b、c 均可

F. 改装矫形器应该通过
a 由医生处方,OT 推荐后去购买　　b. 卖主处直接购买
c. 由医生处方,OT 制作　　d. a 和 c

G. 夹板在热天遗留在汽车上会
a. 开裂　　b. 熔化

c. 被偷
d.a、b、c都不是

5. 关节活动

A. 关节活动的益处是

a. 增强肌力
b. 利于循环
c. 预防感染
d. 保持软组织和肌肉的长度
e.b和d

B. 关节活动的关键是

a. 定期进行
b. 从手到脚趾都活动
c. 出现问题及时找专业人员
d. 关节活动的每个动作终了时应轻轻用力
e.a和d均应遵守

C. 可能造成关节活动受限的是

a. 高血压
b. 膀胱感染
c. 上肢或下肢肿胀
d. 脊髓休克

D. 下肢痉挛时活动关节的方法

a. 快速用力活动
b. 慢速缓慢用力活动
c. 痉挛停止后再活动
d. 根本不能活动

6. 自主神经反射异常

A. 自主神经反射过度的意思是

a. 活动亢进难以控制
b. 活动减退易于控制
c. 通常发生于T6平面以下脊休克过后
d.a～c的全部含义

B. 反射异常的原因

a. 膀胱过于扩张
b. 直肠过于扩张
c. 痉挛、感染、膀胱结石
d.a～c均可引起

C. 反射异常的表现

a. 头部跳痛
b. 脉缓
c. 血压上升
d. 包括a～c的全部症状

D. 反射异常发生时，应该

a. 坐起来测一下血压
b. 检查膀胱是否排空
c. 检查粪便排空情况
d.a～c均应进行
e.a～c均无需进行

7. 上呼吸道感染

A. 上呼吸道感染的表现有

a. 一般有病的感觉
b. 低热
c. 可能肌肉酸痛
d. 心慌
e.a～d的全部症状

B. 深呼吸和辅助咳嗽为什么有预防作用

a. 增强胸肌
b. 增强腹肌
c. 增加回心血量
d. 使气道开放和通畅

C. 截瘫为何诱发上呼吸道感染

a. 肺活量下降，分泌物积聚
b. 增加膀胱结石
c. 肺功能受损
d. 咳嗽无力

e.a 和 d

D. 当怀疑有上呼吸道感染时何时去看医生

a. 病情严重或长期经常发病 b. 胸痛

c. 咯血 d. 痰堵

e. 高热 f. 出现 a~e 的症状均应去

8. 泌尿系感染

A. 泌尿系感染的表现是

a. 发热 b. 寒战

c. 尿混浊、有臭味 d. 痉挛加重

e.a~d 的全部症状

B. 当可疑有泌尿系感染时

a. 留尿样送检 b. 增加活动量

c. 停药 d. 增加饮食

C. 为预防泌尿系感染,不应该

a. 每天在不同的时间插尿管以训练膀胱 b. 有规律饮食

c. 定期服药 d. 全错

9. 深静脉血栓

A. 下肢肿胀时

a. 卧床 b. 叫医生

c. 抬高患肢 d. 全对

B. 深静脉血栓起因于

a. 不活动 b. 吃得多

c. 饮得少 d. 训练

C. 有预防意义的是

a. 使用弹力袜 b. 下肢定期关节活动

c. 合适体位 d.a~c 的全部内容

e. 全错

10. 获得别人帮助

A. 下述哪个问题可就近求助于 SCI 康复中心

a. 各种矫形器 b. 抑郁感觉长期不好转

c. 膀胱或直肠功能问题 d.a~c 的任何问题

B. 下述哪种情况不能为健康保险提供经费

a. 医疗保险 b. 保险公司

c. 医疗技术 d. 按规定需自费的项目

C. 当你突然患病但找不到主管医生时不应该

a. 到最近的急诊室 b. 叫救护车送你上医院

c. 到最近的康复中心急诊室 d. 强忍着,一直到找到原来的主管医生

D. 有助于四肢瘫患者社区生活的机构是

a. 家庭护理机构 b. 职业康复机构

c. 社区保健机构 d.a~c 的任何机构

e. 全错

E. 购置矫形器付款时应得到有关部门的“事先批准”以防止

a. 有人被骗　　b. 医生的经济损失

c. 购置的矫形器不适合用　　d. 自行其事地处理自己的事

F. 你遇到自己不能解决的问题时,应该

a. 积极和合适的人或机构取得联系　　b. 不告诉任何人就放弃

c. 想办法惩罚那些对你漠不关心的人　　d. 不去想它,希望这件事自然会解决的

(五)第Ⅹ项各题的正确答案

1. 皮肤护理:A.a;B.c;C.c;D.d
2. 饮食/营养:A.a;B.b
3. 药物:A. 回答问题正确;B.c
4. 矫形器:A.d;B.c;C.a;D.b;E.d;F.d;G.b
5. 关节活动:A.e;B.e;C.c;D.b
6. 自主神经反射异常:A.a;B.d;C.d;D.d
7. 上呼吸道感染:A.e;B.d;C.e;D.f
8. 泌尿系感染:A.e;B.a;C.a
9. 深静脉血栓:A.b;B.a;C.d
10. 获得别人的帮助:A.d;B.d;C.d;D.d;E.c;F.a

(六)第Ⅹ项各题的评分方法和注意事项

1. 对于“皮肤护理、关节活动、自主神经反射异常、上呼吸道感染、获得别人的帮助”这5个项目,按答对的题目数量给分。如果4个题全对,给4分;如果只有3个题对,给3分,依次类推。

2. 对于“泌尿系感染和深静脉血栓”这两个项目,计分方法如下:

3题回答正确给4分。

2题回答正确给3分。

1题回答正确给2分。

全错给0分

3. 对于“矫形器”这一项目,计分方法如下:

7项回答正确给4分。

5~6题回答正确给3分。

3~4题回答正确给2分。

1~2题回答正确给1分。

全错给0分。

4. 对于“饮食”这一项目,两题全对给4分,1题对给2分。

5. 对于“药物”这一项目,计分方法如下:

所有题都正确给4分。

B题正确,但A题部分正确给3分。

A题正确,但B题不正确给2分。

B题正确,A题错误给1分。

A题和B题都错误给0分。

(七)总分的求得

将权重后的得分代入下式即可求出:

$$\text{QIF 分} = \frac{\text{权重后的总分}}{200} \times 100$$

下面介绍的是目前中国康复研究中心使用的脊髓损伤患者 ADL 评定方法(表 2-3-5)。

表 2-3-5 脊髓损伤日常生活动作评价表

一、个人卫生动作	3. 便后自我处理	2. 床—椅子
1. 洗脸,洗手	4. 便后冲水	3. 轮椅—便器
2. 刷牙	5. 卫生纸的使用	4. 前进后退轮椅
3. 梳头	五、器具使用	5. 操纵手闸
4. 使用手绢	1. 剪刀的使用	6. 乘轮椅开门、关门
5. 剃须,化妆	2. 钱包的使用	7. 轮椅过门槛
二、进食	3. 电源插销、电器开关使用	8. 坐在轮椅上拿地面物品
1. 用吸管吸食	4. 指甲刀的使用	八、步行动作(包括辅助具)
2. 用勺、叉进食	5. 锁、钥匙的使用	1. 前进 5m,拐弯
3. 端碗	6. 开瓶盖	2. 迈过 10cm 高障碍
4. 用茶杯饮水	7. 开关水龙头	3. 持 5kg 物品步行 10m
5. 用筷子进食	六、床上运动	九、认识交流动作
三、更衣动作	1. 翻身	1. 书写(姓名、地址)
1. 穿脱上衣	2. 卧位移动	2. 与人交谈
2. 穿脱裤子	3. 仰卧位—坐位	3. 打电话
3. 穿脱袜子	4. 卧位—膝立位	4. 翻书页
4. 穿脱鞋	5. 独立坐位	5. 信封信纸的使用
5. 穿脱支具	6. 膝立位移动	十、入浴动作
四、排泄动作	7. 手支撑位	1. 入浴
1. 能自我控制小便	七、移动动作	2. 洗身
2. 能自我控制大便	1. 床—轮椅	3. 出浴

评分标准:满分 100 分。

1. 能独立完成,每项 2 分。
2. 能独立完成但时间长,每项 1.5 分。
3. 能完成但需辅助,每项 1 分。
4. 两项中能完成一项,每项 1 分。
5. 不能完成,每项 0 分。

三、脊髓损伤康复目标的预测

不同水平脊髓损伤康复目标的预测见表 2-3-6。

表 2-3-6 不同水平脊髓损伤的康复目标

脊髓平面	康复目标
C4	用口棍或气控开关环境控制系统(ECU)。用颏控或气控开关控制电动轮椅
C5	用辅助工具自己进食。利用手摇杆控制电动轮椅。在他人帮助下完成从床到轮椅的转移
C6	自己穿衣。利用加大摩擦力的手轮圈,用手驱动轮椅。独立进行某些转移动作
C7 ~ T2	独立自由地使用轮椅。独立进行各种转移。独立进行大小便的处理
T3 ~ T12	除 C7 ~ T2 功能外,借助支具和拐杖进行站立和治疗性步行
L1 ~ L2	除 T3 ~ T12 功能外,借助支具和拐杖进行家庭功能性步行
L3 ~ L5	除 L1 ~ L2 功能外,借助支具和手杖进行社区功能性步行

表 2-3-6 中提到的功能性步行含义如下：

1. 功能性步行　有功能的步行应符合下述标准:①安全:即独立行走时稳定,不用他人帮助而且无需忧虑跌倒。②姿势基本正常。③不用步行框架等笨重的助行器。④站立时双手能游离做其他活动。⑤较不费力。⑥注意力不会过度集中在步行上,因而不影响将注意集中在其他活动上。⑦心血管功能能够负担;表现为步行效率(步行速度 m/min,步行 3 分钟后的心率)大于 30%。⑧有一定的速度和耐力,即能连续走 5 分钟,并走过 575m 左右。

功能性步行又有社区性和家庭性之分,社区性步行的具体表现为有能力在家庭周围地区采购、散步、上公园、到附近医疗机构就诊等。对于脊髓损伤患者来说,符合下列标准即可认为达到社区功能性步行:①终日穿戴支具并能耐受。②能连续走 900m 左右。③能上下楼梯。④能独立进行 ADL。除②外均能达到者,可列为家庭功能性步行,即速度和耐力不达条件,但在家中可以胜任。

2. 治疗性步行　凡上述社区功能性步行的标准①至④均不具备,但用膝踝足矫形器(KAFO)及拐杖能作短暂步行者,称为治疗性步行,T3 ~ T12 患者的步行即属此类。治疗性步行虽无实用性,但有明显的治疗价值:①给患者以能站能走的感觉,形成强大的心理支持。②减小对坐骨结节等处的压力,减少压疮发生的机会。③肢体负重可防止骨质疏松的发生。④下肢活动可改善血液淋巴循环。⑤减缓肌萎缩。⑥促进尿便排出。⑦减少对他人的依赖。因此即便无实用功能也应大力进行治疗性步行的训练。

四、脊髓损伤治疗方法的制定

不同水平脊髓损伤的患者其康复目标不尽相同,治疗方法也有所区别,下面以完全性损伤为例分别叙述。

(一)C4 完全性脊髓损伤

这类患者除头部能做自由活动外,四肢和躯干均不能活动,日常生活完全不能自理,完全需他人帮助。

由于这类患者头、口仍有功能,应训练他们用嘴咬住一根小棒(口棒)或用头来操作电动轮椅、环境控制系统或做其他活动。

由于呼吸肌大部分受损,故呼吸功能差,应加强呼吸功能的训练,可通过做深呼吸、大声唱歌和说话来达到这一目的。

另外,每天应通过各种方法使患者有一定的站立时间,以减缓骨质疏松的发生和有利于二便排泄。可采用斜床站立,逐渐抬高其角度,至接近90°为止。

每天都应由他人进行被动关节活动(即活动四肢所有关节),以预防四肢及手足关节僵硬,每个关节每次活动10~15次,应为全关节范围活动,每天至少1次。

(二)C5完全性脊髓损伤

这类患者肩关节能活动,肘关节能主动屈曲,但缺乏伸肘和腕、手所有功能。由于肋间肌麻痹而致呼吸功能差,躯干和下肢完全瘫痪。不能独立翻身和坐起,自己不能穿戴辅助具,日常生活绝大部分需他人帮助。

对患者的训练:增强肱二头肌(屈肘肌)的肌力,学习使用矮靠背轮椅,并在平地上自己驱动。有条件时可使用电动轮椅,学会使用固定于轮椅靠背上的套索进行前倾减压(图2-3-1a);可把勺子固定于患者手上,练习自己进食。呼吸功能训练、站立训练、关节活动训练同C4。

(三)C6完全性脊髓损伤

这类患者缺乏伸肘、屈腕能力,手功能丧失,其余上肢功能基本正常。躯干和下肢完全瘫痪。肋间肌瘫痪,呼吸功能减弱。这类患者能驱动轮椅(平地),可在手轮圈上缠橡皮条和戴防滑手套,以增大摩擦力。学会坐位时用肘关节勾住把手给对侧臀部减压(图2-3-1b)及其他减压和调整坐姿的不同方法(图2-3-lc~d)。利用床栏能翻身,利用肘屈肌勾住系于床脚的绳梯可以从床上坐起。利用万能袖带(需要时套在手上,可插勺、笔、梳子等)可完成进食、梳洗、写字、打字、打电话等。此类患者能达到小部分生活自理,需中等量帮助。

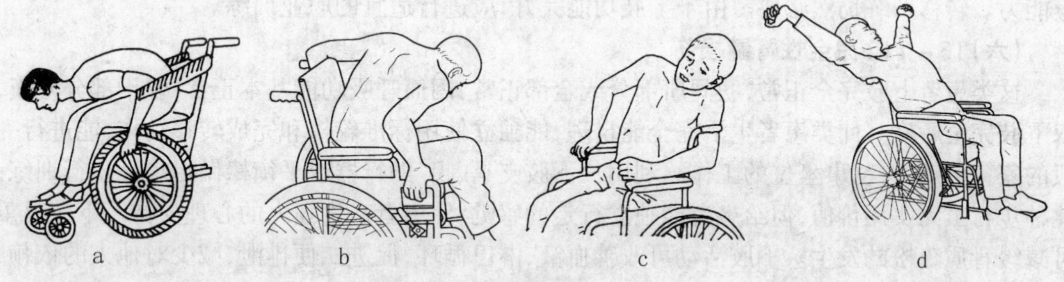

图2-3-1 不同的臀部减压方法

对患者的训练:增强肱二头肌(屈肘)和桡侧伸腕肌(伸腕)的肌力。驱动轮椅的训练。单侧交替地给臀部减压(用肘勾住轮椅扶手,身体向同侧倾斜,使对侧减压),每半小时进行一次,每次15秒。利用床脚的绳梯从床上坐起。站立、呼吸、关节活动训练同C4。

(四)C7完全性脊髓损伤

这类患者上肢功能基本正常,但由于手的内在肌神经支配不完整,抓握、释放和灵巧度有一定障碍,不能捏。下肢完全瘫痪,呼吸功能较差。这类患者一般情况下在轮椅上基本能完全独立,平地上能独立操作轮椅。在床上能自己翻身、坐起和在床上移动。能自己进食、穿脱衣服和做个人卫生(自我导尿),能独立进行各种转移。此类患者能达到大部分生活自理,需少量帮助。

对患者的训练：上肢残存肌力增强训练。坐在轮椅上可把双手撑在扶手上进行减压，半小时一次，每次 15 秒。用滑板进行转移（图 2-3-2a~c）。关节活动、呼吸、站立训练同 C4。

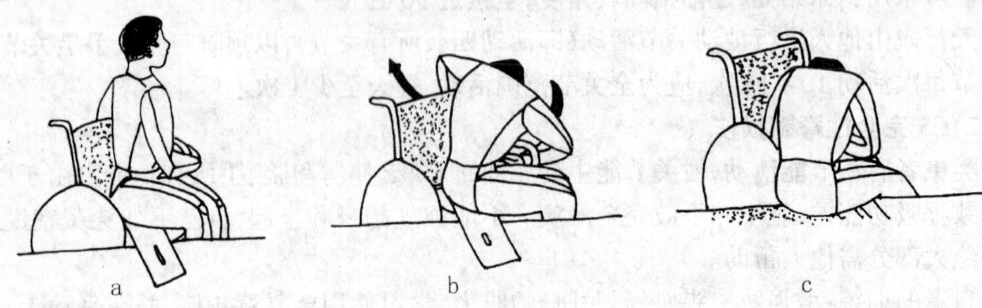

图 2-3-2 用滑板进行转移

轮椅靠近床边呈 30°，刹闸，卸下靠床侧扶手，滑板架在轮椅和床之间，患者做一系列支撑动作向床挪动。

（五）C8~T2 完全性脊髓损伤

这类患者上肢功能完全正常，但不能控制躯干，双下肢完全瘫痪，呼吸功能较差。此类患者能独立完成床上活动、转移，能驱动标准轮椅，上肢肌力好者可用轮椅上下马路镶边石，可用后轮保持平衡。能独立处理大小便，检查易损伤部位皮肤。能独立使用通讯工具、写字、更衣。能进行轻的家务劳动，日常生活完全自理，可从事坐位工作，可借助长下肢支具在平行棒内站立。

对患者的训练：加强上肢肌肉强度和耐力的训练，可通过使用哑铃、拉力器等各种器材来达到这一目的。坐位注意练习撑起减压动作。尽力进行各种轮椅技巧练习，以提高患者的适应能力。转移训练仍然必要。由于上肢功能完好，应进行适宜的职业训练。

（六）T3~T12 完全性脊髓损伤

这类患者上肢完全正常，肋间肌部分或全部正常，因而呼吸功能基本正常，躯干部分瘫痪，双下肢完全瘫痪。此类患者生活完全能自理，能独立使用标准轮椅和完成转移动作，能进行一般的家务劳动，可从事坐位的工作。利用长下肢支具、拐、助行器或平衡棒做治疗性步行训练，此种步行虽无实用价值，但给患者能独立行走的感觉，使患者产生强大的心理支持。下肢负重可减缓骨质疏松的发生。下肢活动可改善血液、淋巴循环，促进二便排泄，减少对他人的依赖，因此应大力开展这项训练。

此类患者除进行 C8~T2 患者所做的训练之外，应主要进行站立和治疗性步行训练，其中包括使用长下肢支具、助行器、双腋拐。先在双杠内练习站立平衡和行走，然后在杠外练习行走，T6~T8 练习迈至步，T9~T12 练习迈越步。有条件时可做减重步行训练。

（七）L1~L2 完全性脊髓损伤

这类患者上肢完全正常，躯干稳定，呼吸功能完全正常，身体耐力好，下肢大部分肌肉瘫痪。他们能进行 T3~T12 患者的一切活动，能用长下肢支具或短下肢支具（能固定踝关节）和肘拐或手杖在家中进行功能性步行，即能在家中用长或短下肢支具行走（距离短，速度慢），能上下楼梯，日常生活完全自理。在户外长时间活动或为了节省体力和方便仍使用轮椅。

对患者的训练：患者练习用四点步态行走，这是一种很稳定的步态。练习从轮椅上独自站起,上下楼梯。身体条件优越者应练习安全的跌倒和重新爬起,这对借助支具和拐行走的患者非常重要,以免跌倒时易于损伤和倒地后不能自主爬起。其他训练同 T3 ~ T12 损伤的患者。

(八)L3 ~ L3 以下完全性脊髓损伤

这类患者上肢和躯干完全正常,双下肢有部分肌肉瘫痪,用手杖和穿高帮鞋即可达到实用步行的能力,L5 以下损伤不用任何辅助用品亦可达到实用步行的目的。

对患者的训练:因这类患者残疾程度相对较轻,康复训练主要以双下肢残存肌力训练为主,可利用沙袋、器械等各种方法来提高肌力。用双拐练习四点步态,用手杖练习行走。早期的训练方法同 L1 和 L2 损伤的患者。

五、文体治疗

选择患者力所能及的一些文娱体育活动,对患者进行功能恢复训练,如轮椅篮球、网球、台球、乒乓球、射箭、标枪、击剑、轮椅竞速,游泳等,一方面恢复其功能,一方面使患者得到娱乐。文体活动的好处在于可以增加患者运动系统的活动,从而提高其功能和改善体质,增加耐力。从心理上增强患者的自信心和自尊心。除此以外,参加文体活动可以分散他们对自身残疾的注意,加上许多文体活动可和健全人一起进行,对他们重返社会、积极参与社会活动都有好处。因此,在脊髓损伤康复中应积极开展文体活动。

六、心理治疗

从受伤起脊髓损伤患者的心理反应通常经历休克期、否认期、焦虑抑郁期、承认适应期。

受伤伊始,由于突然而来的横祸,使患者感到茫然不知所措,对疾病或外伤所致的残疾毫无认识,此时反应迟钝,属于心理反应休克期。此期过后,患者对伤残往往不能理解,不相信残疾的来临及其严重性,坚信自己能痊愈,此为否认期。随着时间的推移,患者逐渐认识到残疾将不可避免,此时性情变得粗暴,把自己内心的不满和痛苦向外发泄,冷静下来后,常感到悲观失望,情绪变得焦虑、抑郁,此为焦虑抑郁期。此期过后会逐步承认现实,对残疾状态能够接受,能比较正确地对待身边的人和事,此为承认适应期。PT、OT 应了解各期的基本特点,在训练过程中主动与心理工作者互相配合,采取认知、行为、支持等心理治疗,使患者尽快进入承认适应期。

七、社会康复

社会工作者在患者住院时,帮助患者尽快熟悉和适应环境,帮助患者向社会福利、保险和救济部门求得帮助。在出院前,协助患者做好出院后的安排,包括住房调配及无障碍改造。出院后帮助他们再就业,与社会有关部门联系以解决他们的困难并进行随诊。

八、中医康复

中医治疗对脊髓损伤康复也有一定的帮助,如针灸对不全瘫肌力的恢复、膀胱功能的改善及中药的润肠通便都有不错的效果。

九、脊髓损伤康复疗效评定

脊髓损伤康复疗效评定见表2-3-7。

表2-3-7 脊髓损伤康复疗效评定

	ADL	
	截瘫 (MBI)	四肢瘫 (QIF)
优	≥75分	≥80分
中	≥50分	≥50分
差	≤25分	≤20分

显效:升级;有效:加分;无效:分数无变化。

第二节 脊髓损伤ADL障碍的物理疗法

一、起居动作训练

(一)床上正确的姿势摆放

急性期卧床阶段,正确的姿势摆放不仅有利于脊柱骨折部位的愈合,而且有利于预防压疮、关节挛缩及痉挛的发生。常见的卧位姿势有仰卧和侧卧。下面分别介绍其正确体位。

1. 仰卧位

(1)上肢体位 四肢瘫患者的双肩向前,肩下垫一薄枕头,确保双肩不后缩。双上肢放在身体两侧的枕头上,肘伸展,腕关节背屈约30°~45°以保持功能位。手指自然屈曲,手掌可握毛巾卷,以防形成功能丧失的"猿手"。截瘫患者上肢功能正常,采取自然体位即可。

(2)下肢体位 髋关节伸展,在两腿之间放1~2个枕头,以保持髋关节轻度外展。膝关节伸展,膝关节下可放小枕头,以防止膝关节过伸展。双足底可垫小方垫,以保持踝关节背屈,预防足下垂的发生。足跟下放小软垫,以防止出现压疮(图2-3-3)。

2. 侧卧位 双肩均向前,呈屈曲位。肘关节屈曲。前臂旋后,上面的前臂放在胸前的枕头上。腕关节自然伸展,手指自然屈曲,躯干后部放一枕头给予支持。下面的髋和膝关节伸展,上面的髋和膝关节屈曲放在枕头上与下面的腿分开。踝关节自然背屈,上面踝关节下垫一枕头(图2-3-4)。

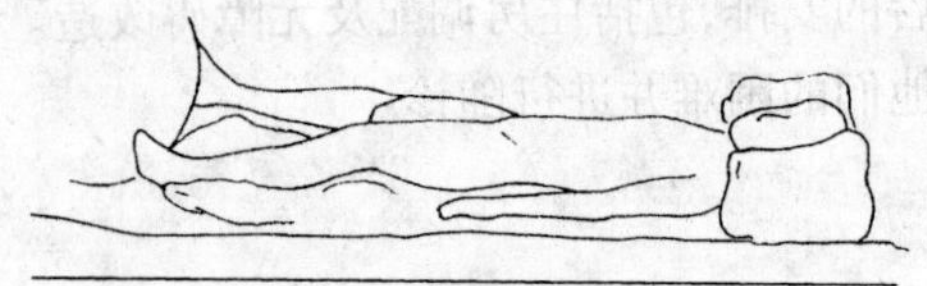

图2-3-3 仰卧位的正确体位

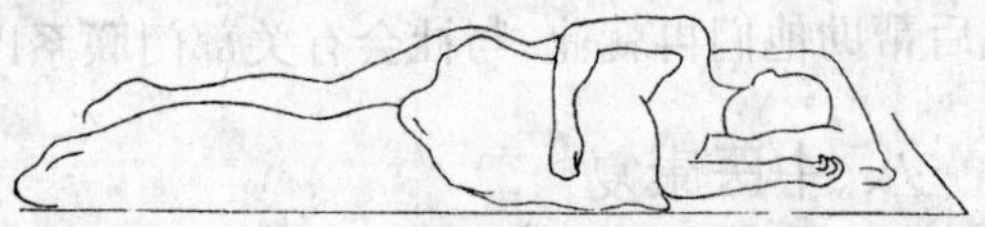

图2-3-4 侧卧位的正确体位

(二)床上翻身训练

脊髓损伤患者受累肢体无自主活动,翻身很困难,如果在床上固定于一种姿势,容易出现压疮,也不利排痰,久之可能造成肺部感染,所以应每两小时翻一次身,以防止并发症。对早期患者还应强调轴向翻身,避免做脊柱的旋转动作,以免影响骨折的愈合。急性期过后,可开始翻身训练。截瘫患者一般用手抓住对侧床栏即可完成翻身动作。下面介绍四肢瘫患者的翻身训练。双上肢及手功能正常患者亦可用下述方法翻身。

1. 不用辅助具　双上肢伸直,头、躯干协同向两侧摇摆,摆动幅度足够大时,向希望翻转的一侧再用力摆动,即可达到翻身的目的(图 2-3-5a~d)。

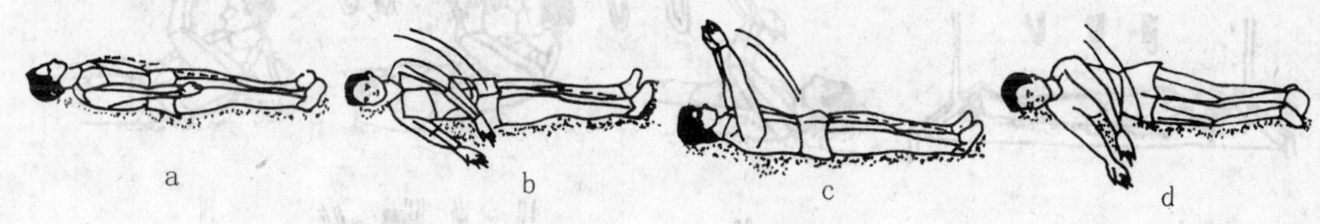

图 2-3-5　不用辅助具的翻身

2. 借助辅助用具　辅助用具可为床栏扶手等。一侧上肢固定于转向侧,另一上肢向同侧摆动,头、躯干协同摆动即可达到目的(图 2-3-6a~b)。

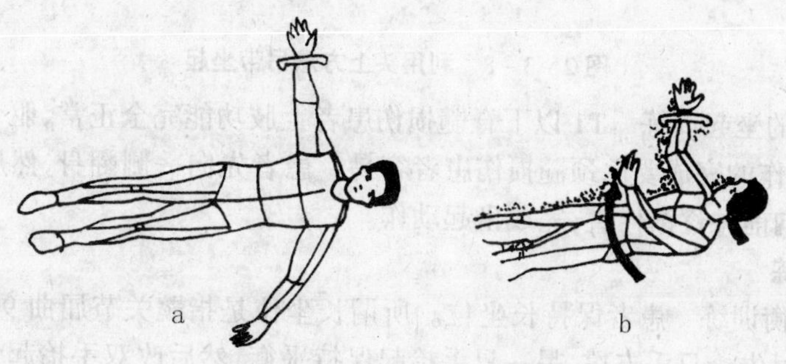

图 2-3-6　借助辅助具的翻身

(三)坐起训练

如患者脊柱稳定性好,允许坐起,即可开始坐起训练。为避免发生体位性低血压,可先将患者床头逐步抬高以适应。床头抬高开始角度应从 15°~30°起,根据患者适应情况,逐渐增加体位的倾斜度,逐步过渡到 60°,直至最后 90°。若患者体位性低血压严重,可加用下肢弹力绷带、腹带以减轻下肢及腹腔血液淤积。在此基础上开始坐起训练。

1. 四肢瘫患者的坐起训练

(1)利用床尾之绳梯从卧位坐起　①开始位。②通过拉绳梯和弯曲肘关节抬起上半身。③撑在床上的肘关节逐渐向床尾移动,同时另一只手拉绳梯协助抬起上半身(图 2-3-7a~c)。

(2)利用头上方悬吊带从卧位坐起　①开始位。②一侧上肢穿过吊带。③上半身从床上抬起。④另一侧肘部撑在床上。⑤上肢穿入第二个吊带。⑥上半身抬起,另一只手伸直向后。⑦上肢穿入第三个吊带。⑧支撑手向前移(图 2-3-8a~h)。

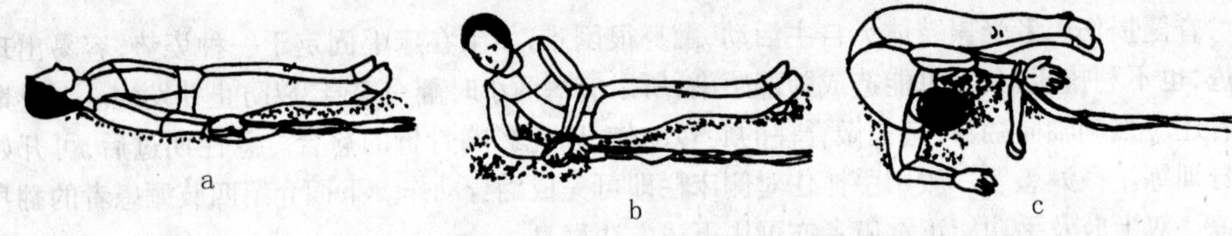

图 2-3-7 利用床尾之绳梯坐起

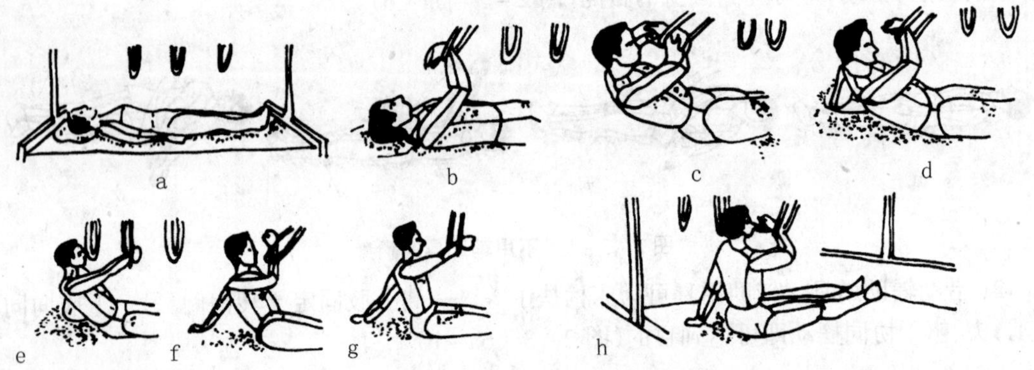

图 2-3-8 利用头上方悬吊带坐起

2. 截瘫患者的坐起训练 T1 以下脊髓损伤患者上肢功能完全正常，躯干部分瘫痪，下肢完全瘫痪，坐起动作的完成要比颈髓损伤患者容易。患者先向一侧翻身，然后用双肘支撑，接着双手交替支撑向前并逐渐伸直，完成坐起动作。

(四)坐位训练

1. 长坐位平衡训练 患者保持长坐位。所谓长坐位是指髋关节屈曲 90°，膝关节完全伸展的坐位。训练时先一只手支撑，另一只手抬起保持平衡，然后改双手抬起保持平衡，训练人员在后方保护。稳定性增加后，患者在垫上保持长坐位，训练人员与患者做接、投球练习，以训练患者长坐位的动态平衡。

2. 长坐位支撑训练 三角肌、背阔肌、胸大肌肌力接近正常，肩关节、肘关节和髋关节的活动范围正常是完成支撑动作的必要条件。患者双侧肘关节伸直，双手支撑床面。肱三头肌肌力不足的患者双上肢呈外旋位可增加肘关节的稳定性。双肩下降，臀部抬起，训练人员在后面支持。

3. 长坐位移动训练

(1)向前方移动 患者双下肢呈外旋位，膝关节放松，双手靠近身体，在髋关节稍前一点的位置支撑，肘关节伸展，前臂旋后。提起臀部，同时头、躯干向前屈曲，使臀部向前移动。

(2)向后方移动 患者双下肢呈外旋位，膝关节放松，双手靠近身体，在髋关节稍后一点的位置支撑，肘关节伸展，前臂旋后。提起臀部，同时头、躯干向前屈曲，使臀部向后移动。

(3)支撑向侧方移动(向左移动) 右手紧靠臀部，左手放在与右手同一水平，离臀部约 30cm 的地方，肘伸展，前臂旋后或中立位。躯干前屈，提起臀部，同时头和肩向左侧移动。

4. 床边坐位平衡训练 患者开始训练时双上肢置于身后稍外侧,前臂旋后位,手掌支撑于床面。待双手支撑能够保持平衡后,可变成单手支撑,未支撑的上肢先向侧面抬起,然后向前,最后向上抬起。头和躯干可轻度偏向支撑的一侧,以代偿活动着的手的重量。在此基础上增加难度,即双上肢抬起进行坐位平衡训练。首先要保持上肢的屈曲位,逐渐过渡到能向侧方、前方和上方抬起双上肢。双侧上肢向前方伸展时,患者必须把头和身体向后倾,以防止重心移动到髋关节的前面而破坏平衡。可在患者的前面放一面镜子,患者通过视觉调节躯干的位置,保持坐位平衡。患者如坐在轮椅上,训练人员可以向患者投气球,让患者用头接气球,或从各个方向投球,让患者用双手接球,增强患者轮椅上坐位的动态平衡。

二、轮椅转移训练

在进行这一训练时,应注意头、双肩和躯干都要前屈,使头部前伸超过膝关节。把脚放在地板上,让脚与地面垂直,这样在转移中可最大限度地让脚负重。四肢瘫患者只能完成同一高度的转移动作,而大多数截瘫患者经过训练后能够完成不同高度的转移动作。四肢瘫患者可利用滑板完成转移动作(图 2-3-2a~c)。下面重点介绍截瘫患者的不同转移方法。

1. 侧方转移 ①轮椅靠近床边呈 30°,刹闸。②头和躯干都前屈,向床的反向摆动,一只手撑床, 只手撑轮椅扶手,提起臀部向床移动(图 2-3-9a~b)。

2. 直角转移 轮椅与床呈直角,距离 30cm,刹闸。用右侧前臂勾住轮椅把手,以保持坐位平衡。将左手腕置于右膝下,通过屈肘动作,将右下肢抬起放到床上。用同样方法将左下肢放到床上。打开轮椅车闸,向前推动轮椅紧贴床沿,再刹闸。双手扶住扶手向上撑起,同时向前移动到床上(图 2-3-10)。

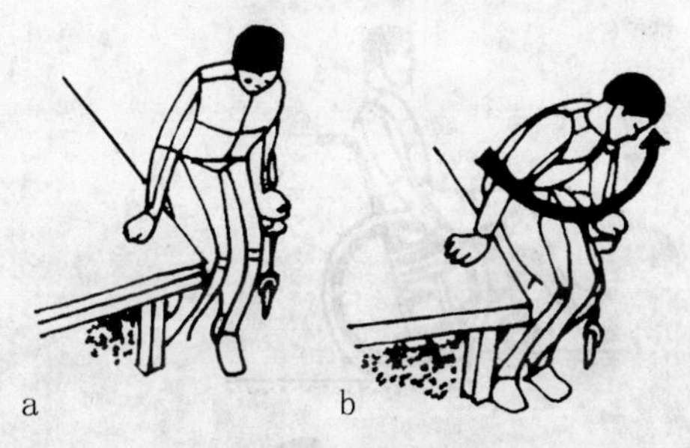

图 2-3-9 侧方转移

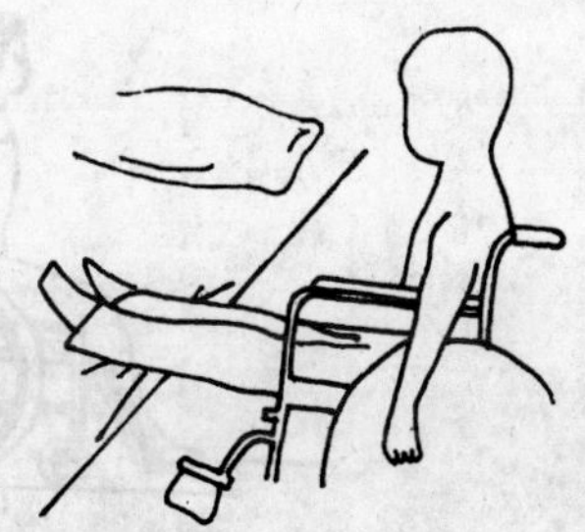

图 2-3-10 直角转移

3. 平行转移(左侧身体靠床) 轮椅与床平行放置,刹闸。卸下扶手将双腿抬上床(方法同直角转移)。躯干倾向床侧,将右腿交叉置于左腿上,应用侧方支撑移动的方法将躯干移动到床上。

三、乘坐轮椅上下马路镶边石的训练

患者在进行轮椅上下马路镶边石的训练之前,必须先学会抬起轮椅前轮,用后轮保持平衡。这是一项基本轮椅技巧,其训练方法有两种:

A. 训练人员指导患者用后轮保持平衡：①指导者把患者放在平衡位。②向前驱动时，轮椅向后倾。③向后拉轮椅时，轮椅回到直立位。④非接触性保护让患者反复体会，掌握住平衡要领(图2－3－11a之Ⅰ～Ⅳ)。

B. 用安全装置，患者独自练习用后轮保持平衡，方法同A之②、③、④(图2－3－11b)。

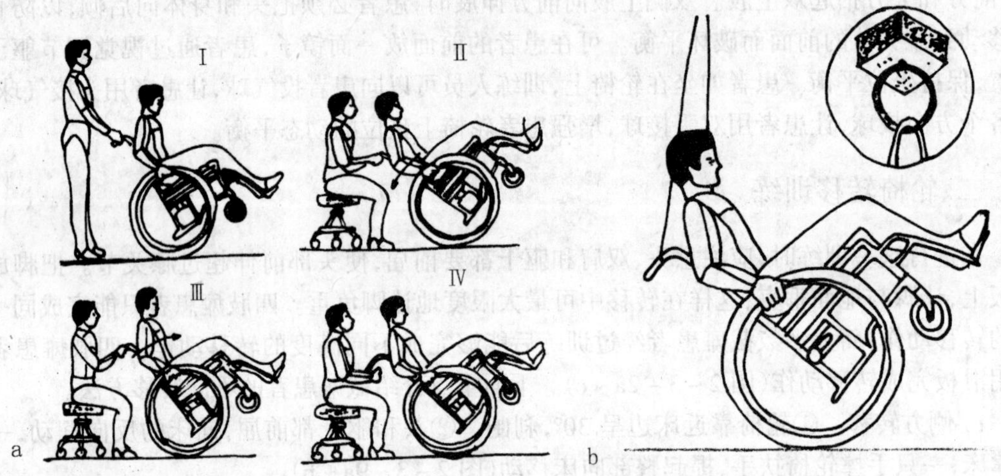

图2－3－11 用后轮保持平衡训练

1. 从静止位上马路镶边石 ①开始位，前轮离台阶数厘米，面对台阶。②前轮抬起置于台阶上。③前轮退到台阶边缘。④双手置于驱动手轮的恰当位置。⑤完成上台阶(图2－3－12a～e)。

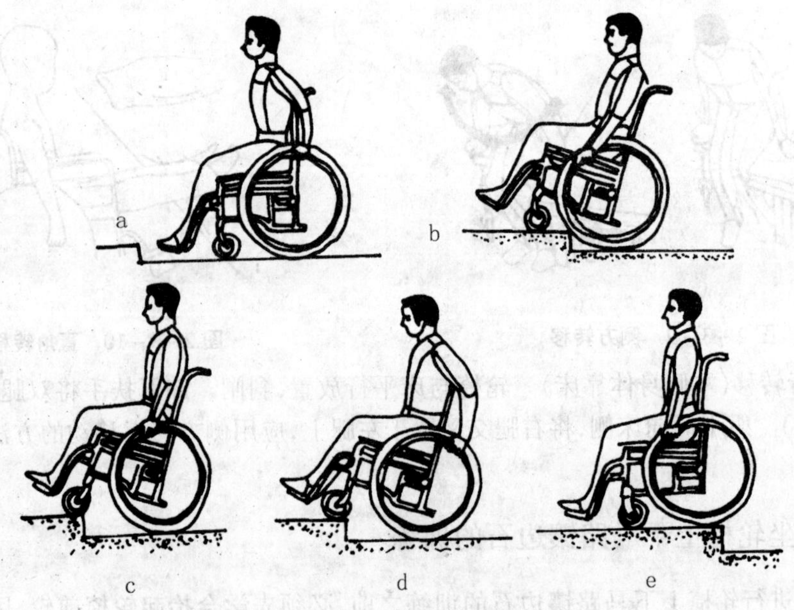

图2－3－12 从静止位上马路镶边石

2. 向后退下马路镶边石　①开始位,轮椅后退到台阶边缘。②控制轮椅下降。③在控制下转动轮椅,把前轮从台阶上放下(图 2-3-13a~c)。

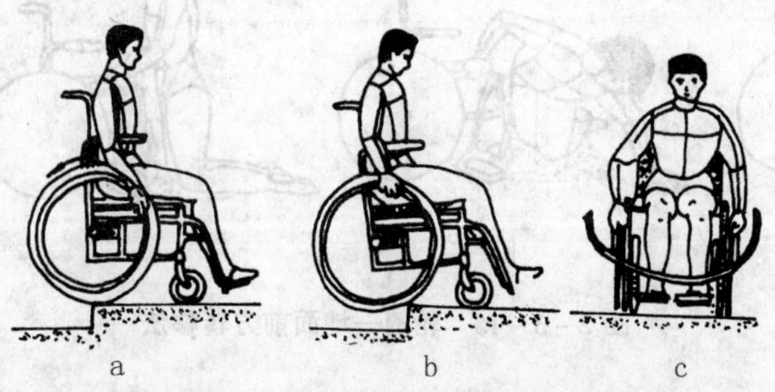

图 2-3-13　向后退下马路镶边石

四、轮椅—地面转移的训练

掌握轮椅与地面之间的转移能力,可丰富患者的生活内容,如使患者能在海滩上下水,在地板上与孩了玩耍等。这项技术也是一个重要的自救措施。有些患者不能预见到这个问题的重要性,在将来某个时候肯定会发现它的价值。当患者从轮椅上摔下来后,他就能应用此项技术从地板上、大街地上、篮球场地上回到轮椅中。

轮椅—地面转移的第一步是把轮椅摆好并刹住闸。一旦轮椅放好并刹住后,患者即可从侧面、前方或后方完成此动作。

1. 侧方转移法　①开始位。②臀部置于轮椅坐垫上。③手在腿上移动。④坐直(图 2-3-14a~d)。

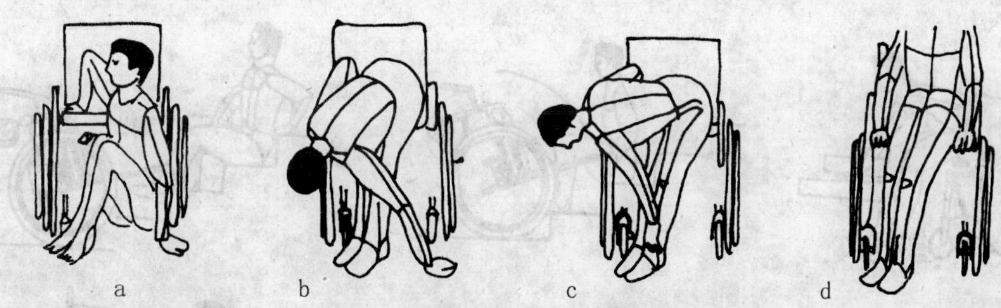

图 2-3-14　轮椅—地面侧方转移法

2. 前方转移法　①开始位。②从地上提起臀部。③跪在轮椅前面。④双手撑在扶手上,提起身体,放松一只手,扭转身体坐在轮椅上(图 2-3-15a~d)。

3. 后方转移法　①开始位。②从地上提起臀部。③向后移动臀部坐在轮椅上(图 2-3-16a~c)。

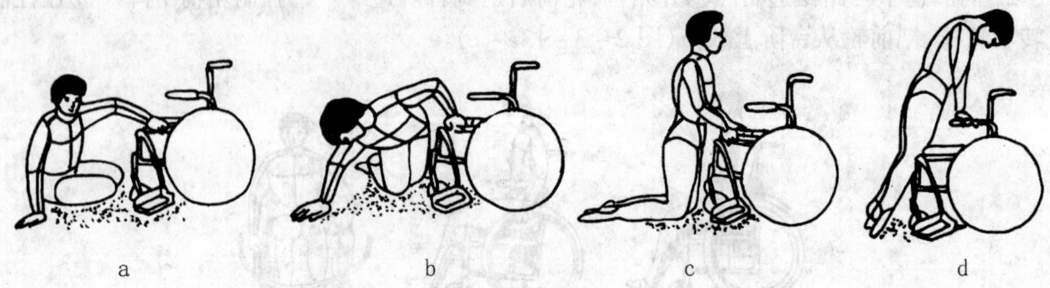

图 2-3-15　轮椅—地面前方转移法

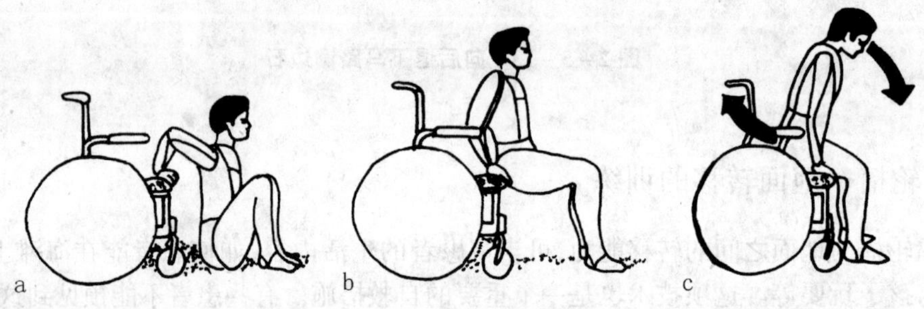

图 2-3-16　轮椅—地面后方转移法

五、坐轮椅上下楼梯的训练

掌握了坐轮椅上下楼梯的方法,可大大扩展残疾人的社交活动范围。

1. 用臀部移动上楼梯　①移动到台阶上。②把轮椅向后放倒在楼梯上。③向上移动一个台阶。④重新放后腿的位置。⑤拉轮椅上一个台阶。⑥稳住轮椅向上移一个台阶(图 2-3-17a~f)。

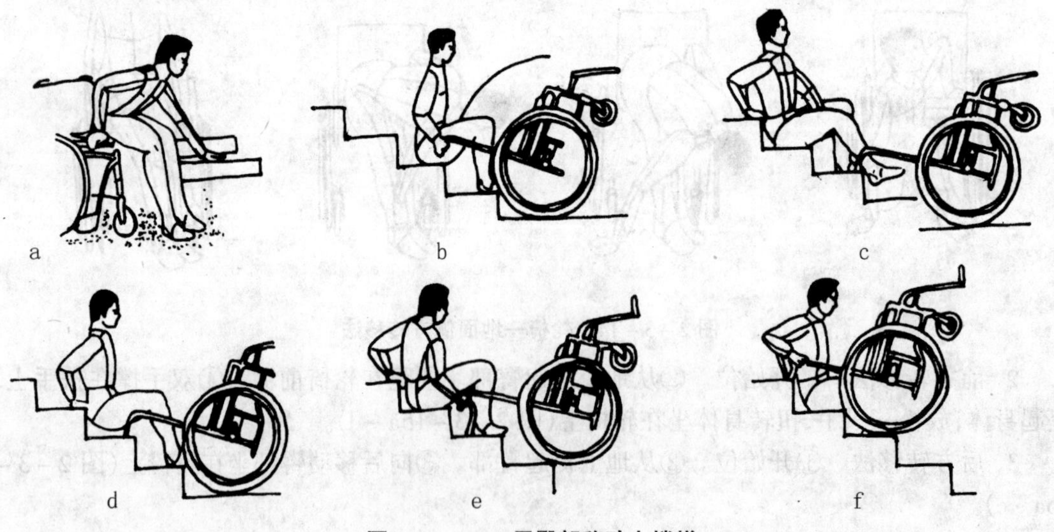

图 2-3-17　用臀部移动上楼梯

2. 坐在轮椅里上楼梯　①双腿和轮椅绑在一起。②轮椅向后放倒在楼梯上。③准备上台阶。④上台阶(图 2-3-18a~d)。

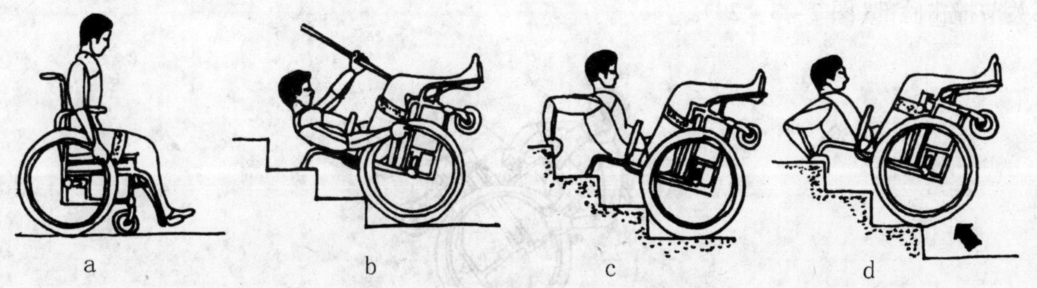

图 2-3-18　坐在轮椅里上楼梯

3. 坐在轮椅里抓住护栏下楼梯　①开始位,轮椅退到最高台阶的边缘。②轮椅下台阶。③手的位置(图 2-3-19a~c)。

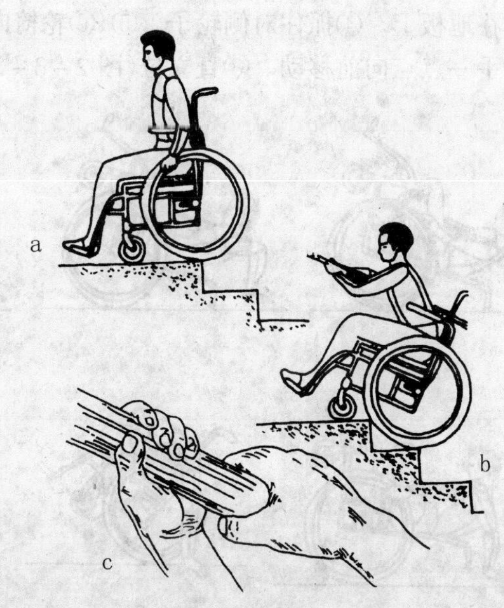

图 2-3-19　坐在轮椅里抓住护栏下楼梯

六、坐轮椅时安全跌倒的训练

很多高超的轮椅技巧,包括用后轮维持平衡驱动轮椅,这些活动都有翻倒的危险。患者在进行这些动作时,不小心重心移过头,轮椅就会向后翻倒。为了减少这种损伤的危险,在练习用后轮维持平衡前先练习安全跌倒。

如何做到在轮椅里安全的向后翻倒,简单地说就是扭转头部抓住轮子,当轮椅倒地时,不是患者头部和背部着地,而是推把着地,这样患者不易受伤,甚至不感到难受。

当轮椅倒地时,患者腿的冲击力可能会引起膝关节碰到脸上。用下述方法可防止这种情况发生,即扭转头部和用手迅速抓住对侧扶手或坐垫,这只上肢即挡住了大腿的落下,防止了膝关节撞击脸部(图 2-3-20)。

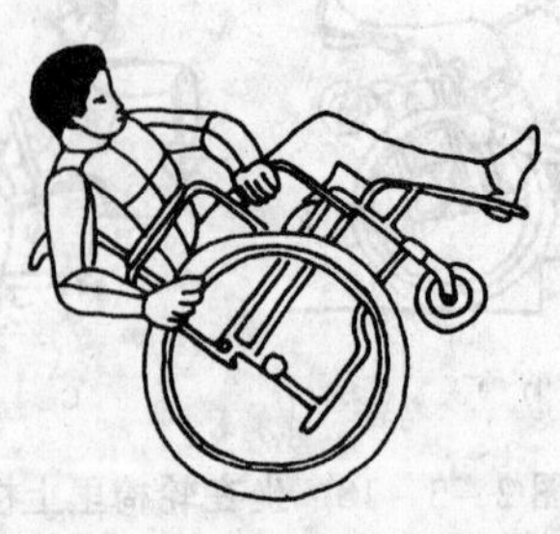

图 2-3-20 在轮椅里安全向后跌倒

跌倒后重新坐直的训练方法:①开始位。臀部坐在坐垫上,双腿挂在坐垫边缘。②通过拉轮椅前部提起躯干。③手放在地板上。④抓住对侧轮子。⑤、⑥轮椅向后拉,支撑臂向上向前推使轮椅朝直立位转动。⑦手一点点向前移动。⑧直立位(图 2-3-21a~h)。

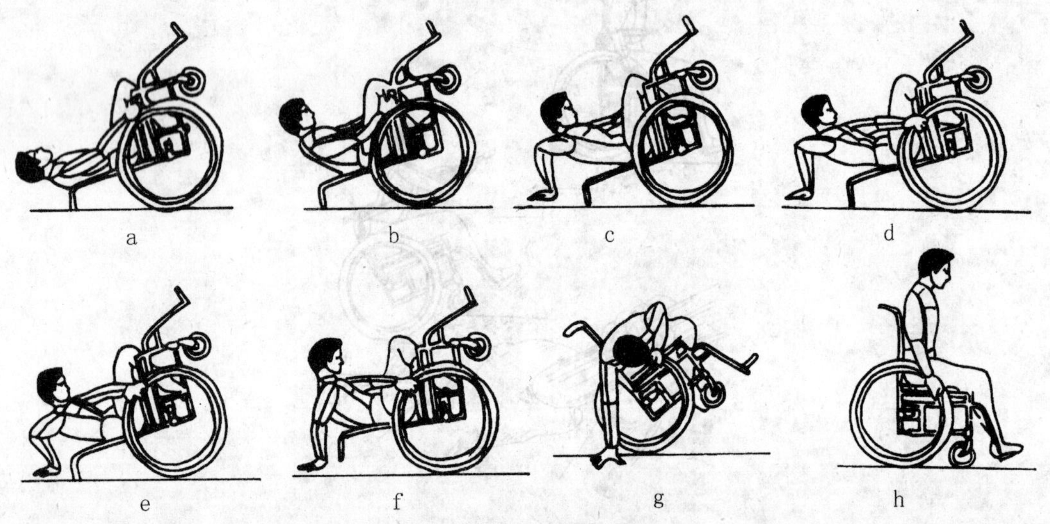

图 2-3-21 跌倒后重新坐直

七、坐轮椅通过狭窄门廊的训练

很多私家门廊很窄,不能通过轮椅,卫生间的门廊更是如此。即使患者有条件改造自己的住房,当他离开自家外出时也会碰到不能通过轮椅的狭窄门廊。若患者上肢神经支配完好和具有可折叠的轮椅时,即可用下述技术通过狭窄门廊。具体方法:①轮椅开始位。②移开脚后折叠脚踏板。③转移坐到扶手上。④向上拉坐垫,使轮椅折叠变窄。⑤通过拉门框拉轮椅通过门廊(图 2-3-22a~e)。

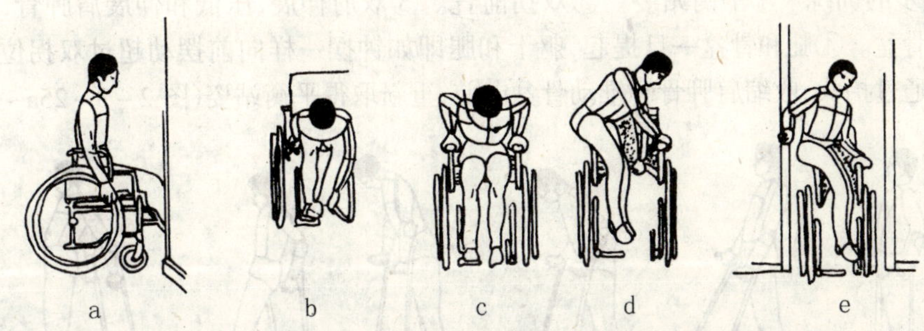

图 2-3-22　坐在轮椅扶手上过窄门廊

八、步行训练

下面讲述的是用双拐和膝、踝、足支具(长下肢支具)行走。步行对于上肢功能完好的患者较为容易,当腹肌支配完好时,步行训练更易达到且更有意义。

1.四点步态的训练　①平衡站姿。②一侧拐杖向前。③通过提髋提起对侧腿,低头并扭向摆动腿的对侧。④一旦提起腿,即把腿如钟摆一样向前摆动。⑤一条腿向前平衡站姿。重复上述动作即完成步行(图 2-3-23a~e)。

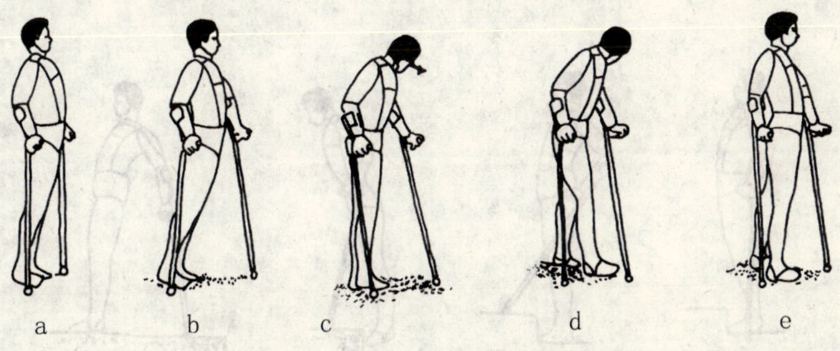

图 2-3-23　四点步态

2.摆至步的训练　①平衡站姿。②双拐前置。③通过伸肘,压低和伸展肩胛骨,通过低头来提起骨盆和双腿。④双腿摆至双拐位置,重新建立平衡站姿。⑤拐杖迅速前置,以获得更大的稳定性(图 2-3-24a~e)。摆至步相对于摆过步来说,消耗能量少,摔倒的危险性小。

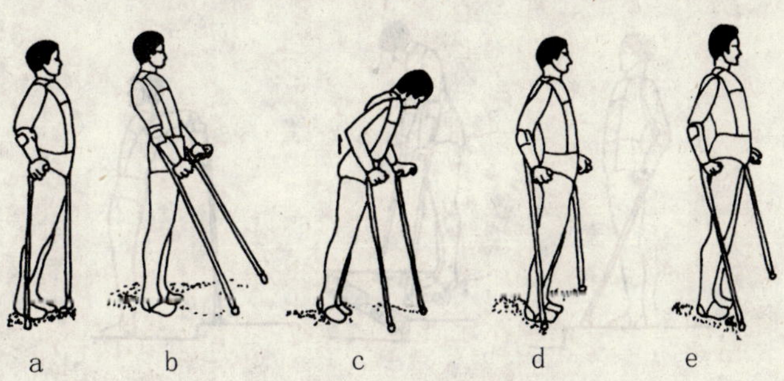

图 2-3-24　摆至步

3. 摆过步的训练 ①平衡站姿。②双拐前置。③双肘伸展，压低和伸展肩胛骨，通过低头来提起腿和骨盆。④腿和骨盆一旦提起，躯干和腿即如钟摆一样向前摆动超过双拐位置。⑤足跟着地。⑥通过抬头，收缩肩胛骨和推动骨盆向前，重新取得平衡站姿(图 2－3－25a～f)。

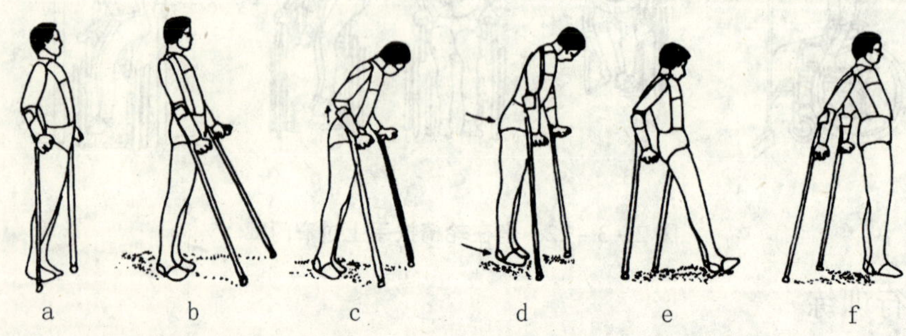

图 2－3－25 **摆过步**

九、使用双拐步行时上下台阶的训练

1. 上台阶的训练 ①脚尖位于台阶边缘平衡站姿。②双拐置于台阶上。③通过伸肘，压低肩胛骨，依靠拐杖，把双脚提上台阶。④通过向后摆头和收缩肩胛骨来推动骨盆向前(图 2－3－26a～d)。

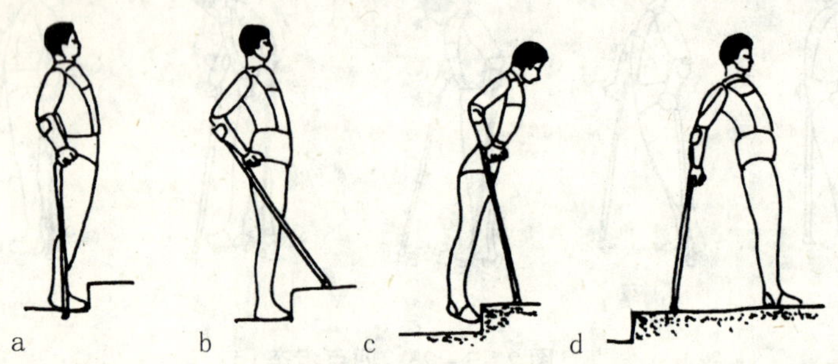

图 2－3－26 **上台阶**

2. 下台阶的训练 ①双拐置于平台边缘平衡站立。②摆过步。③通过向后摆头和收缩肩胛骨来推动骨盆向前(图 2－3－27a～c)。

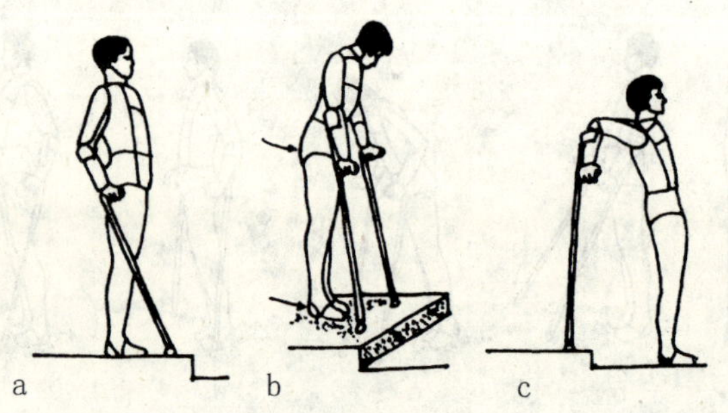

图 2－3－27 **下台阶**

十、使用双拐上下楼梯的训练

1. 使用后退法上楼梯 ①离最低一级楼梯几寸远平衡站立。②双拐置于楼梯上。③伸肘,压低肩胛骨,依靠双拐,把双脚提上台阶。④重获平衡站姿(图 2-3-28a~d)。

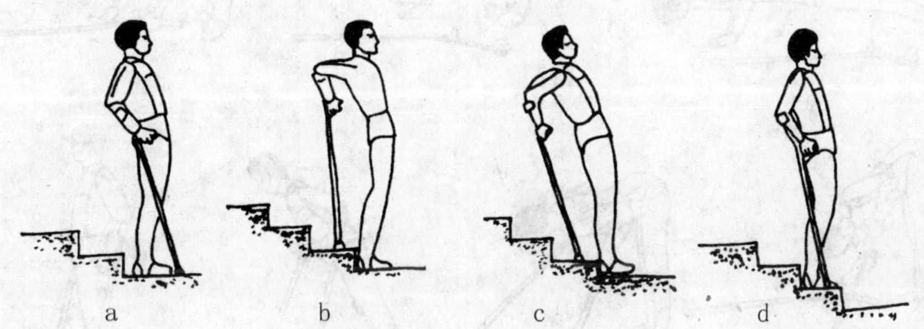

图 2-3-28 后退法上楼梯

2. 一只手扶栏杆,一只手用拐下楼梯,另一拐拿在手里(图 2-3-29)。

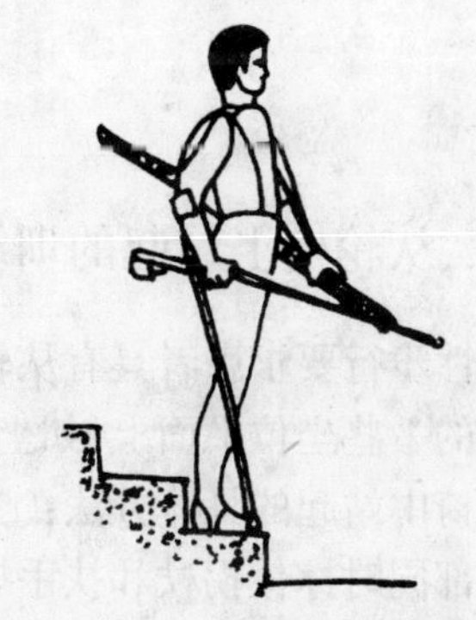

图 2-3-29 一只手扶栏杆,一只手用拐下楼梯

十一、使用双拐步行时上下斜坡的训练

患者在斜坡上步行,最大的问题是要避免滑倒,当穿着固定踝关节的支具在斜坡上步行时,他的髋关节、支具都是向下倾斜的。为提高患者在坡地上的行走能力,患者应尽可能在陡的坡度上练习。

上斜坡:上斜坡时,双拐应置于双脚前方,为增大稳定性,应使身体与斜坡成一定角度,骨盆前倾,用摆至步而不用摆过步。

下斜坡:下斜坡,时斜坡倾向使患者处于稳定位,此时可采用摆过步。

十二、使用双拐安全跌倒和重新站起的训练

步行就有跌倒的危险,特别是运动和感觉功能受损的患者更易跌倒,患者在练习用辅助具和支具行走前应先学安全的跌倒以减少损伤的危险。

当用拐杖步行者跌倒时,为减少损伤的危险,有两件事可做。第一,撇开拐杖,以免跌在拐杖上或拐杖产生过大的力量作用于上肢上。第二,当患者跌倒时应用手掌着地,上肢收于胸前,用肘和肩缓冲一下,应避免跌倒时上肢僵硬,造成跌伤。

重新站起时的方法:①开始位,双腿俯卧位,双拐置于合适的地方,双掌撑在地上。②身体呈爬行位。③充分提起骨盆。④抓住第一根拐杖。⑤用一根拐平衡,同时抓住第二根拐。⑥放好前臂套环。⑦把身体推直。⑧站直(图 2-3-30a~h)。

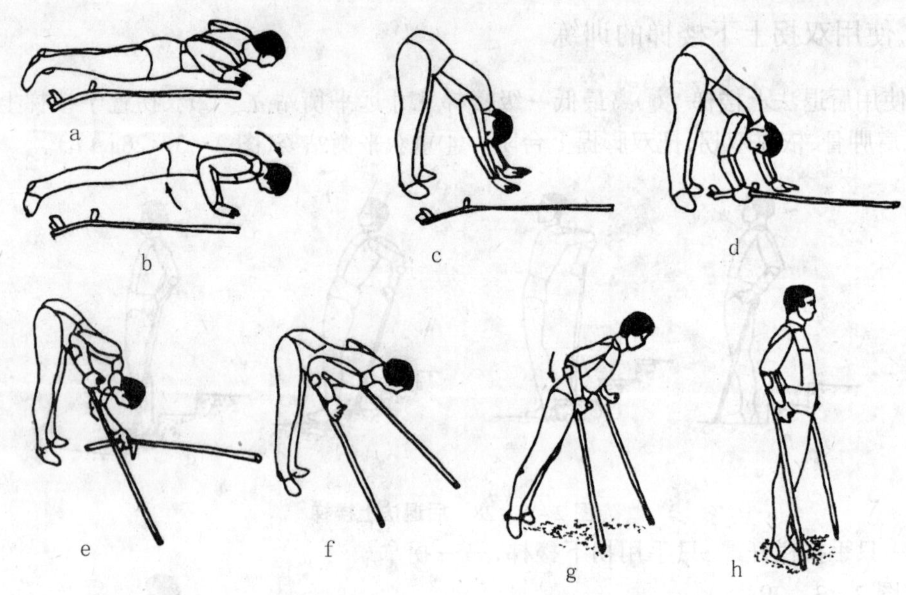

图 2-3-30 跌倒后重新站起

十三、从轮椅上站起的训练

功能性步行要求患者具有从轮椅上站起的能力。下面讲的技术是从轮椅上站起，但也可用在其他的一些坐位平面上，如坐便池、汽车座位和标准椅上。

从轮椅中站起的具体方法：①一只手放在扶手上，一只手扶住拐杖，坐在坐垫前缘。②通过转动头部同时撑住拐杖和扶手提起骨盆。③平衡好站姿。④抓住另一根拐杖。⑤另一根拐杖放在地板上(图 2-3-31a~e)。

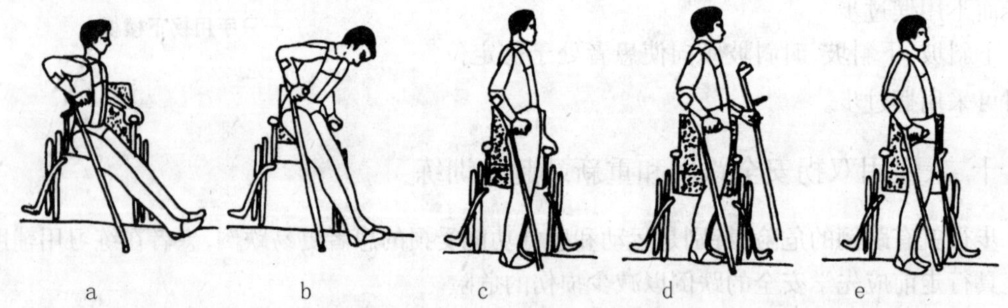

图 2-3-31 从轮椅中站起

十四、从站位坐下的训练

功能性步行要求患者在行走后有安全坐下的能力，下面讲的这些技术是针对轮椅而言，但也可用于其他类似的坐位平面。

坐回轮椅相对来说容易一些，患者降低体位坐回轮椅里，要避免伤及皮肤或把轮椅弄翻。要做到这一点，患者就需控制住放低身体的速度，使其正好坐在坐垫上，而不是坐在扶手或靠垫上。

1. 双手放在扶手上，从站位坐下的方法　①面对轮椅站立。②双手放在扶手上(先把一只手从拐上移至扶手上，再移另一只手)。③双手撑在扶手上向一侧旋转，然后松开一只手继续向支撑侧旋转(图 2－3－32a～c)。

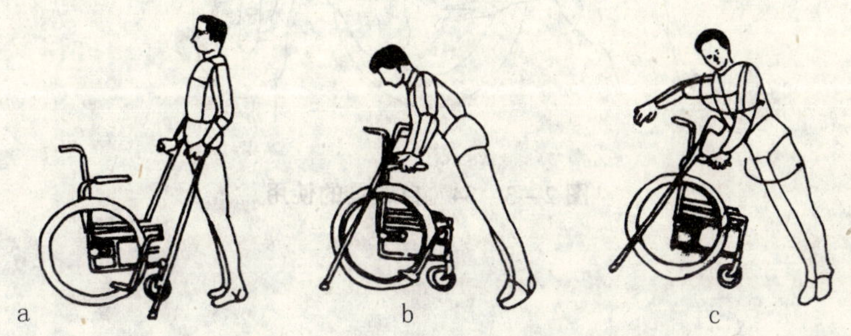

图 2－3－32　双手放在扶手上，从站立位坐下

2. 双手置于拐上，从站立位坐下的方法　①背对轮椅站立。②拐杖重新后置。③降低身体坐在坐垫上(图 2－3－33a～c)。

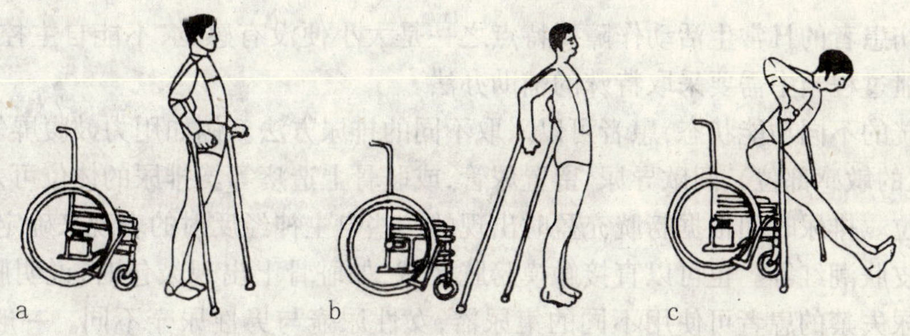

图 2－3－33　双手置拐上，从站立位坐下

第三节　脊髓损伤 ADL 障碍的作业疗法

脊髓损伤 ADL 障碍的 OT 治疗过程中也涉及到起居动作、轮椅转移等基本训练内容，为避免叙述的重复，上述训练方法请参考 PT 治疗的内容。本节重点介绍脊髓损伤患者进食、排泄、更衣、整容等方面的训练内容。

一、进食

四肢瘫痪者大都不具备手的抓握功能，因此需要借助自助具(万能袖带)完成进餐动作(图 2－3－34)。该自助具还可用于完成刷牙、写字、敲击键盘等动作。但患者必须具备肘关节的屈曲功能，方可进行。C5 患者利用辅助具可自己进食，C6、C7 患者经训练可独立完成。训练用的餐具如碗、盘应特殊制作，具有防滑、防洒功能。截瘫患者因上肢功能正常，故可独立完成进食动作。

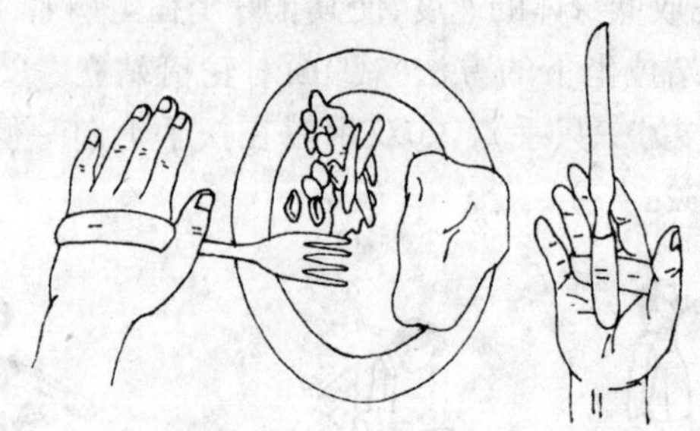

图 2-3-34 自助具的使用

二、整容

截瘫患者因上肢功能较好，基本可独立完成洗脸、刷牙、修剪指甲等个人卫生动作。四肢瘫痪者则需要借助自助具或他人协助完成。

三、入厕

脊髓损伤患者的日常生活动作障碍特点之一是大小便没有感觉，不能自主控制。因此在大小便的排泄过程当中需要采取特殊的辅助办法。

根据膀胱的不同功能状态，患者可以采取不同的排尿方法。例如用力鼓腹屏气、手法排尿（叩击膀胱区的敏感部位）、间歇导尿、留置尿管，或耻骨上造瘘等。排尿的体位可采取仰卧位、侧卧位或坐位。排尿时间根据膀胱充盈时出现的一些自主神经反射的表现来确定，如出汗、起鸡皮疙瘩或皮肤潮红等。也可以直接触摸膀胱区域，如耻骨上出现鼓包时，说明膀胱已充盈，应该排尿。尿失禁的患者可使用不同的集尿器，女性尿壶与男性尿壶不同。一般 C7 以下患者可以学会自我导尿。

脊髓损伤患者常常出现便秘或排便困难。平时应该多吃纤维素含量高的食物，多吃粗粮、蔬菜、水果，有利于刺激肠蠕动，防止便秘。对于便秘较严重的患者可以使用开塞露或栓剂（图 2-3-35），平时服用缓泻剂，必要时灌肠或用手指抠出大便。

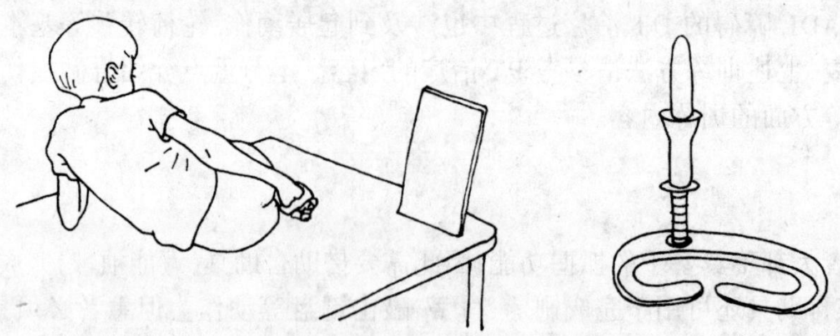

图 2-3-35 栓剂的使用

脊髓损伤患者入厕转移的方法可参考前面介绍的轮椅转移动作。由于四肢瘫患者坐位平衡能力差，坐厕时在墙上可固定一个海绵垫，以支撑头颈部，提高坐位平衡（图 2－3－36）。穿脱裤子的方法请参考更衣训练的内容。

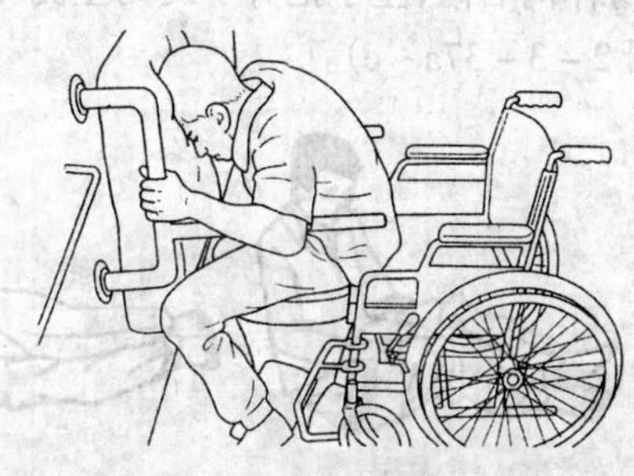

图 2－3－36　四肢瘫患者的入厕姿势

四、更衣

由于低位损伤患者（腹肌正常的患者）完成穿衣动作没有困难，以下介绍的内容是为颈髓损伤患者或高位胸髓损伤患者提供参考。训练用的衣服宜宽大、简单，衣扣和带子改为尼龙搭扣。

1．脊髓损伤水平与穿脱衣服动作的能力

（1）C7 水平损伤　由于肘关节和腕关节都具有主动屈曲功能，因此可以完成全身更衣动作。

（2）C6 水平损伤　可完成穿脱简单的和改制的上衣动作，但不能完成系袖口及衬衫纽扣，女患者不能完成穿戴乳罩。穿脱裤子的动作花费时间过长，但经过训练仍可以完成。

（3）C5 水平损伤　由于肘关节控制功能及坐位平衡功能较差，只能完成小部分更衣动作。

（4）C4 水平损伤　不能完成更衣动作。

2．穿脱套头衫

（1）穿法　将左手插入同侧衣袖内，在右手协助下使左手手腕伸出袖口。重复同样的动作穿上另一侧袖子，然后双手上举，同时头向前伸套入并钻出领口。整理衣服。

（2）脱法　躯干尽量前屈，双手将衣服由后领向上拉，直至退出头部。退出一侧肩与手，再退出另一侧肩与手。

3．穿脱前开襟衣服

（1）穿法　衣服里面向上（衣领靠近患者），将一只手伸入同侧衣袖内并伸出手腕。用同样方法完成另一只手。系纽扣或使用尼龙搭扣代替纽扣。

（2）脱法　解开衣服纽扣，躯干尽量前屈。双手由衣领处向上拉并使衣服过头。恢复躯干伸展坐位，一只手拇指勾住对侧衣袖腋窝处使手退出衣袖。用同样方法再退出另一只手。

4．穿脱裤子

（1）四肢瘫患者的穿法　先从床上坐起，用右手放在同侧膝关节下面向上拉，使膝关节屈曲，再把裤腿套在右脚上。相同方法完成左腿。利用屈膝及手掌滑动，将裤子穿到腿上，并尽可能向上拉。躺下双手交叉，重复进行左右摆动至身体转成左侧卧位。右手伸至背后，拇指勾住裤子皮带环拉到右侧臀部以上。另一侧方法相同。脱法与穿法顺序相反。

注意：痉挛较强时，采用床上长坐位，躯干前屈将双侧裤腿分别套在脚上，向上利用手掌滑动将裤腿穿到腿上并尽可能向上拉，其余动作相同。

（2）截瘫患者的穿法　①先把裤腿套在脚上，用手、腕或前臂使膝关节稍屈曲，将裤子拉到大腿上，必要时可用肘部支撑身体。②用同样的方法完成另一条腿的穿裤子动作。③右肘支撑身体向右倾，左手把裤子提到左侧臀上，交替反复，将裤子提到腰部。脱法与穿法顺序相反（图 2－3－37a～c）。

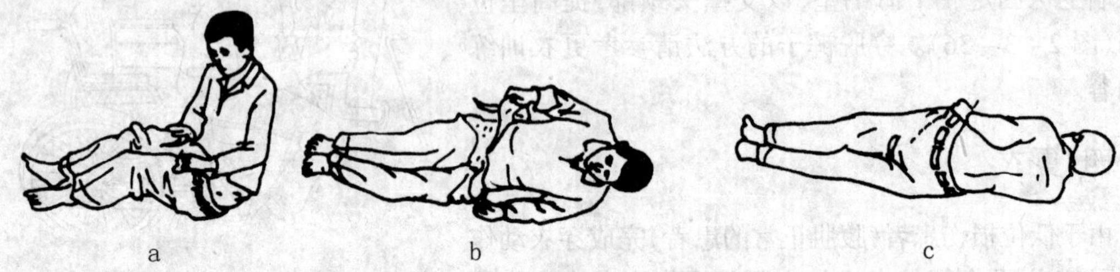

图 2－3－37 截瘫患者穿裤子的训练

五、入浴

入浴动作包括，①移动到浴室。②穿脱衣服。③进入浴盆里。④洗身。⑤洗发。这些动作因为非常复杂，所以训练起来需要时间。OT 在患者入院后，进行实际的入浴情况评定，确认哪些方面有问题，并与病房联系教他们辅助的方法。患者的入浴评定，包括：在浴室的移动能力，起居动作能力，更衣能力，使用淋浴用的器具及肥皂、毛巾等工具的能力。确认浴室里是否有台阶，浴盆的高度，淋浴的位置，把手的位置，椅子的高度等。脊髓损伤患者的入浴动作，最大的困难是患者不能独立完成转移动作。C6 脊髓损伤患者的一部分、C7 以下脊髓损伤患者能独立完成转移动作。四肢瘫患者的转移可借助转移装置（图 2－3－38）。洗澡时的姿势一般采用长坐位，身体向前倾，头颈部屈曲。皮肤的管理非常重要。应防止烫伤。

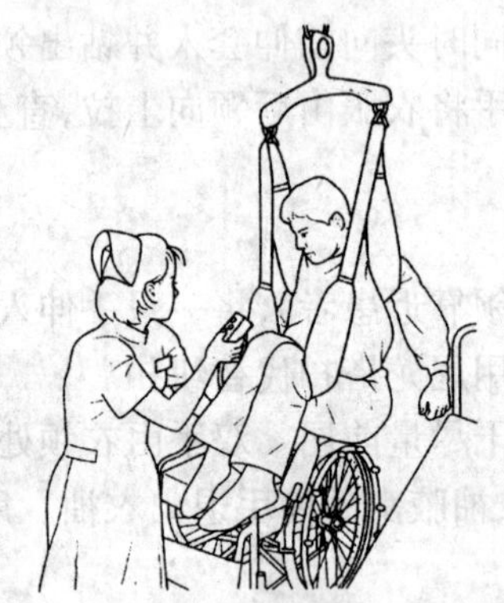

图 2－3－38 四肢瘫患者的转移

六、交流

四肢瘫患者通常语言交流无障碍，由于手功能差，不能握笔写字，拿电话也困难，因此无法进行书信交流和电话交流。另外，由于同样的原因，患者无法使用家用电器设备。为解决上述问题，作业治疗师可根据患者上肢功能状况，制作不同的自助具（如利用万能袖带写字）或改装电话，使患者能进行书信交流和电话交流。患者也可以使用口棍完成敲击键盘动作，进行网上交流(图 2－3－39),并根据患者的经济情况,选用头控、颌控、手控或气控的环境控制系统(environmental control unit, ECU)来完成开关电灯、开闭窗帘、开关电视机、打电话等,以提高患者的生活质量。详见本书第三篇环境改造有关内容。

七、家务

T1 以下脊髓损伤患者一般能够做家务。但是由于患者必须坐在轮椅上,因此,患者的生活环境需要进行改造。例如,厨房的位置、厨房门的宽度必须适应轮椅的进出,灶台的高度必须调整,使患者坐在轮椅上能够看清楚锅底部。只有这样,患者才能够完成炒菜等的动作。生活环境改造的具体标准请参考本书第三篇环境改造有关内容。

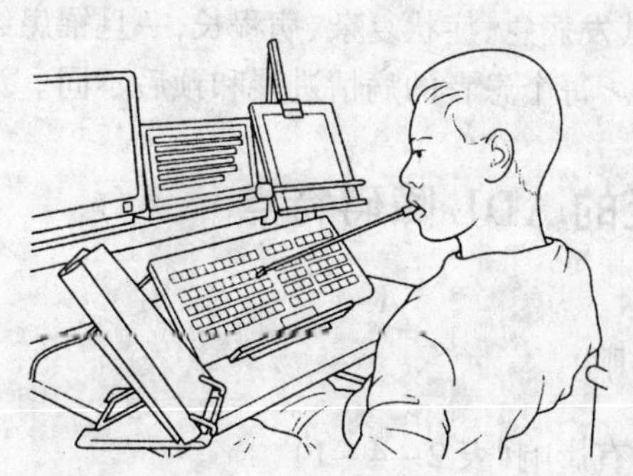

图 2－3－39　使用口棍完成敲击键盘动作,进行网上交流

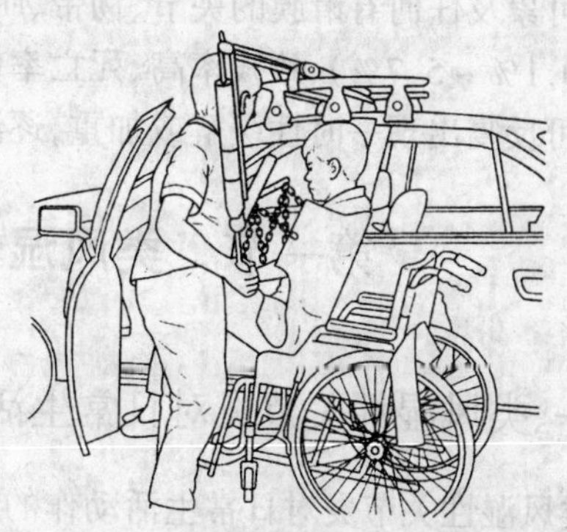

图 2－3－40　四肢瘫患者使用的升降装置和轮椅的折叠放置

八、外出

脊髓损伤患者外出时一般都需要坐轮椅,因此,公共场所如商场、邮局、医院等应该进行无障碍改造以方便轮椅出入。外出必须注意,坐在轮椅上时,一定要每 30 分钟左右用上肢撑起躯干或侧倾躯干使臀部离开椅面减压一次,以免坐骨结节等处形成压疮,如自己不能进行,需由他人帮助。如果有条件可以乘汽车外出。经过训练,截瘫患者可以学会轮椅和汽车之间的转移动作。患者转移进入汽车以后,将轮椅折叠起来放置。对于四肢瘫患者可以使用升降装置(图 2－3－40)来完成转移动作。一般来说,如果汽车的控制装置进行适当的改装,C7 以下的脊髓损伤患者都可以学会独立驾驶汽车。

(汪家琮　周红俊)

第四章　类风湿性关节炎

类风湿性关节炎(rheumatoid arthritis，RA)是以慢性、对称性、多关节炎为主的一种全身性的结缔组织疾病。病因目前尚不清楚，可能是一种自身免疫性疾病。主要累及手、足等小关节，也可累及任何有滑膜的关节、韧带、肌腱、骨骼、心脏、肺及血管。RA 在全世界是一种发病率高(0.1%～5.7%)、致残率高、死亡率低的疾病，其发病急、症状复杂、病程长，一旦罹患终身延续，可反复出现一时性缓解或加重，逐渐转为慢性。每个患者的病情进展和预后不同。

第一节　类风湿性关节炎的 ADL 障碍特点

一、类风湿性关节炎对日常生活动作的影响

类风湿性关节炎对日常生活动作的许多方面均有影响(表 2－4－1)。

表 2－4－1　类风湿性关节炎的 ADL 障碍特点

ADL	ADL 障碍表现	解决途径
起居	不能翻身、坐起，移动困难	PT、OT
进食	手指无力，不能握匙	OT
排泄	移动困难	OT
整容	拿毛巾、牙刷、梳子困难	OT
入浴	不能拿毛巾搓后背	OT
更衣	不能完成穿脱衣服动作	OT
交流	不能握笔、拿电话	OT
家务	不能洗衣、拖地、做饭	PT、OT
健康管理	有时出现情绪异常	OT
外出	不能上下台阶、上下公共汽车	PT、OT
作息时间安排	疼痛致作息时间反常	OT
公共设施的利用	移动困难导致不能去邮局、银行	PT、OT

二、康复评定

(一)炎症活动性评定

1. 临床指标

(1)晨僵持续 1 小时以上。

(2)6 个以上关节有压痛或活动时有疼痛。

(3)3 个以上关节有肿胀。

(4)发热 1 周以上,体温高于 37.5℃。

(5)握力　男 < 25kPa;女 < 19kPa。

2. 实验室指标

(1)血红细胞沉降率 > 27mmH_2O/h。

(2)类风湿因子测定　1:40 以上(免疫乳胶法)。

上述临床指标中有 3 项及实验室指标中有 1 项为阳性可确定为活动期。

(二)关节活动度测定

除了用量角器测量病变关节活动度外,可采用一种新的工作指数,称为功能障碍信号(signals of functional impairment ,SOFI)来评价。本法由观察者测试,能准确评价患者功能障碍,且可早期发现手部、上肢及下肢的功能障碍。其测试方法见表 2-4-2。

表 2-4-2　SOFI 测试方法与评分表

部　位	测 试 方 法	评分(分)
手功能测定	1. 能用手掌、手指握紧一个塑料管(男:直径 8cm,女:直径 6cm)	0
	手指能握紧塑料管壁,但手掌不能紧贴管壁	1
	能用 1~4 个手指抓握塑料管	2
	2. 能用 2~5 个手指紧握铅笔	0
	能用 2~5 个手指紧握圆管(直径 2.5cm)	1
	手指不能屈曲紧握	2
	3. 拇指与示指能握成圆形	0
	拇指与示指能握成半圆形	1
	拇指与示指不能完成任何握式	2
	4. 拇指能对掌至小指基底部	0
	拇指能对掌至示指基底部(不必触及)	1
	拇指不能对掌至示指基底部	2
上肢功能测定	1. 双肩外展 90°,屈肘,手置于颈项部,能触及脊柱棘突	0
	双肩外展 < 90°,屈肘,手置于颈部,能触及脊柱棘突	1
	上述动作不能完成	2
	2. 坐于桌前,肘屈 90°,前臂置于正中位并旋后,手背能平放在桌面,第 2~5 掌指关节能接触桌面	0
	能完成上述动作的一半,第 4~5 掌指关节能接触桌面	1
	上述动作的一半亦不能完成	2
	3. 用量角器测量肘关节伸直角度,能完全伸直	0
	肘关节呈屈曲畸形≤15°	1
	肘关节呈屈曲畸形 > 15°	2

(续表)

部 位	测 试 方 法	评分(分)
下肢功能测定	1. 坐于椅上,背部靠紧椅背,足跟能放至对侧膝上	0
	足跟能放至对侧小腿一半高	1
	不能完成	2
	2. 仰卧位,用量角器测量膝伸直角度,膝能完全伸直	0
	膝呈屈曲畸形≤10°	1
	膝呈屈曲畸形>10°	2
	3. 赤足单腿直立于木板上,木板下垫有一直径为4cm的圆柱体	
	能倾斜木板,使足跟侧木板缘接触地板	0
	能部分倾斜木板,足跟侧木板缘距地板最小距离为2cm	1
	不能完成	2
	4. 赤足站于平地,用足尖站立	
	能完成	0
	能完成,但感到疼痛	1
	不能完成	2

(三)残疾评定

1. HAQ残疾指数(Standford health assessment questionnaire disability index) 本法是由患者自己填表进行测定,内容包括日常生活活动中穿着与修饰、起身、进食、行走、卫生、伸手取物、握力及活动等8个方面。每个方面根据完成情况分为无困难(0分)、轻度困难(1分)、困难很大(2分)、无法完成(3分)。如需要用器械或旁人协助完成,每项至少再加2分。

本方法比较简单,但主观性较大,填写内容与实际病情可能有差异,与患者文化素质、理解能力有关。

2. 整体功能评定(Steinbrocker创立) 本法是观察者的临床判定。为国外多数学者所推荐。

(1)疾病分期 ①早期:X线无骨质破坏,有少量骨萎缩。②中期:X线有骨萎缩或有轻度软骨破坏,邻近肌肉萎缩,有关节外病变(结节或腱鞘炎等)。③晚期:X线骨萎缩及软骨、骨破坏,关节变形,无纤维性或骨性强直,大范围肌萎缩,有关节外病变。④末期:纤维性或骨性强直,其他同晚期。

(2)功能分级 ①Ⅰ级:功能正常,可进行一般工作。②Ⅱ级:中度受限,不论有一个或数个关节活动受限或不适,仍能进行正常活动。③Ⅲ级:明显受限,仅能进行极少或完全不能进行一般职业性工作,但生活能自理。④Ⅳ级:限制在椅上或床上,限于卧床或坐轮椅,生活不能自理。

3. ADL能力的评定 评定ADL的方法很多,现介绍一种简单实用的方法(表2-4-3)。该评定共有11项内容,根据每项完成情况给以评定,根据何者最多,可初步确定为I、A或D。

表 2-4-3　RA 的 ADL 评定

活　动	能独立完成(I)	需要帮助(A)	依赖别人(D)
进餐			
穿着			
阅读			
坐椅			
入厕			
洗澡			
厨房			
家务			
清洗			
购物			
活动			

三、康复治疗的目的和原则

类风湿性关节炎的治疗目前尚无特殊疗法。康复治疗的目的主要是缓解疼痛，消炎退肿，保持肌力及关节功能，预防及纠正畸形及改善生活自理能力。

为了最大程度恢复患者功能，达到功能的康复，康复治疗前要全面了解患者的病情，治疗措施与治疗程序应多种多样，并有完整的治疗计划。不同病期采用不同治疗及康复措施。对患者及其家属进行有关的宣传教育，以提高治疗信心，取得他们的合作，获得最大康复治疗效果。

休息很重要，尤其在急性期，关节部位应休息，并放于功能位。亦可用夹板固定。短期(7～10天)制动休息。

(一)治疗时间的选择

时间的选择将决定康复治疗的成败。因为类风湿性关节炎患者疾病与障碍同时存在，无法将康复治疗与疾病的药物治疗截然分开，两者往往同步进行。不同患者，不同时期比重不同。康复治疗时间选择可参考表 2-4-4。

(二)治疗的依从性

所谓治疗的依从性(compliance with therapy)是指研究或治疗对象对给予他们的医疗措施的接受程度或对研究工作接受的程度。类风湿性关节炎患者因各种心理障碍、经济和社会方面的原因而干扰了康复治疗的实施。依从性已受到人们的普遍关注。为了提高依从性，应注意以下特点：

1. 加强对患者的教育与指导，使其充分认识到疾病的多变性、病理的迁延反复性、早期积极治疗的重要性。提高心理的承受能力，提高治疗信心和积极性。
2. 尽力克服足以影响患者依从性的因素。
3. 患者和医生之间建立良好的信任。
4. 患者家属对治疗要理解、支持并且积极参与。
5. 康复治疗要切合实际，能获得确切效果，使患者愿意接受而且喜爱这种治疗。

(三)治疗的原则

类风湿性关节炎康复治疗的原则在于消除疼痛,控制炎症,保持良好的全身状态,预防或改善功能障碍,提高生活质量。表 2-4-5 为类风湿性关节炎患者康复治疗原则的主要内容。

表 2-4-4 类风湿性关节炎康复治疗时间选择

患者情况	康复治疗措施
Ⅰ.1. 病情稳定,无全身症状,晨僵 < 1h 2. 血红细胞沉降率低于 $30mmH_2O/h$ 3. 关节无肿胀 4. 其他炎症期反应物阴性 5. 黏蛋白值正常 6. 停用皮质甾体 3 个月	1. 应加强运动疗法 2. 有畸形采用矫形器,无畸形预防畸形的出现 3. 有针对性地进行作业疗法
Ⅱ.1. 病情较为稳定,晨僵 1~2h 2. 血红细胞沉降率 $60 \sim 100mmH_2O/h$ 3. C 反应蛋白 > 10mg 4. 关节有或无肿胀 5. 全身症状不明显	1. 在医师监护下,慎重进行,保持关节活动范围 2. 增强肌力,防止/矫正畸形,松弛痉挛肌肉 3. 系统性抗风湿药物同步进行
Ⅲ.1. 病情活动,晨僵 3~4h 或以上,有明显全身症状如发热、疲劳、关节疼痛 2. 血红细胞沉降率 $> 100mmH_2O/h$,C 反应蛋白 > 30mg,黏蛋白升高 3. 常有各种关节外在表现	1. 系统性抗风湿药物治疗为重点 2. 以卧床休息为主 3. 肿胀关节制动,做关节活动训练等长收缩 4. 避免畸形出现

表 2-4-5 类风湿性关节炎康复治疗的原则

治疗原则		具体内容
Ⅰ. 消除疼痛	急性疼痛,痛阈低下由炎症性致痛物质所致	局部制动,温热治疗,适当运动疗法
	局部缺血所致	采用温热(温度不可过高),主动运动疗法
	关节活动受限引起	采用温热,关节活动范围运动
Ⅱ. 控制炎症	关节面组合不合适,表现为红肿热痛	姿势体操,夹板矫形器,局部制动;全身休息,相应理疗,必要的抗风湿药物
Ⅲ. 保持良好的全身状态		适当的运动疗法,保持良好姿势,作业疗法
Ⅳ. 预防和改善功能障碍		按摩,被动运动,辅助或主动运动,关节活动范围运动,功能夹板的应用,保持和增强肌力的训练,综合基本动作训练,ADL 训练,自助具的应用

(四)康复治疗的注意事项

1. 认真做好局部和整体状态的评定　注意局部(关节、周围软组织)炎症所处的时期、关节破坏的程度、肌力、软组织挛缩等情况。并非所有关节均适合同一运动,应区别对待。整体评定主要考虑心、肺功能状态和全身情况,当血小板计数低于 $20 \times 10^9/L$ 时应禁忌运动。

2. 注意关节炎症时期　紧急期关节应休息，每日仅允许数次主动的关节活动和等长收缩。亚急性期运动次数可增多。慢性期则各种运动疗法基本均可进行。

3. 区别疼痛类型　要区别关节疼痛原因，炎症性疼痛时只能进行关节活动范围运动，而机械结构紊乱性疼痛时，轻度者可进行关节活动范围运动，等长、等张及低冲刺性的有氧运动；中度或严重者则只能做关节范围运动和等长收缩。

4. 运动前准备　为增加肌腱伸展，减少疼痛，运动前宜采用冷、热疗，牵张运动前亦有服用止痛药的。要注意用药后疼痛虽减轻，但易引起关节的损伤。运动前进行轻柔地按摩，可使肌肉痉挛减轻或解除，有利于运动疗法进行。

5. 患者年龄　老年患者肌力减退，肌纤维萎缩，有氧能力减退，肌腱弹性减少，软骨水分减少。这些改变均能加重原有疾病的变化，运动疗法时亦应注意。

6. 运动疗法的顺序　如关节活动受限（软组织结构紧张所致），开始先用辅助或牵张运动，继之以主动关节活动范围运动。如关节活动不受限，用保持关节活动范围的主动运动。当关节生物力学状态良好时，先用等长收缩，继之用等张收缩以加强肌力锻炼。Hicks 主张在炎症性关节中采用如图 2-4-1 中的运动顺序。

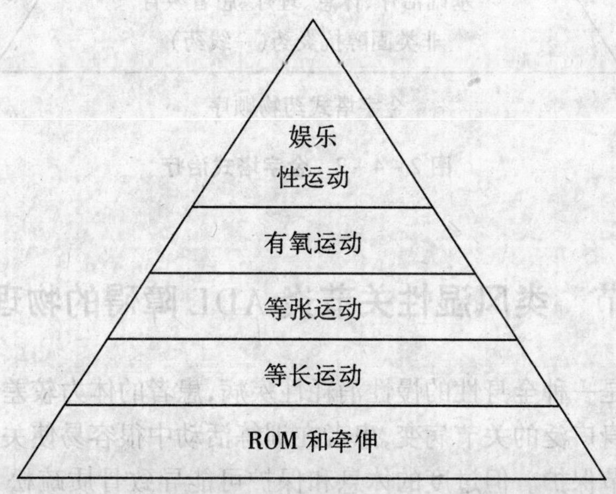

图 2-4-1　运动疗法的金字塔式（由底至尖）的选择顺序

7. 注意运动过度的信号　运动后疼痛出现持续 2 小时以上、有过度疲劳感、虚弱加重、关节活动范围减少、关节肿胀增加等现象均说明运动量过度，应当进行适当调整。如经夜间休息运动后疼痛能恢复的，表明运动量是合适的。每次运动后，必须有适当的休息时间。

四、药物治疗

传统的治疗方法为金字塔式，即从基础治疗逐渐上升至实验性治疗（图 2-4-2）。

基础治疗包括非类固醇抗炎药物（NAID）的选用，即一线药物。这类药物目前种类繁多，效果与剂量由于个体差异不同而异，一般认为采用最大耐受量为好。

近来有缓慢释放剂，可减少每日服用次数。这类药物共同作用是抑制环氧化酶，抑制花生四烯酸转化为前列腺素，从而有抗炎止痛作用。但前列腺素减少时，胃酸分泌增加，胃黏膜血流量减少,胃黏膜腺苷酸环化酶合成降低,并且抑制钠泵功能导致钠潴留,细胞肿胀,以至造成胃黏膜的损伤,因此长期应用应注意其不良反应。

应用二线药物、三线药物或类固醇类药物时应严格掌握适应证。短时间、小剂量用于疾病早期能使炎症较快得到控制。具体用法请参考有关专业教科书。

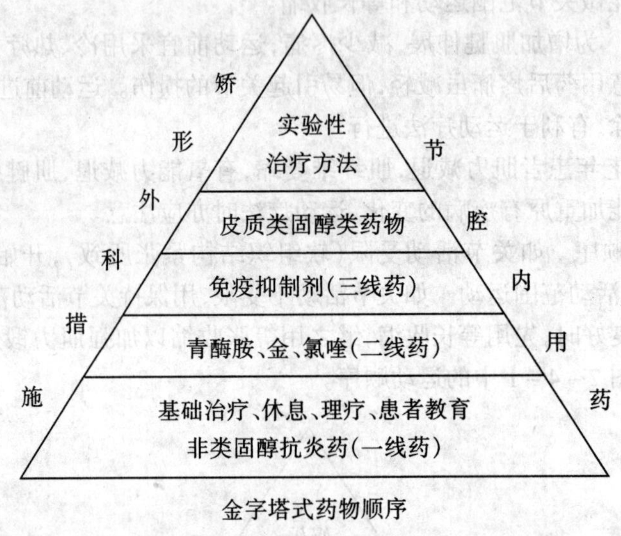

图 2-4-2 金字塔式治疗

第二节 类风湿性关节炎 ADL 障碍的物理疗法

类风湿性关节炎是一种全身性的慢性消耗性疾病,患者的体力较差,日常生活中需要较多的休息。同时因为全身广泛的关节病变,患者在训练活动中很容易使关节病变加重,因此需要进行仔细的全面的关节保护。但过度的休息和保护可能导致骨质疏松、肌萎缩、关节挛缩、关节受限等废用综合征(图 2-4-3)。在日常生活中如何保持患者足够的休息和适当的活动这两者之间的平衡,这一点非常重要。

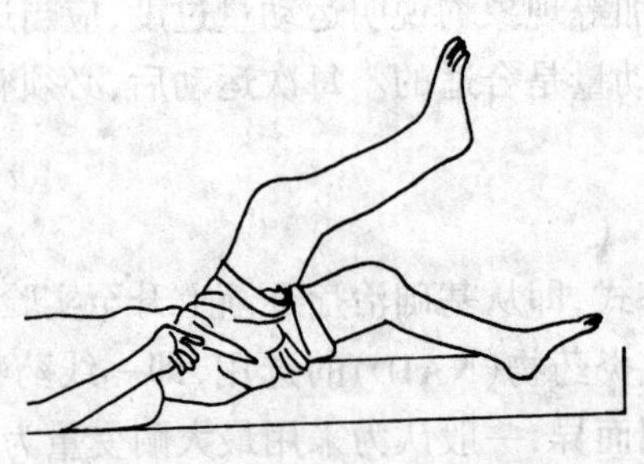

图 2-4-3 膝关节活动受限

临床上,长期卧床患者经常会出现腘绳肌腱短缩导致膝关节活动受限,常伴有髋关节活动受限和肌萎缩。患者失去站立和行走能力(图 2-4-3)。

一、起居动作训练

1. 休息体位　常见的休息体位有卧位和坐位,下面分别介绍其正确体位。

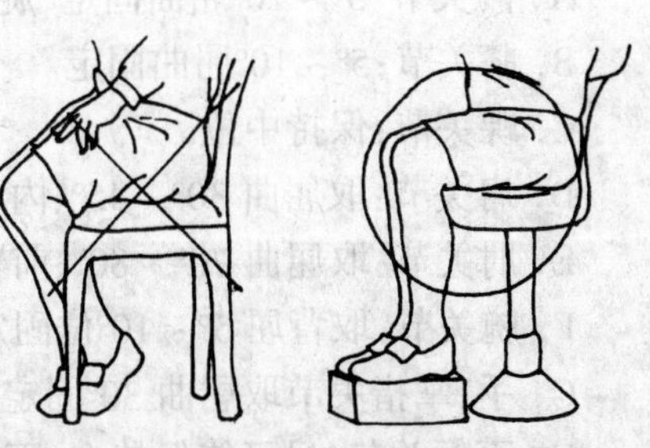

图 2-4-4　正确的坐位姿势

a. 错误;b. 正确。

(1)卧位　急性期患者需要全身绝对安静休息。卧床应注意良好体位,枕头不宜过高。尽量避免用软床垫,以免臀部下沉,引起双髋关节屈曲畸形。有时为减轻疼痛,于双膝关节下方放置枕头,但容易使膝关节呈屈曲挛缩。为避免双脚下垂,卧床时在足部放置支架,将被服架空,以防止被服下压双脚(特别是仰卧时)加速垂足出现。同时鼓励患者定期将双足前部蹬于床端横档处以矫正足下垂畸形。仰卧位要与侧卧位交替,侧卧位要注意避免颈椎过度向前屈所致畸形。

(2)坐位　注意避免长时间保持某种坐位姿势以免关节僵硬。正确的坐位姿势是,膝关节保持 90°屈曲,避免脚尖着地用力,膝关节周围的肌肉应尽量放松(图 2-4-4)。

(3)夹板制动　有急性炎症渗出的关节应用夹板制动,如采用医用热塑型塑料板材根据不同部位加热后固定,比较方便。固定期间,每日应除去夹板,做关节活动范围的训练,主动式和主动辅助式均可。用夹板固定来消肿止痛效果优于任何其他方法。夹板固定的作用是保护和固定炎症性组织,最终目的是保存一个既可活动又具有功能的有用的关节。

关节固定时,有可能出现关节的强直,因此制动时应将关节置于最佳功能位置,每日关节活动训练不可缺少。连续用夹板固定或用支架,将引起肌力减退(可以逆转),也能导致关节挛缩(制动不超过 4 个星期可逆转,但会引起骨质疏松)。

(4)保持良好的关节位置　很明显,不适当体位和不良姿势常常引起肢体的挛缩。不适当姿势由不正常关节位置所造成。故站立时,头部应保持中位,下颌微收,肩取自然位,不下垂、不耸肩,腹肌内收,髋、膝、踝关节均取自然位。坐位时采用硬垫直角靠椅,椅高度为双脚平置地面,膝关节呈 90°屈曲。

注意保持关节的功能位置,它对良好的姿势、改善功能障碍均有积极意义。功能位置的保持根据以下情况进行。

1)关节维持一定的活动范围,应力求:髋关节屈伸范围在 0°～ 30°。膝关节屈伸范围在 0°～ 60°。踝关节跖屈范围在 0°～ 20°,背屈范围在 0°～ 10°。

手指即使不能全伸,亦不会严重影响功能。但掌指关节即使屈曲稍微受限(特别是小指和无名指)就有明显影响。近端指间关节屈曲范围应在 0°～ 50°以上。远端指间关节屈曲受限,影响功能不明显。拇指首要的是关节稳定。腕掌(carpometacarpal, CMC)关节没有 30°的内旋,就不可能做正常对掌动作。

A. 肘关节:伸屈范围在 0°～ 90°,手能接近嘴以利进食、洗漱等动作。

B. 肩关节:屈保持在 0°～ 45°,外展 0°～90°,外旋 0°～20°。

2）一些关节需予以固定：无法保持关节不动的，需要做关节固定，各关节应在以下最佳功能位置下固定。

A. 髋关节：5°~10°屈曲固定，旋转取中位。

B. 膝关节：5°~10°屈曲固定。

C. 踝关节：保持中位。

D. 肩关节：取屈曲30°~45°、内旋10°位固定。

E. 肘关节：取屈曲70°~80°、前臂旋后10°~15°位固定。

F. 腕关节：取背屈5°~10°位固定。

G. 手：掌指关节取屈曲30°固定。拇指应取外展位。

H. 下颌关节：尽可能保持上、下齿距0~2cm的活动范围。

I. 头部：取垂直前视位。

（5）病变关节的保护方法

1）多个关节受累时，尽可能使用最大的病变关节，如提取重物时使用肘关节而不用手指提取。关抽屉时，用手臂力量或侧身力量取代用手推，避免加重受累关节的炎症。

2）手指关节受累时，尽可能采用粗柄，或大把手用具。

3）尽可能避免长时间保持同一体位不变。

4）携带重物时，采用带车轮的小车或滑行，应推行，不拉行。有条件可借助他人帮助。

5）避免做手的尺位偏运动，如拧开瓶盖用右手，关拧瓶盖用左手。

6）避免做牵拉、弯腰工作，应减少长时间步行。桌面高低要适中，以站立时腕关节高出桌面5~8cm为宜。

7）尽可能采取水平位休息，避免长久持续性休息，以免引起关节的僵硬。

8）避免出现超重、肥胖，因为体重减轻1kg能减轻髋关节负重3~4kg。

2. 站起训练　根据保护小关节的原则，从椅子上站起来时，尽量用手掌根部和手腕及前臂负重，避免手指负重（图2-4-5a）；站起过程中，膝关节外侧用力，防止膝关节内侧侧副韧带过度拉长损伤膝关节（图2-4-5b）。

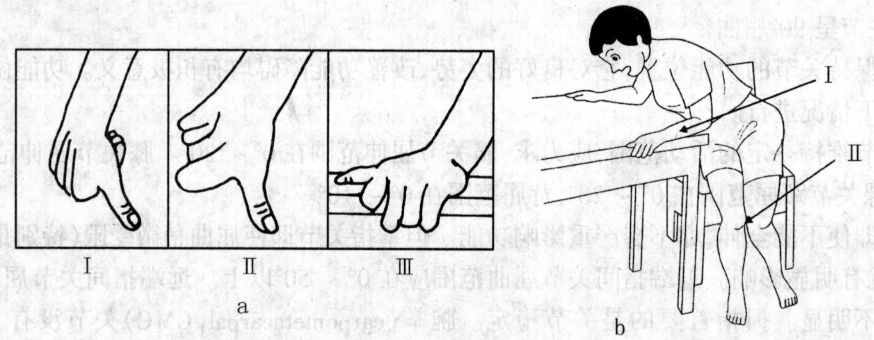

图2-4-5　身体向一方倾斜，从椅子上站起来

a：Ⅰ、Ⅱ. 错误；Ⅲ. 正确。b：Ⅰ. 前臂负重；Ⅱ. 防止侧副韧带损伤。

3. 其他训练 类风湿性关节炎的患者一般都能够独立完成翻身动作和坐位移动动作。需要注意的是在翻身或移动过程中要注意指间关节和掌指关节的保护,尽量用手掌根部或手腕及前臂的力量。

二、步行动作训练

类风湿性关节炎患者在恢复期,由于下肢关节受累,力量减弱,需要一定的辅助步行的器具以支持体重和保持平衡。确实难以站立,无法步行者,只能使用轮椅。

如何选择拐杖、手仗或助行器? 实质上,这些都是一种上肢伸长的替代形式,用以弥补患者肢体所失去的支撑、平衡和负重的功能。使用手杖要求上肢和肩带的肌力正常,平衡状态良好。使用拐杖要求患者上肢肌力和体力处于良好状态。助行器则适用于病情较重的患者。如果肘关节稳定性较差,用前臂支撑金属片的拐杖(图 2－4－6a),肘关节可依托在金属片的凹面上。肘关节不能伸展时,用月台型拐杖(图 2－4－6b),前臂可依托在平台上,手握住平台上突出的扶把。腕关节伸肌肌力减弱,腕部稳定性不佳时,用有腕关节固定带的拐杖(图 2－4－6c),或使用有前臂托的助行器(图 2－4－6d)。

一般来说,手杖能够承受体重的 20%～25%。单侧前臂拐杖能够承受体重的 45%。双腋拐能够承受体重的 80%。

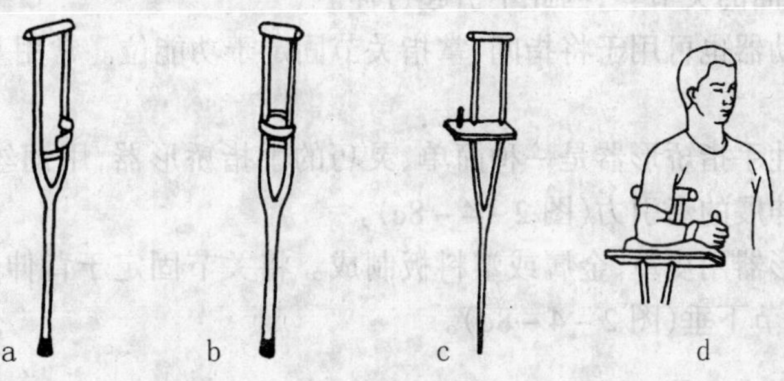

图 2－4－6 各种助行器具

对于伴有足内外翻的患者,可使用鞋底楔子(图 2－4－7),可改善足的承重功能。楔子一般用皮革制成,置鞋底内侧或外侧。一侧下肢缩短不足 2.5cm 时,只需将足跟垫高。如一侧下肢缩短达到或超过 2.5cm 时,应同时垫高鞋跟和鞋底。

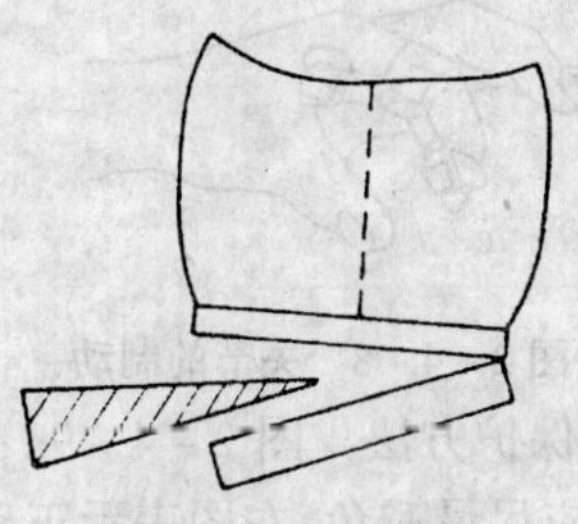

图 2－4－7 鞋底楔子

第三节 类风湿性关节炎 ADL 障碍的作业疗法

作业疗法的目的，首先是指导患者尽量独立完成日常生活活动训练，如进食、梳洗、穿脱衣裤、取物、开关抽屉、手表上弦、坐、站、移动、步行、上下楼梯、出入浴池和厕所等训练。其次是教会患者在日常生活活动中节省体力和保护关节的方法，同时根据患者功能障碍特点，改装某些生活用具结构或设计自制一些自助具，改善生活自理能力。作业疗法除改善患者功能外，还能提高其社会适应能力，是对身心进行的一种综合训练。

一、关节的保护

1. 关节的制动　在急性期，进行关节制动可以有效地减轻患者疼痛，防止关节畸形。关节制动可使用夹板或上肢矫形器保护，有固定式（静止性）和功能性（可动性）两大类。

固定式手指制动器由不锈钢或塑料制成，用以防止指间关节挛缩或过伸（图 2－4－8a），天鹅颈矫正环或 Bumell 夹板即属此种类型。它可减少近端指间关节过伸，不仅有助于减少因活动而继发的滑膜增殖，稳定掌侧关节囊，而且还有助于松弛手内在肌的痉挛和挛缩。纽扣花畸形的矫正是天鹅颈畸形矫正的反方向，它支持横向纤维，允许骨间肌和蚓状肌对近端指间关节进行伸展，支持背面的关节囊，因此不引起过伸。

固定式手部制动器也可用于将指间、掌指关节固定于功能位。常用基底部对掌矫形器（图 2－4－8b）。

可动性或功能性手指矫形器是一种简单、灵巧的手指矫形器，用钢丝和塑料垫板制成，为指间关节挛缩提供伸展的牵引力（图 2－4－8c）。

固定式腕部矫形器用皮革、金属或塑料板制成。将关节固定于背伸 20°～30°、尺侧偏 10°的功能位，防止腕关节下垂（图 2－4－8d）。

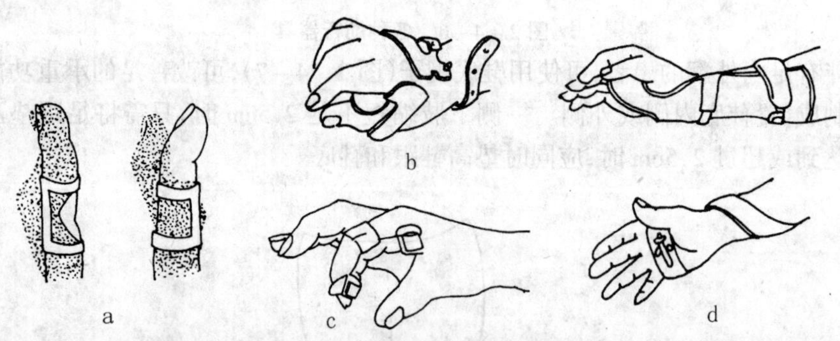

图 2－4－8　关节的制动

2. 日常生活活动中常用的关节保护方法　图 2－4－9a～f 分别介绍日常生活活动中常用的关节保护方法。左图的错误做法应尽量避免，右图表示正确做法。

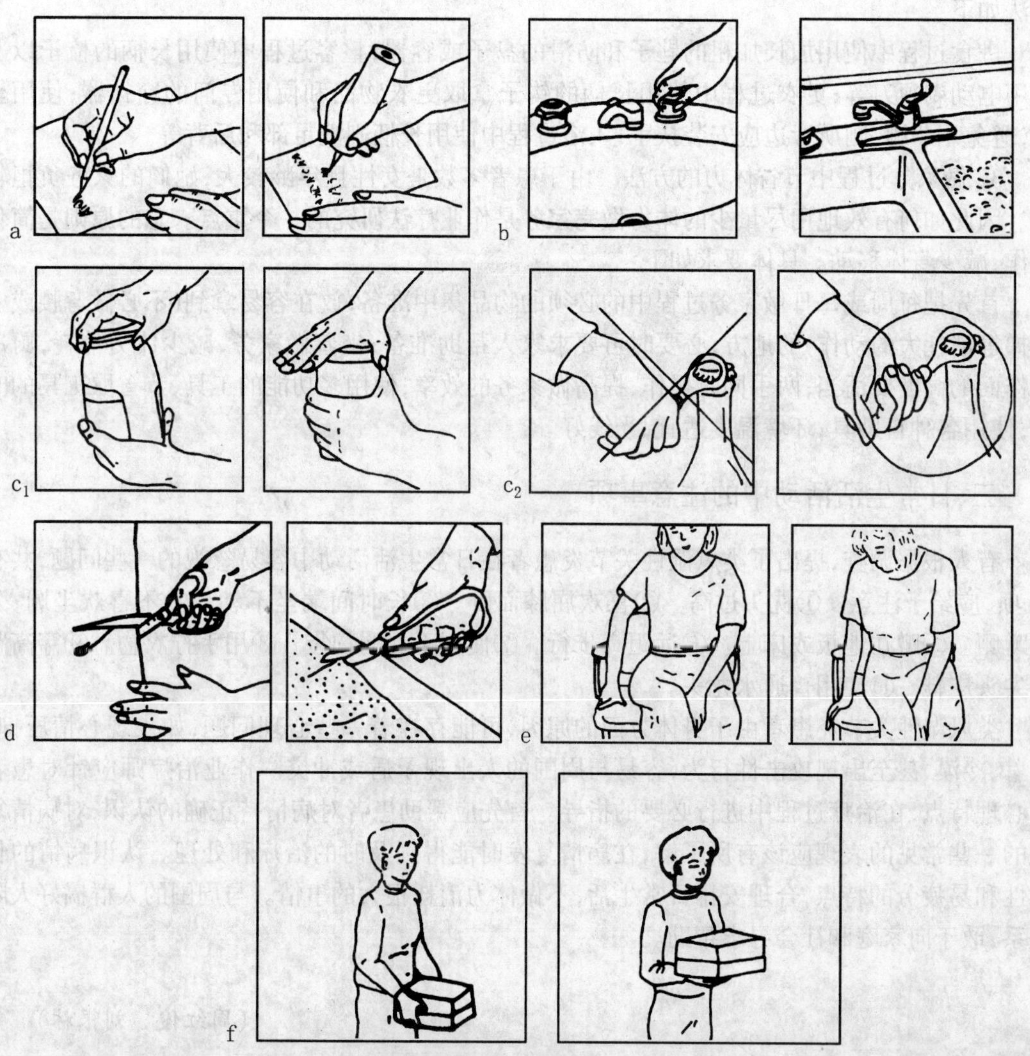

图 2-4-9　保护关节的不同方法

a. 使用加粗的笔，增大接触面，使手掌也能用力，减轻手指负担；b. 使用加长手柄的水龙头，借助手掌力量开关水龙头，减少手指用力；c_1，c_2. 开启瓶盖的时候尽量使用手掌的力量；d. 剪刀经过改装，能用手掌的力量操作；e. 从椅子上站起时，用手掌和手腕用力，不能用手指支撑；f. 搬运重物时，用前臂和手腕负重，减轻手指用力。

二、节省体力的方法

1. 主动休息　类风湿性关节炎是一种全身性消耗性疾病，患者即使没有临床症状，仍应保证每天有10个小时左右的睡眠时间和2个小时左右的午休时间，这是非常重要的。对于类风湿性关节炎患者来说，安静休息也是治疗的重要内容。

2. 使用自助具或改装生活用具　日常生活活动中使用自助具或经过改装的生活用具，可以有效地减少关节活动的次数和关节活动或躯干摆动的幅度，从而减少用力，节省体力。具体方法如下：

进食过程中使用加长加粗的匙子和防滑的盘子或容器；整容过程中使用长柄的梳子以及使用电动剃须刀等；更衣过程中使用长柄的钩子拿取更衣物品和使用专门的穿袜器；使用坐厕，避免用蹲厕，厕所旁边应安装扶手；入浴过程中使用长柄刷洗足部和后背等。

3. 做家务过程中节省体力的方法　由于患者多数是女性且年龄较大，她们的家务负担较重。因此如何有效地用尽量少的体力做完家务是作业疗法研究的一个重点。总的原则是简化动作，减少身体移动。具体要求如下：

首先把每周或每日做家务过程中的必须的物品集中准备，放在容易拿到(不必做弯腰或上楼梯等消耗大的动作)的地方，必要时可要求家人帮助准备；坐着做家务，减少体力消耗，厨房操作面的高度要适当；两手同时操作，提高做家务的效率；使用多功能的工具，节省取工具的时间；使用各种自助具；环境温度适宜，光线好。

三、日常生活活动中的注意事项

有人根据调查，提出了类风湿性关节炎患者在日常生活活动中容易忽视的一些问题，共有10项，应给予注意。①枕头过高。②喜欢屈膝而卧。③长时间端坐不动。④不喜欢坐厕，爱用蹲厕。⑤蹲在地板或床上。⑥远距离步行。⑦使用手提购物袋。⑧用手拧衣物。⑨穿高跟或尖头皮鞋。⑩使用普通水龙头。

类风湿性关节炎患者由于身体方面的原因，可能存在着一些心理问题，如表现心情压抑、自卑、冷漠，甚至出现攻击性行为，容易与周围的人出现矛盾或冲突。作业治疗师应针对患者的心理特点，在治疗过程中进行必要的指导。首先应帮助患者对病情持正确的认识，对病情复发的一些常见的表现应该有所了解，在病情复发时能得到及时的治疗和处理。认识病情的长期性和易疲劳的特点，合理安排日常生活，不做体力消耗很大的事情。与周围的人群搞好人际关系，敢于向家庭和社会寻求帮助。

(周红俊　刘根林)

第五章　截　　肢

截肢是指截除因损伤或疾病而失去生存状态的肢体或局部疾病严重威胁整体生命的肢体。截肢的原因较多,主要为工伤、交通事故、动脉硬化性闭塞性疾病和糖尿病的并发症,其次是创伤、肿瘤等其他疾病。根据我国1987年残疾人抽样调查数字表明,全国肢体缺损者约占667/10万。截肢的常见类型按照截肢部位分为上肢截肢和下肢截肢。上肢截肢包括:肩胛胸廓截肢、肩关节离断、上臂截肢、肘关节离断、前臂截肢、腕关节离断、腕掌关节离断、掌骨截肢、指骨截肢;下肢截肢包括:骨盆截肢、髋关节离断、大腿截肢、膝关节离断、小腿截肢、足部截肢。截肢一方面使患者终身失去了部分肢体,造成残疾,另一方面又可通过保留患肢功能和安装假肢等积极干预手段使患者最大程度地恢复功能。

第一节　截肢的ADL障碍特点

截肢对日常生活动作的许多方面均有影响(表2-5-1)。

表2-5-1　截肢的ADL障碍特点

ADL	ADL障碍表现	解决途径
起居	下肢截肢后坐起、移动困难	PT、OT
进食	上肢截肢后不能握匙、端碗	OT
排泄	下肢截肢后移动困难	OT
整容	上肢截肢后拿毛巾、牙刷、梳子困难	OT
入浴	上肢截肢后不能拿毛巾搓后背	OT
更衣	上肢截肢后不能完成穿脱衣服动作	OT
交流	上肢截肢后不能握笔、拿电话	OT
家务	上肢截肢后不能洗衣、拖地、做饭	PT、OT
健康管理	截肢后可能出现情绪异常	OT
外出	下肢截肢后不能上下台阶、上下公共汽车	PT、OT
作息时间安排	可能出现作息时间反常	OT
公共设施的利用	下肢截肢后移动困难导致不能去邮局、银行	PT、OT

一、截肢康复概述

现代康复的观点认为:截肢手术后所留残端是圆柱形的而不是圆锥形的;术后立即安装术

后即装型假肢(immediate postsurgical prosthesis);接受腔由传统的开放式改为全面接触重点承重式。

现代截肢术应:①将肌肉在截骨水平下切断,形成肌瓣覆盖骨端,防止骨突出和外露。②将肌端固定在骨端上,防止其滑动和退缩,使肌肉有新的附着点,术后可继续训练。③皮瓣可灵活地设计,以保证切口愈合良好和血运通畅。④将神经残端包埋在肌腹内,明显减少残肢痛。这样的残肢呈圆柱形,称圆柱形残肢。

相应地接受腔也作了改进,由圆锥形残肢时的斜面承重发展为重点承重,即大腿假肢的承重点在坐骨结节,小腿假肢的承重点在髌韧带和胫骨内外髁前下方的斜面上。使接受腔内壁与残肢全面接触,避免腔上缘对局部的环形压力。

提倡术后即装假肢,使伤口及时一期愈合,促使患者早期下地行走以及使患者能得到最大速度和最大限度的康复。其优点有:对患者有良好的心理影响,创口愈合快,疼痛轻,残肢浮肿少,血栓、栓塞合并症少,残肢成熟定型快,有利于尽快装上永久假肢。

二、康复评定

在截肢康复中,常需进行以下的评定:

(一)残端的评定

1. 残端的形状 已如前述,残端应具有现代截肢术后留下的圆柱形而不是传统截肢术留下的圆锥形。

2. 残端的长度 这对于假肢的选择和安装非常重要,测量膝上截肢(above knee amputation,AK)应从坐骨结节开始;测量膝下截肢(below knee amputation , BK)应从胫骨平台内侧开始,分别测量骨和软组织的长度。合理的长度:AK为25cm左右;BK为15cm左右;上臂截肢应肩峰下约16~24cm;前臂截肢应肘下8~18cm。

3. 残端的皮肤 应无溃疡、感染、窦道、破损或皮肤病,在重点承重区不宜有瘢痕。

4. 残端关节畸形 AK后如髋关节有屈曲、外展畸形,BK后如膝有屈曲畸形均不利于安装假肢。

5. 残端关节活动度 应注意上肢残端关节有无充分的ROM,下肢残端髋关节有无自由的屈、伸、内收、外展和内外旋,小腿残端膝关节的屈伸是否自由。

6. 残端肌的肌力 主要肌或肌群的肌力,至少达三级以上才能配戴假肢。

7. 神经瘤 如有,应检查其大小、压痛,以决定是否需手术处理。

(二)假肢评定

在假肢装配时,要进行对线(alignment)检查。对线是指在装配过程中确定和调整假肢各部件之间的配合关系,使其达到代偿功能最佳而又符合人体形态要求的过程。这一工作常由假肢制作人员进行。作为训练人员应从临床角度进行下述评定。

1. 下肢假肢 应分别在站、坐、走时和脱下后进行评定,观察穿戴时有无不适,承重点是否正确,运动时的稳定性、外观等。

(1)大腿假肢 评定穿戴后有无不适,站立时坐骨结节是否恰在接受腔的坐骨支持面上,假肢长度是否合适(两髂嵴应同高或相差不到2cm),穿脱是否方便,悬吊装置是否可靠,活塞运动是否正常(应<1cm)。走路时根据其步态分析异常原因。

1)侧倾步态:假肢于站立期时,身体向假肢侧倾斜。其原因:①假肢长度过短。②对线时,足部相对于接受腔过于靠外。③接受腔外侧壁或内侧壁不合适,引起内股部疼痛。④残肢外展挛缩过大或内股部有创伤、化脓等,引起内股部疼痛。

2)外展步态:假足着地时,假肢侧的足在行进方向上明显外移,并常伴有骨盆向外移动和身体侧倾。其原因:①假肢长度过长。②假肢接受腔内侧壁过高或外侧壁侧向压力不足。③残肢外展挛缩过大。

3)画弧步态:当假肢在迈步期时,出现向外侧画圆弧的动作。其原因:①假肢过长。②假肢的膝关节屈曲不良。③残肢外展挛缩较大。

4)踮脚步态:假肢迈出前,健侧足跟抬起,脚尖着地。其原因:①假肢过长。②假肢膝关节屈曲困难。

5)假肢足跟着地时,假肢产生回旋摆动。其原因:①足跟缓冲垫太硬。②假肢过度外旋。③接受腔过松。

6)脚掌拍打地面:假足足跟着地期间,假足急速跖屈而拍打地面。其原因:①足跟缓冲垫太软。②患者过早地将体重移到假肢侧。

7)脚跟上弹:站立期结束后,开始迈步屈膝时,假肢侧的足跟抬得过高。其原因:①膝关节转轴摩擦力不足。②膝部没有伸展辅助装置或伸展辅助弹簧的拉力太弱。

8)腰椎前凸:假肢处于站立期时,生理性腰椎前凸过分增强。其原因:①接受腔后侧壁形状不良,坐骨承重不充分。②接受腔的前侧壁支撑不良,坐骨承重不充分。③接受腔的前后径过大。④接受腔的初始屈曲角度不足。⑤髋关节有屈曲挛缩。⑥残肢及腹部肌力过弱。

9)扭动:假足离地时,足尖向内侧或外侧扭动。其原因:①膝轴的位置异常,当膝轴过度内旋时引起外侧扭动;膝轴过度外旋时则引起内侧扭动。②接受腔过紧。

10)迈步终期发生撞击声:假肢侧的迈步期结束时,足跟着地之前膝部强烈伸展,小腿部向前振动伸展,出现不正常的响声。其原因:①膝关节的转动轴摩擦力不足。②膝伸展辅助拉力过大。

脱下假肢后观看残端有无明显出汗、变色、擦伤,承重部位是否合适等。

(2)小腿假肢　要求穿脱方便,悬吊可靠,活塞运动<1cm,假肢与健肢等长,假足外展在6°左右,无不适感,承重点正确。以上逐项观察后,再在行走状态下观察步态。

1)从足跟着地到站立中期之间

①膝关节过度屈曲(excessive knee flexion),其原因:A. 足部过度背屈或接受腔过度前倾。B. 跖屈缓冲器过硬或假足(SACH)的踵块过硬。C. 接受腔安装得过度向前。D. 悬吊装置安装得过度向后,或膝屈曲挛缩。

②膝关节屈曲不充分或不屈曲,其原因:A. 足部过度跖屈。B. 跖屈缓冲器过软。C. 接受腔安装得过度向后。D. 残肢前部疼痛。E. 股四头肌肌力减弱。F. 有不良习惯。

2)站立中期:小腿假肢过度外展,其原因:①假足过于靠中间。②接受腔左右倾斜不良。

3)从站立中期到脚尖离地之间

①膝屈曲过速,其原因:A. 接受腔相对假足过于偏前。B. 跖趾关节面或假足的龙骨过于

偏后。C.足部过度背曲或接受腔过度前倾。

②膝伸展过速,其原因:A.接受腔相对假足过于偏后。B.跖趾关节面或假足的龙骨过于偏前。C.足部过度跖屈或接受腔过度后倾。

脱下假肢后对残端的检查同大腿假肢。

2.上肢假肢　穿戴后应观察有无不适感,稳定性如何,屈肘90°时对机械手的控制能力,当机械手在唇前或会阴前时对机械手的控制能力,控制系统的效率(=张开钩状手所需的力×100/拉动牵引索所需的力)等。

(1)上臂假肢　穿戴上臂假肢后,逐项观察:残肩的活动范围应达屈曲90°、伸展90°、外展90°、旋转45°、屈肘135°;肘完全屈曲时肩的屈曲不大于45°;屈肘90°时所需的力小于4.5kg;控制系统的效率在50%以上;屈肘90°时机械手能完全张开和闭合;在唇前和会阴前时机械手开合的程度达50%以上;前臂筒在距肘关节远端30cm处,旋向内或外侧时能抵抗1kg的力;加23kg左右的力,接受腔离残肢下移不大于2.5cm,在接受腔表面施压时,无不适感或痛感。脱下后对残端的检查同腿部假肢。

(2)前臂假肢　逐项观察:要求穿上和脱下时肘的屈曲度数相等;穿上时的旋转角度达到不穿时的1/2;控制系统的效率在70%以上;屈肘90°时机械手能完全张开和闭合;当机械手在唇前或会阴前时机械手的开合能达70%,加23kg的力时,接受腔下移离残端不大于2.5cm;肩背带完好;向接受腔表面加压时,前臂无不适感和痛感。脱下后的评价同腿部假肢。

(三)使用假肢能力的估计

主要从四个方面来估计截肢患者是否适合使用假肢。

1.心血管功能　使用假肢的患者行走时将比正常人行走时消耗更多的能量。用假肢行走时,膝下截肢者将比正常时多消耗能量25%~45%,膝上截肢者将比正常时多消耗能量65%~100%,因而对有心脏疾病者应慎重。

因闭塞性脉管炎而截肢的患者,如对侧肢体亦有间歇性跛行,那么截肢后使用假肢将增加对侧肢体的血供不全状态。

2.中枢神经系统　由脑血管病所致的器质性脑病,导致记忆和学习运动能力减退,则将有碍对假肢使用的掌握。

3.视觉　在学习使用假肢行走时,视觉反馈对于补偿截除肢体的感觉很重要。若视觉障碍已达到看不清自己足的位置的程度时,将导致使用假肢困难。

4.肌力和关节活动范围　膝上截肢患者使用假肢,其髋关节必须具有健全的主动后伸及外展功能。膝下截肢患者使用假肢,其膝关节伸直功能应正常。

(四)装配假肢后整体功能的评价

可按以下级别评定:

Ⅰ级:完全康复　仅略有不适感,能完全自理生活,恢复原工作和照常参加社会活动。

Ⅱ级:部分康复　仍有轻微功能障碍,生活能自理,但不能恢复原工作,需改换工种。

Ⅲ级:完全自理　生活能完全自理,但不能参加正常工作。

Ⅳ级:部分自理　生活仅能部分自理,相当部分需依赖他人。

Ⅴ级:仅外观、美容改善,功能无好转。

(五)截肢患者 ADL 评定方法

下面介绍的是目前中国康复研究中心使用的截肢患者 ADL 评定方法(表 2-5-2)。

表 2-5-2 截肢日常生活动作评价表

一、个人卫生动作	四、排泄动作	2. 仰卧位—卧位
1. 洗脸、洗手	1. 能自我控制小便	3. 坐位—膝立位
2. 刷牙	2. 能自我控制大便	4. 独立坐位
3. 梳头	3. 便后自我处理	八、移动动作
4. 使用手绢	4. 便后冲水	1. 床—轮椅
5. 剃须、化妆	五、器具使用	2. 轮椅—椅子
6. 洗脚	1. 电源插销、电器开关的使用	3. 轮椅—便器
7. 洗澡		4. 操纵手闸
二、进食	2. 指甲刀、钱包的使用	5. 乘轮椅开门、关门
1. 用筷子进食	3. 开关水龙头	6. 轮椅过门槛
2. 用吸管吸食	4. 剪刀的使用	九、步行动作(包括辅助具)
3. 用勺叉进食	5. 开瓶盖	1. 前进 5m 拐弯
4. 端碗	6. 锁、钥匙的使用	2. 迈过 10cm 高障碍
5. 用茶杯饮水	六、认识交流动作	3. 站立
三、更衣动作	1. 书写(姓名、地址)	4. 使用双拐行走
1. 系鞋带扣子	2. 与人交谈	5. 使用单拐行走
2. 穿脱裤子	3. 翻书页	6. 上下楼梯
3. 穿脱袜子	4. 打电话	7. 手仗使用
4. 穿脱鞋	七、床上运动	十、入浴动作
5. 穿脱支具	1. 翻身	

评分标准:满分 100 分。

1. 能独立完成,每项 2 分。
2. 能独立完成但时间长,每项 1.5 分。
3. 能完成但需辅助,每项 1 分。
4. 两项中能完成一项,每项 1 分。
5. 不能完成,每项 0 分。

三、截肢心理康复

经受较大截肢术的患者,其心理状态的变化一般经过震惊、回避、承认和适应这几个阶段。在前两个阶段中,患者表现出悲观、沮丧、自我孤立于社会的态度,在家庭、婚姻、工作、生活等问题上忧虑重重。心理学治疗的目的在于帮助患者迅速度过前两个阶段,认识自我的价值,重新确立自尊,对现实取承认态度,积极投入恢复自身功能的训练中去。

要预先告知患者其截肢平面是否有碍美观和术后的伤残程度,患肢可能发生的感觉,并简介康复的计划、方法和所需时间。如能向患者演示类似假肢、拐杖的应用,有机会与类似截肢的术后患者进行讨论和交流,常能收到最佳效果。

第二节 截肢ADL障碍的治疗方法

一、残端处理

（一）保持功能位

截肢患者由于残端肌肉力量不平衡，很容易导致关节挛缩。一旦出现挛缩，将对假肢设计、安装及步行训练带来严重影响。因此，假肢装配前保持患肢的功能位，避免容易出现的错误体位是非常重要的。如小腿截肢的患者，常见在大腿下面垫一枕头，使髋、膝关节呈屈曲位，这种错误体位应避免（图2－5－1a），其功能体位应是髋、膝关节伸展（图2－5－1b）。大腿截肢的患者要避免在两腿中间摆放枕头，以免导致髋关节外展（图2－5－1c），应取患侧的上方侧卧位，使患者髋关节保持在内收的功能位（图2－5－1d）。大腿截肢的患者髋关节容易出现屈曲，甚至有人喜欢在拄腋拐步行时将残端放在扶手上（图2－5－1e），这种做法对将来的步行都极为不利，应尽量采取俯卧位，保持髋关节伸展（图2－5－1f）。

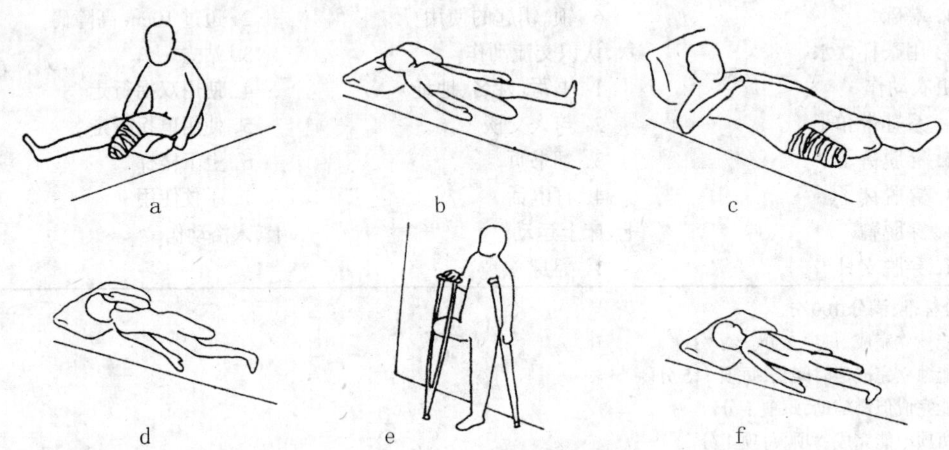

图2－5－1 截肢患者功能位与错误体位

截肢后易出现的残端关节挛缩和相应的处理方法见表2－5－3。

表2－5－3 截肢后易出现的挛缩和相应的处理方法

截肢部位	关节	常见的挛缩	矫正运动	增强肌力的运动
大腿	髋	屈曲、外展、外旋	伸直、内收	伸直、内收
小腿	膝	屈曲	伸直	伸直
上臂	肩	无特定的挛缩位，易导致		
前臂	肘	活动范围缩小	该关节应有的所有运动	

（二）减少残肢水肿和促进残肢定型

1．弹力绷带的使用 术后正确使用弹力绷带可减少残肢水肿和促进残肢定型。但应注意:①每日 24 小时包扎,每日换缠 4~5 次。②缠绕时要使残肢末端有足够压力,一定要避免环状缠绕所引起的止血带作用,应远端紧,近端松。③拉伸不宜过大,一卷不够时可以端对端缝合连用。④绷带的弹力丧失时需要及时更换。⑤内衬垫套越少越好。⑥应注意残端卫生,每晚用水和肥皂清洗后擦干。弹性绷带亦应洗净,摊在一平面上使之干燥。

2. 残肢定型　一般截肢后,由于淋巴、静脉回流障碍引起残端体积变化,经过一段时间残肢体积停止变化,谓之残肢定型。临床上常以间隔两周而残肢同水平部位周长值相同时作为残肢定型的标志,也作为定制永久性假肢的标志。残肢自然定型需半年以上。使用一些促进残肢定型的方法,如用弹性绷带包扎使残肢皱缩及定型,可将残肢定型时间缩短为 2~3 个月。包扎时需用对角线缠绕,从远端向近端压力渐小。膝上截肢包扎至腹股沟,膝下截肢包扎至膝盖下缘。

(三)残端训练

1. 促进残端角质化训练　为促进残端皮肤角质化,取治疗用泥,于截肢的残端进行挤压,每日 10~20 次。或将残端在泥上做按压和支撑等动作,训练残端的皮肤(图 2-5-2)。取细沙土在残端处揉搓,每日 5 次,每次 2 分钟,每次间隔 5 分钟。再令患者将残端置于沙土内挤压、旋转 1 分钟左右,检查如果无皮肤破损可反复进行 4~5 次。当残端已形成角质层,可用米粒代替治疗泥或细沙,进行相同方法的训练,提高残端皮肤的耐磨性。

2. 残端负重训练　截肢后的患者要尽早进行残肢负重训练,可以用保护垫将残端包扎后练习。如双侧下肢截肢的患者,可以借助自制支撑架练习残端负重的步行(图 2-5-3)。单腿截肢的患者在平行杠内将木凳调节成相应的高度,凳上垫一软垫,身体重心向残肢转移,使残端适应负重。

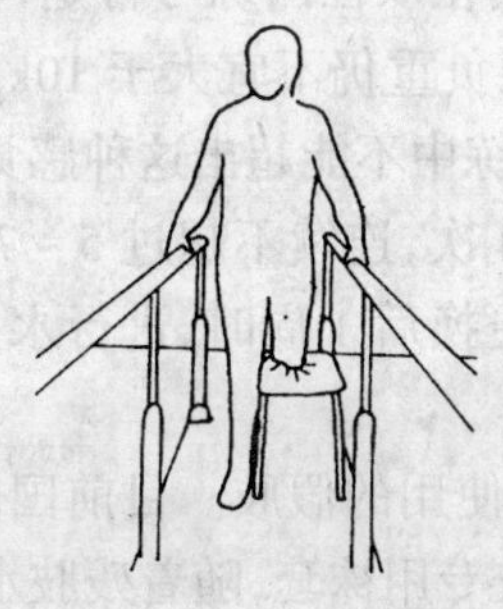

图 2-5-2　泥沙疗法

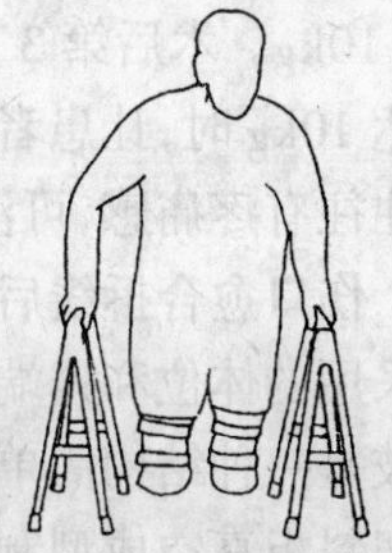

图 2-5-3　残端负重训练

3. 残端关节活动度与肌力训练　请参阅本书第一篇日常生活技能总论的有关内容。

(四)残端并发症

1. 残肢幻痛　发生率约 5%~10%,疼痛大约有 4 型:最常见的为肌痉挛型,其次为电休克型、挤压型,而最重者为烧灼型。幻痛的原因不明,其治疗可用氯乙烷喷射局部、敏感点普鲁卡因封闭、周围神经或背根普鲁卡因注射、超声治疗、高张盐水棘间韧带注射(起抗刺激作用)等。

2. 残端痛　首先要查明原因,常见原因为神经瘤,可予以局部普鲁卡因注射、穴位加压、经皮神经电刺激(TENS)、超声治疗或酚封闭。无效时可考虑神经瘤切除。

3. 残端挛缩　术后可很快出现，因此术后至少每日4次做关节全范围活动。一旦出现挛缩，应进行牵引。刺激其对抗肌以引起交互抑制。当无法纠正而影响装配假肢时则需手术治疗。

二、术前训练

1. 下肢　对下肢截肢者(以单侧为例)，如全身状态允许，要进行单(健)足站立平衡训练和持拐训练，以便为术后早日康复打好基础，为了良好地利用拐杖，需让患者进行俯卧撑、健肢抗阻训练，使上下肢有足够的肌力。尚需教会患者利用三点步、迈至步(swing - to gait)、迈越步(swing - through gait)等持拐行走的技术。

2. 上肢　如截肢侧为利手，需进行将利手改变到对侧手的"利手交换训练"，以便术后健手能完成利手的功能。这种训练常由身边的日常生活动作开始，逐渐进行手指精细动作的训练。对于截肢侧，为保持和增强残端的功能，需进行增强肌力和有关关节活动度的训练。

三、装配术后即装假肢时的训练

下肢训练设备有助行器、步行双杠(比一般双杠矮而长)、姿势矫正镜和落地式磅秤等。术后第一天，在治疗师监督指导下在助行器内练习患肢站立负重，时间1～5分钟，磅秤所示承重不应大于3.6kg，然后返回床上，脱下假肢。从术后第二天开始，每日训练两次，站立每次仍为5分钟以下，负重3.6kg，但次数可增多。站立后坐回轮椅上时，可进行增强上肢肌力的训练。当站立几个5分钟而能耐受时，可在步行双杠内训练站立平衡和试走，但患侧负重仍应限制，在伤口一期愈合之前负重不应大于7kg。术后第2周可正式在双杠内练习行走，但患侧最大承重不超过7～10kg。术后第3周，患者常已能用拐行走，但负重仍不宜大于10kg(患腿放磅秤上逐步加重达10kg时，让患者记住当时患腿上的感觉，训练中不能超出这种感觉)。术后最初几天的训练往往有疼痛感，可注射哌替啶50mg，每日3～4次，连续不超过5～7天，以保证训练正常进行。伤口愈合拆线后大约在第二个石膏接受腔更换后1周时，进行永久性假肢的测量。术后应采用的体位和残端处理同常规假肢。

临时性假肢是一种结构简单、容易制造、价格便宜、短期使用的假肢。目前国内残肢接受腔多用树脂或塑料板真空成型制造。使用时残肢上套有残肢专用袜套，随着残肢水肿的减轻，增加残肢套的层数以调整接受腔的容量。一般下肢临时假肢需使用半年。早期使用下肢临时性假肢有如下好处：①早期训练站立步行，对截肢者有治疗作用。②减轻残肢肿胀，加速残肢定型。③在早期临时假肢使用中，了解截肢者的装配特点并选择假肢装配的最佳方案，以保证永久性假肢装配质量。

四、装配常规假肢时的训练

(一)穿脱假肢训练

1. 肩关节离断假肢穿脱训练　用健手将假肢接受腔放到残端，利用墙壁或桌子将其固定，健手绕到背后抓住胸廓固定带，拉到胸前加以固定，再将健手向背后插入肩固定带(图2-

5－4a～b)，以完成假肢的穿戴动作。与以上动作相反，可完成脱拆假肢的动作。

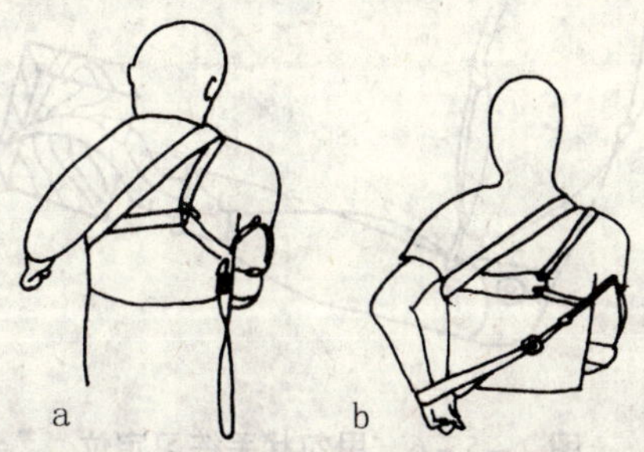

图 2－5－4 肩关节离断假肢穿戴方法

2. 前臂假肢穿脱训练 将前臂假肢置于桌上，固定带下垂于桌边。患肢的残端插入接受腔，将患肢上举，固定带在身后下垂。健侧上肢后伸，插入固定带环内，完成假肢的穿戴(图 2－5－5a～c)。

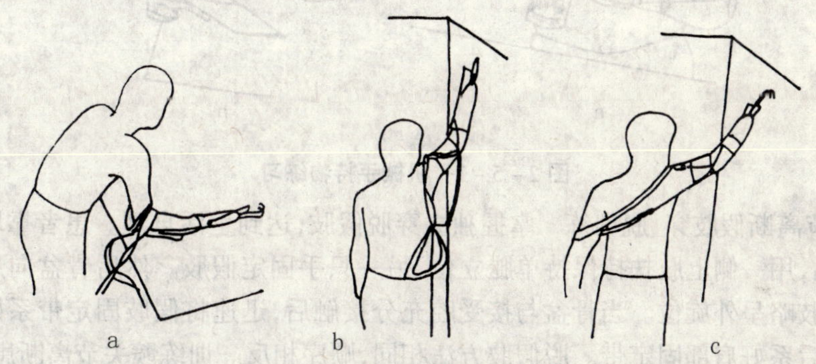

图 2－5－5 前臂假肢穿戴方法

脱假肢时，用假手将健侧肩部的固定带脱下，将假肢平放在桌面上，按穿戴前的要求摆放好，为再次穿戴做好准备。

3. 上臂假肢的基本操作技术

(1)锁定技术 肘关节 90°屈曲，使肘关节控制锁打开。前臂不动，肩部前突，断端向后用力，使肘关节控制锁关闭。

(2)勾状手开和技术 在肘关节锁住状态下，肩胛骨前屈勾状手打开。肩胛骨后伸，使勾状手关闭。

(3)勾状手定位技术 ①手移动到需要抓持物品最方便的位置。②判断勾状手的固定片和移动片。③使固定片靠近目标物品，掌握活动片与固定片的平行(图 2－5－6)。

4. 机械手持物练习 机械手持物时要从大物品开始练习，如用宽 4cm 的方木块完成抓、放的动作。逐渐过渡到利用跳棋、象棋等游戏进行训练。随着动作的熟练，加大动作的难度，如柔软物品、一次性纸杯等抓放训练。最后练习握持表面光滑、形状复杂的物品如玻璃杯、钢笔、皮夹、电话等。抓、放动作熟练后，可进行穿脱衣服、洗漱修饰等日常生活活动的训练。在使用机械手的过程中，教会病人用视反馈来指导和修正手的动作(图 2－5－7a～b)。

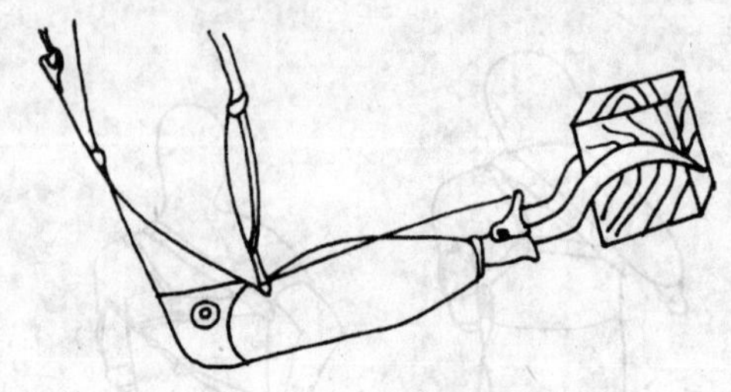

图 2-5-6 用勾状手练习定位

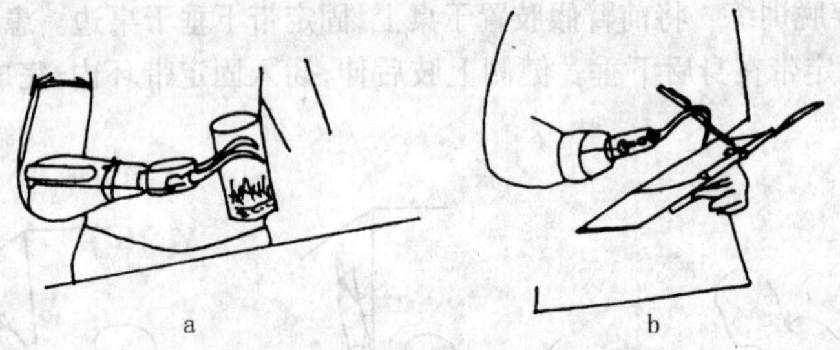

图 2-5-7 机械手持物练习

5. 髋关节离断假肢穿、脱训练　掌握独立穿脱假肢，达到生活自理。患者靠墙站立，或靠近家具等物品，用一侧上肢扶持保持单腿立位，另一只手固定假肢。然后骨盆向患侧倾斜，压入接受腔，假肢略呈外旋位。当骨盆与接受腔充分接触后，迅速将假肢固定带系好，假肢呈轻度内旋位，最后系好肩部固定带。脱假肢方法相同，顺序相反。训练髋关节离断患者独立穿脱假肢必须在掌握单腿站立平衡的基础上进行。穿脱假肢时必须靠墙和倚靠稳定的物品，以保证安全(图 2-5-8)。

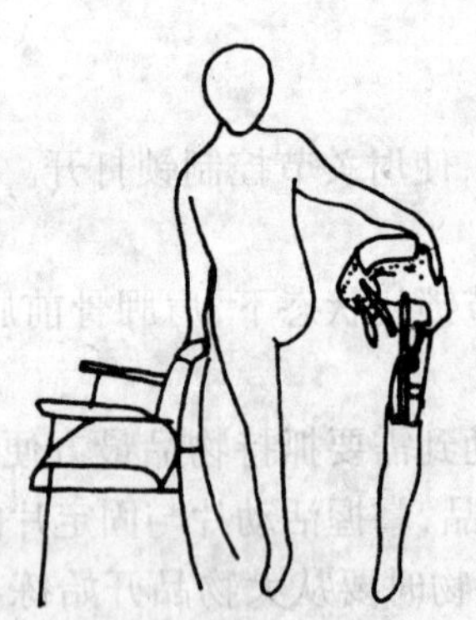

图 2-5-8 髋关节离断假肢的穿戴

6. 大腿假肢的穿戴方法　患者取坐位，在断端包裹绸布，插入假肢接受腔内，再从阀门孔将绸布拉出，关闭阀门(图 2-5-9a～c)。

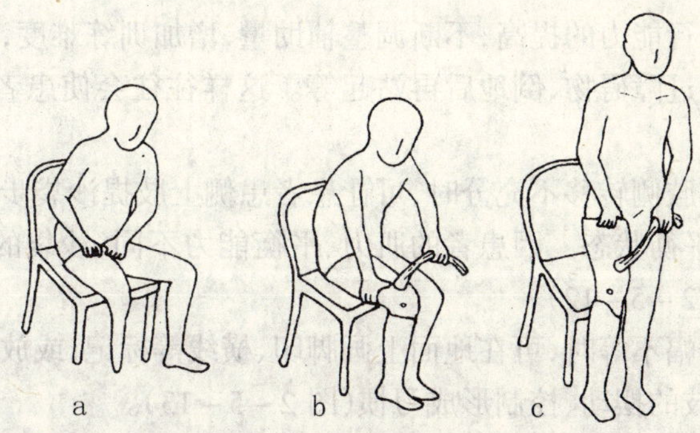

图 2-5-9　大腿假肢的穿戴方法

7. 小腿假肢的穿戴方法　患者取坐位，穿上断端衬套，膝关节屈曲 40°以上，穿上内衬套；将断端插入假肢接受腔，系好固定带(图 2-5-10a~b)。

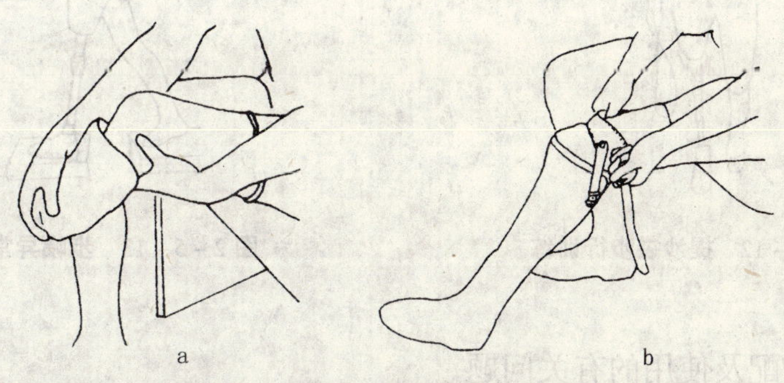

图 2-5-10　小腿假肢的穿戴方法

(二)站立位平衡训练

配戴假肢后，让患者立于平衡杠内，手扶双杠，反复练习重心转移，体会假肢承重的感觉和利用假肢支撑体重的控制方法。然后练习双手离开平行杠的患肢负重、单腿平衡等(图 2-5-11)。当患者能较好地掌握平衡的情况下，进行接抛球训练，康复人员可根据患者的能力，将球抛向上、下、左、右各个方向，使患者在改变体位时也能掌握身体的平衡。还可在平行杠内放一平衡板，让患者站在平衡板上，进行接抛球训练。

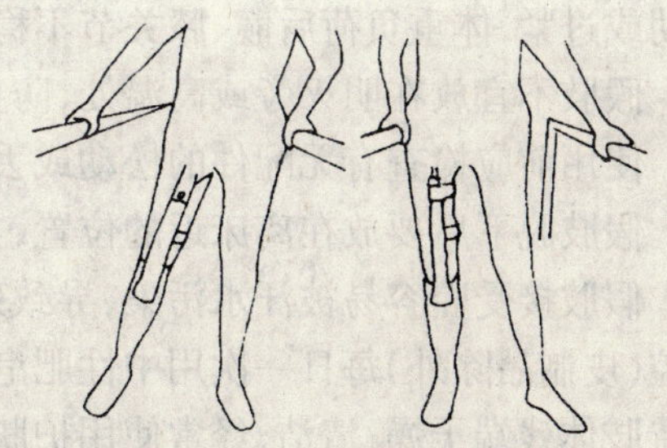

图 2-5-11　立位重心转移训练

(三)步行训练

重心向假肢侧转移、控制能力等训练均应与穿脱假肢、步行训练同时进行。患者在进行独立步行时，往往产生不安和恐惧，这也是造成步态异常的主要原因之一。另外由于拄拐步行，患者过分地依赖拐杖，使得独立步行迟迟不能掌握。因此如条件许可，应在康复人员的辅助下，利用康复人员双手代替拐杖进行步行训练，康复人员在保护患者安全的情况下，指导步行的节律与协调。随着步行能力的提高，不断调整辅助量，增加训练难度，如练习不用拐杖行走、上下斜坡、上下阶梯、越过障碍物、倒地后再站起等。这样往往会使患者尽快达到独立步行的水平。

如步行时重心向假肢侧转移不充分时，可让患者患侧上肢提沙袋步行，不仅可使重心向假肢侧转移，还可以改善平衡状态。因患者的肌力、平衡能力不同，沙袋的重量一般在患者体重1/10以下范围调整(图2－5－12)。

如患者两侧下肢步幅不等时，可在地面上画脚印、横线等标记，或放置障碍物，要求患者按训练计划进行，使其假肢的摆动、控制形成习惯(图2－5－13)。

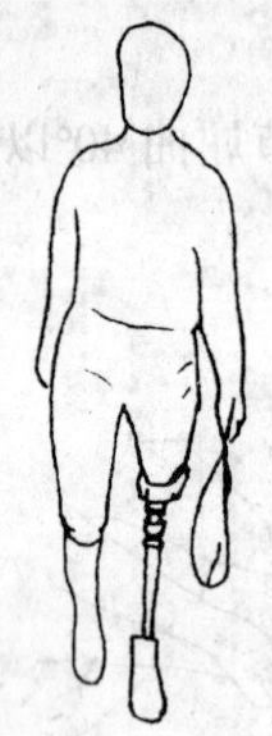

图2－5－12 提沙袋步行训练

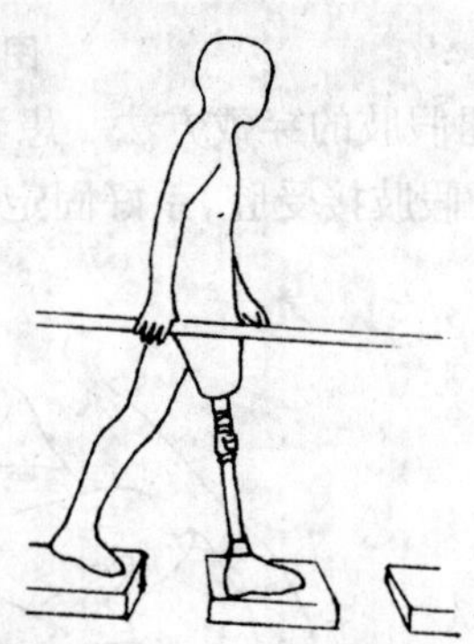

图2－5－13 步幅异常调整训练

五、假肢装配及使用的有关问题

假肢装配后如出现患肢过度肿胀和僵硬，严重的疼痛，受压部位皮肤磨损，接受腔与残端松动或过紧，体重负荷后髋、膝关节不稳定等情况，应及时请医生处理。

假肢不宜放在明火旁或高温处，防止假肢变形。

使用前应检查有无配件的松动或丢失，如负压阀、辅助皮带等。

假肢脱下后要放在离床近的位置，立放，不得在假肢上面压放其他物品。

假肢接受腔容易被汗水污染，导致残端出现汗疹等皮肤疾病时，应采取以下措施：①对接受腔(皮制品除外)每日一次用中性肥皂洗刷里层，再用热水洗净，用干布擦干并充分晾干。②保持肢体残端干燥、清洁，经常使用护肤霜保护皮肤的弹性。

(汪家琮)

第六章　神经肌肉疾病

神经肌肉疾病是指神经系统和(或)肌肉系统出现广泛性病变的一组疾病的统称。该组疾病的共同特点是:临床治疗困难，病情逐步进行性加重或病情加重与缓解反复交替出现。在病程晚期,患者卧床不起,日常生活完全不能自理(表 2-6-1)。

神经肌肉疾病 ADL 训练的重点是,根据疾病进展的不同阶段采取不同的训练措施,最大限度长期保持目前的 ADL 能力,预防各种并发症,防止出现废用性功能障碍和病情恶化。由于患者的病情特点需要长期在家庭接受治疗,因此训练人员要给予患者家属和护理人员必要的指导,使他们掌握各种辅助技术(如矫形器、自助具)的应用,以减轻护理负担。

表 2-6-1　常见神经肌肉疾病的临床表现和 ADL 障碍特点

病　名	病变部位	主要临床表现	ADL 障碍特点
帕金森病	大脑基底核变性	大多 60 岁以后发病,表现为震颤、肌强直、运动迟缓、姿势步态异常等	早期步行能力下降,晚期出现全身僵硬、卧床不起
脊髓小脑变性症	小脑、脑干、脊髓、变性	一般在 30～40 岁隐袭起病,主要表现为下肢及上肢的共济失调。有家族史	早期走路摇晃、易跌倒、发音困难,晚期卧床不起
肌萎缩性侧索硬化	脑干、脊髓的运动神经元变性	多在 40 岁以后发病,首发症状为手指运动不灵活和力弱,可伴有主观感觉异常	晚期出现呼吸肌和骨骼肌麻痹,卧床不起
多发性硬化	大脑半球、视神经、小脑、脑干、脊髓的脱髓鞘病变	急性或亚急性起病,病程中复发—缓解反复交替,出现肢体瘫痪、视力障碍共济失调等	步行困难,视力下降,大小便失禁,构音吞咽障碍,精神异常
脊髓空洞症	脊髓变性	20 岁左右发病,节段性、分离性感觉障碍,病变节段支配区肌萎缩及营养障碍	晚期出现全身性肌无力,卧床不起
脊髓灰质炎	脊髓前角变性	急性起病,常有高热,受累肢体瘫痪,感觉一般正常	步行能力下降,严重病例在晚期卧床不起
格林-巴利综合征	周围神经和神经根脱髓鞘	急性或亚急性起病,肢体瘫痪表现为对称性,可有感觉异常	严重病例在早期出现四肢瘫,卧床不起
进行性肌营养不良症	肌肉变性	假性肥大型:3～5 岁男性,隐袭起病,表现为对称性肌无力,有家族史	步行功能逐渐丧失,晚期卧床不起

同时,训练人员还应积极与有关部门联系,对患者的家庭环境和周围环境进行必要的改造。争取社会福利的落实和全社会对神经肌肉疾病患者的帮助。关注患者的生活质量,确保其人格尊严。下面选择一些临床上比较常见的神经肌肉疾病,介绍其日常生活动作训练的方法。

第一节　进行性肌营养不良症

进行性肌营养不良症(progressive muscular dystrophy,PMD)为一大类遗传性慢性进行性肌肉变性疾病,表现为不同程度的肌肉功能障碍、关节挛缩以及出现各种畸形。由于病变性质、程度不同,轻者出现部分运动功能障碍,重者丧失全部劳动、生活能力,给家庭、社会带来严重困难。因此肌营养不良症的康复处理包括恢复与重建运动功能,矫正或改善肢体挛缩和畸形,延缓和维持其现有功能,改善和保护心肺功能以维持生命,创造良好的身心条件和社会环境,使患者在身体及精神方面尽快康复。

一、假肥大型进行性肌营养不良症

假肥大型进行性肌营养不良症是肌营养不良症中最严重的一个类型,发病率为每3500~4000男婴中有一个患儿。本病患者几乎全部为男性,3~4岁发病,主要表现为行步缓慢,常常无故摔倒,蹲下起立时需要扶持,先需要扶膝,逐渐支起身体,称为Gower征(图2-6-1a~i)。

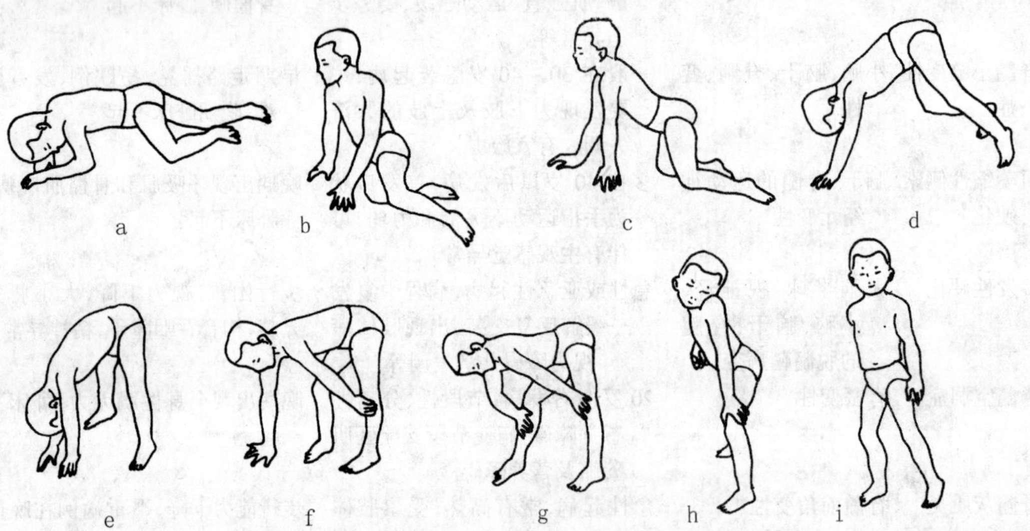

图2-6-1　Gower征的典型表现

(一)临床与康复评定

由于假肥大型进行性肌营养不良症最严重,因此重点介绍本型的康复评定。

1. 各年龄段的临床变化

(1)胎儿及新生儿期　早在胎儿及新生儿期已发现CPK显著升高,肌肉组织出现变性和坏死,但无明显的临床症状。

(2)幼儿早期 运动发育迟缓,奔跑及上楼困难,经常摔跤,腓肠肌肥大。

(3) 3~6岁期 步态异常,表现脊柱前凸增加,鸭式步及Gower征,腓肠肌、臀肌、股外侧肌、三角肌、冈下肌肥大。肌力减弱以下肢和躯干肌明显,近端重于远端。上肢肌常由于检查合作困难,难以反映肌肉损害的程度。

(4) 6~11岁期 肢体及躯干肌力严重下降,远端肌力比近端肌力强,颈部屈肌较伸肌易受累,肱二头肌、肱三头肌比三角肌易受累。腕伸肌比屈肌、股四头肌比股二头肌易受累。胫前肌、腓骨肌较腓肠肌、比目鱼肌、胫后肌损害严重。胸锁乳突肌、肛门括约肌不受损害。由于收缩肌和拮抗肌功能损害的程度不等,出现明显的肌肉挛缩和关节畸形,并以髂胫束、髋关节屈曲畸形及跟腱挛缩最显著。但应指出,选择性肌力减弱与肌肉运动功能丧失并不一致,患儿仍可维持一定的上楼梯(扶持栏杆)能力和自卧位坐起或立起的能力。

(5) 12岁后期 肢体或躯干肌肉力量急剧下降,并波及上肢前臂举手肌,进一步限制了上肢的功能。椎旁肌明显力量减弱,出现显著脊柱侧弯。呼吸肌明显力弱,吸入气量明显下降,呼出压力加大,使肺活量及全肺容量减小,CO_2潴留,造成间断的呼吸道感染,常因肺功能不全而死亡。也有10%的患者伴发心肌功能障碍而死亡。

2. 功能检查 假肥大型进行性肌营养不良症功能障碍程度的判定标准,各个作者之间存在一定差别,由于发病早期即已影响下肢功能,因此通常以步行功能障碍来划分(表2-6-2)。

表2-6-2 假肥大型进行性肌营养不良症功能障碍的分级

Ⅰ级 能上下楼梯 1.不用手的帮助;2.手扶大腿
Ⅱ级 能上下楼梯 1.单手抓扶手;2.一手抓扶手,一手扶大腿;3.双手抓扶手
Ⅲ级 能步行和自坐位站起,不需扶持,但不能登楼梯
Ⅳ级 能步行 1.独行5m以上;2.虽单独不能行走,但扶着物体能行走:a.步行器;b.扶手;c.向导
Ⅴ级 不能起立步行,但能四肢爬行
Ⅵ级 不能四肢爬行,但能坐着往前蹭
Ⅶ级 不能坐着往前蹭,但能保持坐位
Ⅷ级 不能保持坐位,只能长期卧床

3. ADL评定 进行性肌营养不良症患者的ADL评定尚无统一方法。这里介绍日本厚生省PMD研讨班1987年公布的ADL评定方法(表2-6-3a~c)。

表2-6-3a PMD日常生活动作评价表的实施方法

评价点数	程度	借助度
3	正常,或者大致正常	自立
2	能够,但需延长时间,或动作做法异常	限制
1	虽然能够完成部分动作,但需要帮助或语言指导	部分
0	需完全帮助	全借助

表 2-6-3b PMD日常生活动作评价表(1)

	评价项目	具体的实施方法
起居动作	翻身	3——能够容易地翻身 2——能完成,但时间延长 1——只能完成部分动作 0——完全需要帮助
	仰卧位坐起	3——能独立坐起 2——需上肢支撑且时间延长 1——能完成部分动作 0——完全需要帮助
	坐位的保持	3——能抵抗各个方向的阻力 2——平衡稍有破坏即无法保持坐位 1——依靠上肢的支撑才可坐住 0——倚靠着东西可以坐住
	从坐位到四肢爬行的保持	3——能够完成动作 2——能完成动作但需要做出很大的努力 1——只能完成部分动作 0——完全需要帮助
	四肢爬行,坐着往前蹭(不能爬时,就坐着往前蹭)	3——四肢爬行的速度慢,但能够完成动作 2——将指尖转到外后方,可以保持四肢爬行 1——能够稍微爬行或坐着往前蹭 0——四肢完全不能移
	从座位上站起来	3——能够完成动作 2——攀登式的起立 1——需帮助或指导监督才能站起 0——需要完全帮助或不能站起来
	立位的保持	3——两脚跟着地,可以保持站立 2——叉开腿站立或依靠支具站立 1——抓住物品站立 0——完全需要帮助
	步行	3——正常步行 2——姿势异常 1——依靠装备或步行器行走 0——完全需要帮助
	上下阶梯	3——能独立完成 2——使用扶手可以上下 1——使用扶手可以倒退上下,有时需帮助或指导 0——完全不能
	从立位蹲下	3——容易完成动作 2——需要手的支撑 1——需要手的支撑才能蹲下,且需监视 0——完全需要帮助

表 2-6-3c　PMD 日常生活动作评价表(2)

进食动作	摄取	拿汤匙、筷子	可·否
		捧、咬食物	可·否
		吃东西	可·否
	餐具的保持	用杯饮水	可·否
		拿碟子	可·否
		端着碗吃饭	可·否
整容动作	开关水龙头		
	洗漱	洗手	可·否
		洗脸	可·否
	刷牙	拿牙刷	可·否
		刷牙	可·否
		漱口	可·否
	整发		
	剪指甲		
更衣动作	裤子、裙子	伸手、举手	可·否
		伸足	可·否
		提到腰部	可·否
		系带	可·否
		脱裤	可·否
	前开襟衣服	套袖	可·否
		套身	可·否
		整理下摆	可·否
		系扣子、拉链	可·否
		脱衣	可·否
入厕动作	向厕所移动		
	脱裤子(短裤)		
	坐便器	身体残疾者用	可·否
		蹲式	可·否
		坐式	可·否
	便后处理	取手纸	可·否
		用手纸	可·否
		冲水	可·否
	穿裤子(短裤)		
入浴动作	洗澡场所的移动		
	洗浴	浴池出入	可·否
		浴缸出入	可·否
		洗头	可·否
		洗上肢	可·否
		洗躯干	可·否
		洗下肢	可·否
	淋浴的使用		

(二)康复治疗

假肥大型进行性肌营养不良症功能障碍产生的原因为肌纤维变性、坏死,虽有肌纤维再生,但不能够产生足够的功能。结缔组织大量而无法控制地增生,以致最后完全或部分代替了肌肉组织,使肌肉组织的运动功能逐步丧失。同时由于结缔组织胶原化造成肌腱挛缩,加以收缩肌和拮抗肌的不对称受损出现关节畸形,进一步加剧了运动功能障碍。病变晚期波及呼吸肌、心肌,直接威胁生命。上述过程是不可逆的进行性发展。因此,康复医学任务是延缓、减慢肌纤维的变性、坏死,防止、矫正肌腱挛缩和关节畸形,最大限度地训练、动员、维持残留的正常肌肉功能,改善、维持心肺功能,延长其生命。

1. 一般训练　合理、有计划的运动治疗,有利于维持肌肉的正常功能。实践证明,不限制运动的患者比过早限制运动的患者运动障碍出现晚。

(1)主动运动　早期可进行步行速度训练,蹲下起坐、上楼登梯、举肩展臂等项目的运动训练,每次 30 分钟,1 日内以 2 ~ 3 次为宜,每次运动以不感到过度疲劳为度。随着运动功能障碍的加重,应选择障碍程度较轻的肌肉锻炼,对已有障碍的肌肉,在肌肉能力允许的范围内运动,如不能做抗重力运动时应改做重力状态水平滑动性的运动。

(2)被动运动　疾病早期开始对肌肉的被动运动治疗应结合按摩,这是防止关节挛缩的一项重要措施,应教会患儿的家长掌握该项技术,并长期坚持进行。对髋关节、膝关节、踝关节的被动牵引尤为重要,每次被动牵伸的活动量、次数应逐渐增加。

(3)职业训练　本病患儿由于上肢功能障碍出现较晚,可有较长时间进行功能训练,最好从小学开始,将学习内容与职业训练结合起来,丰富其康复内容。在丧失步行能力后完全处于坐位及半卧位时,可进行手工制作、陶器工艺、雕刻等活动。

(4)心肺功能训练　随着病情发展,肺功能亦随之下降,最后因呼吸肌力弱、麻痹而死亡。因此,进行心肺功能训练,改善心肺功能是延长患者生命的重要环节。可应用呼吸功能训练器,坚持进行吹笛式运动以提高肺通气量。

2. ADL 训练　根据假肥大型进行性肌营养不良症功能障碍的不同分级,安排不同的训练内容。

(1) Ⅰ ~ Ⅳ级　这一阶段患者有一定的步行能力,步行特点是动摇性步行(waddling gait),蹲下起立时需要扶持,先需要扶膝,逐渐支起身体,称为 Gower 征。训练目标是肌力的维持,预防关节挛缩。为确保能完成登攀性起立动作,维持腘绳肌肌腱伸展是非常重要的。同时应特别注意膝关节屈曲挛缩和脊柱变形,鼓励患者进行积极的起立步行训练,防止废用性残疾。

随着功能障碍级别的增高,借助器械(步行器)步行也越加困难,这时应考虑使用下肢支具。

1)起立步行矫形器:可有不同的支具,其主要功能是调动残留肌肉的力量,弥补肌动力学的不平衡,从而获得有节奏的步行能力。其结构特点为在长下肢支具的膝关节前面安装两条弹簧,膝接头使用能弯曲 25°的制动器,踝接头使用保持足跖屈的制动器,左右垂直杆用坚固的钢材制成。其原理为用弹簧来补充膝关节减弱的伸展肌力,并把膝关节保持于轻度弯屈位,把踝关节保持于轻度跖屈位,从而维持躯干的稳定性。使患者凭借支具的支持获得步行能力。

2)保持躯干位置的坐位矫形器:本病常合并有脊柱畸形,随着步行能力的丧失,脊柱畸形亦趋严重,因此需要在早期采取措施。通常使用躯干支持器具使患者保持坐位,并维持腰椎处在伸展位。

3)矫形器的选择、装卸和训练:矫形器选择必须以有利于患者的活动和矫正畸形为目的,否则将加重肌力的不平衡和畸形的发展。矫形器的装卸一般经训练后可自行完成,但躯干附属装置需他人帮助才能装卸。支具训练是一个重要问题,应坚持间歇、渐进、结合患者病情的原则。间歇多次可避免疲劳,逐渐增加运动量和运动时间,使肌肉负荷恰当。应根据每个患者自身特点订出计划,一般以每天3小时为宜。

(2)Ⅴ~Ⅵ级　这一阶段患者肌力显著下降,丧失了起立步行能力,需使用轮椅作为代步工具。鼓励患者继续使用下肢支具,有利于预防躯干和下肢的变形挛缩,防止病情恶化。

四肢爬行和坐着往前蹭作为在床上的移动手段是切实可行的,应让患者积极进行这些动作的训练,有利于维持患者的残存肌力和心肺功能。在进行上肢的ADL训练中,仔细观察患者上肢的外展能力,积极灵活地使用代偿运动是ADL指导的重点。同时要尽可能通过改进自助用具而维持其ADL自理能力。

(3)Ⅶ~Ⅷ级　这一阶段的患者ADL指导的要点是临终护理。为了使患者能够保持坐位,应充分利用坐位保持的支具。虽然患者几乎所有的肌肉都出现萎缩无力,但手指的功能常常会残存一部分,维持这些手指的残存功能是ADL训练的重点。进行积极的呼吸功能训练,对心功能充分保护也是这个时期的重点。

(三)其他问题

1.营养问题　由于本病患者运动困难、活动量小,过量饮食可造成肥胖,从而进一步加重运动困难和促进畸形形成。因此,应节制饮食,多吃蔬菜、水果,少食脂肪和过量的糖类,保持消瘦型体形。

2.心理康复　由于本病迄今无满意治疗方法,患儿常常陷入自暴自弃的心理环境中,情绪极不稳定。因此,训练人员应发扬高度友爱精神,做好耐心的思想教育工作,使患儿从悲观情绪中解脱出来,坚持康复治疗,提高对生活的信心。

3.教育康复　大部分患儿可完成小学四年级前阶段的学习,以后由于行动困难常辍学。创造合适的学习环境,帮助患儿继续学习是全社会的责任,不仅有助于树立患儿的康复信心,也能加强其文化修养。在学校里安排在一层的教室学习,即使在行动困难不能上学的条件下,亦应鼓励患儿通过电视、广播学习知识。

4.家庭护理　国内大部分患儿在家庭接受各种治疗,因此家庭护理十分重要。疾病早期应帮助、监督患者进行一定的运动锻炼,早期进行关节的屈伸运动,防止关节畸形和肌腱挛缩。坚持进行热浴、按摩,改善肌肉的血液循环。在患者丧失步行能力后,进行各种日常生活的护理,坚持对肌肉的被动运动和各种康复治疗。疾病晚期应帮助患者翻身、排痰、改变体位,顺应患者心愿,获得最佳的效果。

二、肢带型肌营养不良症

各种年龄及不同性别均可发病。主要侵犯肩胛带肌及骨盆带肌。本病预后比假肥大型要好。患者 ADL 障碍特点是从坐位站起和上楼困难,举肩受限。

根据患者 ADL 障碍特点,训练人员可设计简易升降机,辅助患者完成从地板到椅子、从地板到起立及从坐便器到轮椅的转移动作。对在家生活的肢带型肌营养不良症患者,提供 ADL 的自助具,努力使其残存功能得以维持和充分利用,并尽量减少护理者的劳动强度。

第二节 多发性硬化症

多发性硬化症(multiple sclerosis, MS)是中枢神经系统内散在的脱髓鞘病变而致的一种疾病。其病变特点为:①多发生于中青年时期。②病程长,常有波动。③所表现症状多样化。④白种人发病率高,我国发病较少。其发病病因不十分清楚,目前认为是多因素所致。可能是由于环境污染后,某些因素的刺激使免疫系统应答过度,中枢神经系统白质受到选择性攻击所致。

一、临床与康复评定

(一)病史特点

1. 从病史和神经系统检查所收集的资料足以表明中枢神经系统白质内同时存在两处以上的病灶,病程 1 年以上。

2. 有两次以上的缓解与复发交替发生的病史,两次发作间隔至少 1 个月,每次持续 24 小时以上。

3. 起病年龄在 10~50 岁之间。

(二)康复评定

1. 多发性硬化障碍程度分级(Caillet)

0 级 神经系统检查正常。

1 级 无功能障碍,轻微客观体征(Babinski 征阳性,指鼻试验不准,震动觉减退)。

2 级 轻度功能障碍(肌力稍弱,不灵活,轻度步行障碍,轻度视力障碍)。

3 级 中度功能障碍(不完全性单瘫,中度偏瘫,中度膀胱或眼症状,或各种轻度障碍并存)。

4 级 重度功能障碍,但步行、日常生活尚能维持,性生活正常。

5 级 有步行障碍,但短距离尚可步行。

6 级 需持手杖、拐杖,借助矫形器步行。

7 级 只能坐轮椅生活,但自己尚能驱动和完成转移动作。

8 级 卧床不起,上肢可以活动。

9 级 终日卧床,不能做任何动作。

10 级 死于多发性硬化症。

2. 多发性硬化症日常生活活动评定 多发性硬化症的 ADL 评定目前尚无统一的方法,一般可用 FIM 或偏瘫的 ADL 评定量表来进行 ADL 评定。

二、康复治疗

康复治疗目的是，延缓病情进展和减少复发，维持和改善各种功能，最大限度地提高患者的生活质量。应注意避免发热、疲劳、紧张、感染、脱水等诱因使病情加重。在急性恶化期应注意休息，有尿潴留者用导尿管，处理便秘，注意保护皮肤，维持关节活动范围（以被动运动练习为主），有吞咽困难时应注意预防食物的误吸，注意维持营养，有眩晕和呕吐者应注意补充液体，卧床休息等。需要进行康复治疗的主要症状是运动麻痹和小脑症状，运动麻痹以截瘫、偏瘫和四肢瘫为多。多发性硬化症的训练应针对锥体束症状的痉挛和小脑功能障碍进行功能训练。

1. 康复治疗特点

（1）治疗程度各不相同　该病的各种锥体束症状和小脑症状错综复杂，各个患者的症状都不一样，因此也很难定出一个统一的治疗程度，只能因人而异。

（2）缓解与再发干扰效果判定　在缓解和再发的过程中病情逐渐恶化是该病的特征之一，这给康复效果的判定带来一定困难。

（3）易疲劳对活动量的限制　训练过程中一定要注意，活动量不可过大。通常训练达到疲劳时其恢复时间较体力活动达到疲劳时的恢复时间更长。一般一天之内早上较好，午间疲劳感最重，晚上又好些。气温高、温水浴都能使患者感到明显疲劳。训练最好在凉爽的清晨进行，训练前不宜洗热水澡，温度上升会完全阻断脱髓纤维的传导。

2. 康复治疗程序　急性恶化期要全力预防继发性退行性改变，如关节挛缩、压疮等，避免过度的训练活动。有人提倡多做起立、上楼梯等自主运动。对常见的痉挛现象，可应用神经生理学手法、神经封闭、全身冷水浴或药物治疗。对于已经不能步行的7、8级患者，应在可能的范围内做主动的日常生活活动训练，或积极应用各种器具给与帮助。每天安装上矫形器活动20分钟，站倾斜台，要像对脊髓损伤和进行性肌萎缩患者一样努力防止继发性合并症，加强对全身的监护。有视力障碍的患者，步行时可持手杖或拐杖，也可在鞋尖处涂上白色，使其容易看见。

3. 不同症状或功能障碍的康复治疗

（1）肌肉无力　一般下肢比上肢为重，故患者活动能力的障碍较日常生活活动能力的障碍为重，再加上肌肉痉挛、疲乏、废用性活动减少等，更加重肌肉无力症状。治疗方法有：

1）关节活动范围的训练及维持：水疗后做关节活动范围的训练，较重的病人可用矫形器维持关节活动范围。

2）健身活动：以有氧性、抗阻力性的耐受力训练为主，最好将这些活动与患者的日常生活活动相结合。训练的类型、强度、频率和时间随患者情况而定，但在训练中要注意休息。

（2）肌肉痉挛　上肢以屈肌痉挛多见，下肢以伸肌痉挛多见。下列治疗对来自脊髓的肌肉痉挛较为有效：①药物：地西泮或巴氯酚等药物均可，但应注意其毒副作用。②消除有害刺激：如精神紧张、疲乏、感染和尿潴留等。③牵伸训练：每日进行，以维持关节活动度。④阻断酚或肉毒素的运动点或周围神经，或切断反射弧的神经。

（3）协调障碍　目前没有一种治疗对共济失调、震颤等是完全有效的。①药物：可试用普萘洛尔和异烟肼。②平衡、协调和稳定性的训练，肢体近端肌肉的肌力训练，肢体负重训练，生物反馈训练等。

(4)视力障碍 视物模糊、视神经炎的眼部疼痛、复视、眼震等症状的治疗比较困难。暂时覆盖一只眼可以消除复视，阅读时使用标记等代偿的方法。

(5)膀胱功能障碍 表现为尿失禁或尿潴留，或表现为膀胱逼尿肌－括约肌的收缩不协调。可根据具体情况进行处理，主要为：①药物。②导尿：急性期可用留置导尿管，之后在条件许可时行间歇性导尿。③防治感染。

(6)构音障碍 这是肌肉无力、肌肉痉挛、共济失调、口腔/咽喉/呼吸肌肉疲乏所致。治疗包括：①呼吸控制训练。②口腔肌肉肌力训练。③发音训练。④声音放大装置的使用。

(7)吞咽障碍 颅神经受损所致，治疗参见偏瘫的有关内容。

(8)认知功能及情绪障碍 认知功能、行为改变及情绪障碍是患者和家属反应最强烈的症状。这些功能障碍的程度及表现与病变部位及程度有关，额叶病灶常常导致步态失用、原始反射的释放和解决问题中的启始障碍等，而短期记忆障碍、抽象概念障碍(计划、组织、解决问题、集中性、判断力、注意力、灵活性等)和精神运动能力(如速度和精确性)等的障碍常常影响康复治疗的进行。认知功能及情绪障碍的治疗多采用综合方法：①利用周围环境中的交际关系。②背诵。③想像。④列表、列清单。⑤事先做计划。⑥提示。反复练习。

(9)疲乏 有四种表现：下午或傍晚的疲乏，轻度活动后的疲乏，持续性的疲乏，用力后的疲乏。治疗方法有：①使用中枢神经系统刺激剂，哌甲酯、金刚烷胺或咖啡因等均可试用。②健身运动。③充分及规律的睡眠。④能量节省技术的正确使用，简化工作等。

(10)对热的不耐受 表现为患者在发热或暴露在热环境中或体力活动过多时出现功能明显下降，故患者应尽量避免发热，环境温度应控制在29℃以下。

(11)活动能力障碍 活动能力障碍可源于上述的各种症状，表现程度不等(从正常行走到完全依赖性的床上活动)。治疗以改善行走的安全性、降低能量消耗、提高耐受力和效率为主要目的。使用步行辅助器、拐杖及矫形器可以矫正步态。

4．日常生活活动训练 多发性硬化症患者的日常生活活动障碍常常出现较晚，ADL训练以指导患者使用适当的技术、学会能量节省技能和保证安全为主要目的。

根据多发性硬化症的不同发病期介绍日常生活动作的训练方法。对于不同的发病期在训练中都应该注意，预防由于环境温度升高引起的病情加重，防止患者过度疲劳。

(1)急性期及恶化期 安静休息最重要。为防止废用性功能障碍，患者应该保持正确的体位，并经常变换体位(翻身)，防止关节活动范围受限。在注意室温上升和患者疲劳的同时，应避免过度运动。

(2)缓解期(恢复期) 复发前的ADL水平是训练的目标。对主要症状如运动麻痹和运动失调等展开积极训练的同时，提高ADL能力。在这个时期，应十分注意疼痛和疲劳以及体温的上升。训练实施的过程中，应注意环境的温度，因为在较为混乱的房间，室温上升的可能性较大。还有可能由于视觉障碍而引起各种危险，或造成感染。

(3)维持期(慢性期) 在这一阶段，恶化与缓解反复交替出现，训练的主要目标是为了维持已获得的日常生活动作能力。对住院患者，应该对病房环境进行适合实际生活环境的改造。

对门诊患者,则对其家庭环境进行相应的改造,同时积极有效地利用矫形器具。制作矫形器应使用质量轻的塑料材料,以节省患者的体力。

第三节　肌萎缩性侧索硬化症

肌萎缩性侧索硬化症(amyotrophic lateral sclerosis, ALS)是脑干、脊髓的运动神经元的变性疾患,表现为上、下运动神经元损害同时并存的特征。病程持续进展,导致全身肌肉萎缩与肌力低下。

一、临床与康复评定

(一)病史特点

主要临床表现包括:多在40岁以后发病,男性多于女性。首发症状为手指运动不灵活和力弱,可伴有主观感觉异常如麻木感、疼痛等,无客观感觉异常。延髓麻痹通常晚期出现。最终因呼吸肌麻痹或并发呼吸道感染而死亡。

临床病型分类:根据初发部位可分为上肢型、下肢型、球型。

(二)康复评定

ALS障碍程度一般是根据ADL的自理程度来分级。这里介绍日本厚生省特定疾患调查研究班1987年公布的分级方法(表2-6-4)。

表2-6-4　ALS障碍程度分级

1级	肌肉萎缩,但日常生活无障碍
2级	不能完成精细的动作
3级	能独立完成一般的运动和日常生活动作
4级	日常生活需要部分帮助
5级	日常生活需要大量帮助
6级	卧床不起,日常生活完全需要帮助
7级	需要精细的营养管理和呼吸管理

二、康复治疗

根据ALS障碍程度分级,ADL训练的基本内容如下:

1. ADL自理期(1~3级)　这个时期以预防废用性功能障碍为主,要求避免过用和误用两种倾向,选择适当的负荷进行运动练习,不遗留运动后肌痛与疲劳。根据临床类型而权衡重点,给予关节活动和肌力增强训练,预防因肌肉不均衡而引起关节变形挛缩。各种类型的ALS患者都应以起立步行为中心而进行起居移动练习。对于球型ALS患者应进行呼吸练习。因为ALS的病情进展较快,应估测预后并尽早采取对策,如配备矫形器和轮椅等。

2. ADL介助期(4~5级)　对于上肢型ALS要进行维持饮食动作的训练。具体做法是采用前臂平衡支具,根据个人机能灵活使用。在 ADL 训练当中同时进行其他自助具的训练也非常重要。

对于下肢型 ALS,由于下肢步行能力的显著障碍,有必要给予步行辅助器(助行器)和下肢矫形器。根据其进展的预测情况,考虑配备斜倚式和能够安装人工呼吸器的轮椅。利用这种轮椅,患者可以进行坐、立、卧各种体位的变换,适合在家中生活的患者。呼吸练习对各种类型的 ALS 患者都是必需的,尤其是球型患者,必须持续而积极地进行呼吸训练和学习新的沟通交流方法,并同时进行吞咽练习。另外,应该指导家属学会对患者 ADL 照顾的方法,并长期进行练习。

3. ADL 全介助期(6~7 级) 在这一时期,所有类型的患者都需要进行持续的呼吸练习和交流沟通手段的学习。最好进行关节活动范围内的运动和维持残存肌力的练习。根据患者的残存功能,训练人员应设计并提供给患者可利用舌和下颚来操纵的各种具有文字信息处理和通讯功能的复杂用具。

第四节 脊髓小脑变性症

脊髓小脑变性症(spinocerebellar ataxia, SCA)是指以共济失调为主要症状的原因不明的变性疾患的总称。ADL 障碍特点是,早期走路摇晃、易跌倒,发音困难;晚期卧床不起。

一、临床与康复评定

(一)病史特点

其临床特征主要有:进行性加重,有家族史,既有共济失调的锥体系、锥体外系症状以及自主神经症状,也有末梢神经受损的临床表现。

(二)康复评定

SCA 障碍程度一般是根据共济失调的严重程度来分级。这里介绍立野提出的运动机能分级方法(表 2-6-5)。

表 2-6-5 SCA 障碍程度分级

分级	表现
1 级	能单足跳 3m 以上
2 级	能双足跳并保持平衡
3 级	能够步行 5~6m,保持站立
4 级	用爬行等方法可以移动,每分钟 1.8m 以上
5 级	不用任何辅助就能够坐 1 分钟以上
6 级	卧床不起

二、康复治疗

根据 SCA 障碍程度分级,ADL 训练的基本内容如下:

1. 第一期:能够自己独立行走(1~3 级) 在这个时期可以独立步行,起立时要张开双脚,叉开双脚步行，能上楼梯但下楼梯困难。训练过程中要评价其障碍是下肢重还是上肢重，是靠近神经末梢还是靠近中枢，或者是躯干重，这些至关重要。

在这个时期，采用神经肌肉促通法进行运动控制训练，特别是交替进行拮抗肌的运动训练。对下楼梯困难者，主要进行股四头肌离心收缩的肌肉控制活动练习，贯穿于日常生活训练中。

在步行动作训练过程中，可以试用重锤负荷(重锤的重量必须能够随时调整)和弹性绷带，并反复进行平衡练习。同时通过两手向肩垂直加压，或对骨盆的旋转施加抵抗，提高运动协调能力。

2. 第二期：需要部分照顾(4～5级) 在这个时期指导使用步行器，因上下楼梯困难，需要使用轮椅移动。在日常生活中要进行步行器的使用训练，并给予一定的负荷。轮椅可以代替步行器，使用方便。驱动轮椅时，为了加大把手的直径与利用其摩擦力，可在手轮圈上缠上橡胶带。

3. 第三期：卧床不起(6级) 在这个时期要防止长期卧床引起的废用性功能障碍。辅助坐位时注意防止体位性低血压，同时要通过使用自助器具来维持日常生活自理能力。

(刘根林 郑 樱)

第七章　精神疾病

精神疾病是指在各种生物学、心理学以及社会大环境因素的影响下，大脑功能活动发生紊乱，导致认识、情感、意志和行为等精神活动不同程度障碍的疾病。各类精神疾病主要致病因素包括：①遗传因素。②素质因素。③环境因素。④躯体因素。

精神疾病大多数在青壮年时期发病，且有反复发作、容易自残的倾向，在疾病晚期由于患者缺乏自知力，拒绝治疗，往往病程拖延形成慢性，给个人、家庭和社会造成不良的影响。因此，精神疾病的预防、治疗和康复更具有特殊性，需要社会各方面的支持和关心，需要建立一个完善的保障体系，持之以恒地工作，才能落实精神疾病康复的各项措施。

根据 1986 年全国第二次精神卫生工作会议提出的数据，全国约有精神障碍者近一千万，其中，慢性精神分裂症约 500 万，精神发育迟滞约 100 万。在 15 ~ 59 岁的精神病残疾人中，78.6%尚具有一定的劳动能力，只要适当给与训练是可以回归社会，成为自食其力者的。可见，发展精神疾病康复医疗具有重大意义。

第一节　精神疾病的 ADL 障碍特点

一、常见精神疾病的 ADL 障碍特点

精神疾病患者的功能障碍可分为躯体、心理及社会三个方面，并以心理及社会功能障碍为主。精神疾病患者的心理社会性功能障碍可产生各种家庭负担及社会影响。家庭负担主要指对家庭经济、家庭日常生活、家庭内部关系、家庭成员心理健康的影响，以及因患者精神活动异常而造成特发不幸事件的影响等。较严重的社会影响包括：①对周围人群的安全构成威胁。②给周围环境的安宁造成恐慌。③影响工作单位的正常工作或生产建设程序，如因病态观念反复纠缠不清等。④影响社会精神文明的建设，如缺乏文明礼貌或道德观念下降等。

精神疾病患者的 ADL 障碍特点，早期表现为家务能力受损，交流能力受损，无法进行有效的交谈，外出时不能保证安全等。晚期精神疾病患者生活不能自理，日常起居、进食、排泄、更衣等生活动作都需他人护理（表 2 – 7 – 1）。

表 2-7-1 常见精神疾病的 ADL 障碍特点

主要精神疾病	病因	主要临床表现	病程	ADL 障碍特点
精神分裂症	不详	联想障碍,情感淡漠或不协调,意志活动减退,缺乏自知力等	至少持续3个月	穿着懒散,与身份、场合、季节不符;无法进行有效的交谈,晚期生活不能自理
情感性精神病躁狂型	不详	情感高涨,思维活动加速和语言动作增多	至少持续2周	家务能力受损,社交能力受损,给别人造成困难,给自己造成危险或不良后果
抑郁型	不详	情绪低落,思维缓慢以及言语、动作减少、迟缓,有自杀企图或行为	至少持续2周	基本同躁狂型
老年痴呆	脑退行性病变	智能衰退以致影响工作、学习或日常生活,人格改变,不伴有意识障碍	至少持续4个月	早期影响家务能力、交流能力等,晚期出现定向障碍、大小便失禁、生活不能自理

二、精神疾病患者的康复评定

(一)全面了解

首先要全面了解每个患者的情况,要深入与患者及其亲友交谈,必要时可做心理测试、心理咨询和社会调查,以取得真实的资料。

1. 既往的基本情况

(1)患者个人经历、学习、工作情况、躯体状况、智力水平、生活环境等。

(2)患者的人际关系、社会适应能力。

(3)病前的情感反应是否易于诱发,是否持久。

(4)原来的伦理和行为水准,能否独立生活,能否对其个人的行为后果负责,是否有责任心。

(5)病前性格特征,有什么兴趣、爱好,业余时间的活动方式等。

2. 目前情况

(1)疾病的严重程度,患者对疾病的态度,患者内心真正的问题是什么。

(2)患者的行为表现,保留的能力和技能。

(3)人际关系表现,与周围人的交往,与医护人员的关系。

(4)患者的欲望和要求,对治疗有无信心和决心。

(5)对亲友的依恋感情如何,有无对抗情绪,有无与亲友共同生活的愿望。

(6)亲友对患者的态度和支持程度如何。

(7)患者对坚持长期治疗的态度如何,有无主动性和拒药行为。

(二)患者的分类

在全面掌握患者情况后,对患者进行分类,以便制定康复目标和康复训练计划。

1. 按社会支持条件分

(1)无回归社会希望者。

(2)可暂时回归社会者。

(3)可能回归社会者。

2. 按病情分

(1)精神已经衰退者(一级残疾)。

(2)症状迁延呈慢性状态,仍受症状支配,尚不能发挥能力者。

(3)意志衰退,生活懒散而能力保持者。

(4)虽有症状,尚能参加部分活动和劳动者。

3. 按可接受劳动训练性质分

(1)尚不能劳动者,新入院及已衰退患者。

(2)以生活、家务训练为主要目的者。

(3)以手工劳动训练为主要目的者。

(4)以职业、工业劳动训练为主要需要者。

(5)以培养活动兴趣为主者。

(6)以自我服务训练为主者。

三、精神残疾康复的原则

1. 预防、医疗和康复相结合 康复工作者在进行医疗诊治的同时,需要顾及残疾的预防及患者今后的康复与重返社会等问题。

2. 身心康复统一 精神病的康复医疗是以躯体康复原则和心理治疗技术为基础而发展的,各种手段只有结合心理治疗才可能有效,故在全部康复过程中都要贯彻心理治疗,尤其应当用鼓励、帮助、启发、保证等一般支持性心理治疗方法。

3. 循序渐进 精神病康复是一个逐步发展的动态过程,可能在一较长阶段缓慢发展,也可能有间发的病情反复。因此必须耐心和坚持不懈地逐步实行各项措施,要经得起波折,不能一下子要求有明显行为改善。

4. 调动患者的积极性 应该使患者主动参与康复全过程,要尽力启发患者的主动性,尽量使患者理解所实行的各项措施。多数精神疾病患者既有异常精神生活的一面,又有正常精神生活的一面,不能看作已全部丧失对外界变化作出合理分析和判断的能力。因此医务人员不能对康复失去希望和信心,应该尽可能扩大及发展患者仍然保留的合理部分,努力诱导他们在行为上反映出这方面的能力。

5. 建立良好的医患关系 应该鼓励患者建立良好的人际关系,通过集体作用及彼此的相互影响,逐渐恢复正常的生活能力。

6. 创造利于康复的环境 种种设置必须尽可能接近于客观生活条件,以免发生适应不良。

四、住院精神疾病患者康复疗效评定方法

住院精神疾病患者康复疗效评定量表(inpatient psychiatric rehabilitation outcome scale,

IPROS)由李功安等于1990年正式发表,是国内本专业首创的住院康复评定量表。共分为五大项,合计36项指标(表2-7-2)。

表2-7-2 住院精神疾病患者康复疗效评定量表

1. 工疗情况 ①工疗主动性。②工疗持久性。③相互合作。④完成定量如何。⑤工疗质量。⑥工疗工艺复杂程度。⑦对工疗的学习态度。⑧工疗的综合评分

2. 生活能力 ①合理用钱。②饮食安排。③冷热衣着调整。④空余时间的利用。⑤对自身健康的关心。⑥院外活动。⑦时间观念。⑧生活能力的综合评分

3. 社交能力 ①集体活动减少。②交往程度。③语言交流。④相互帮助。⑤礼貌。⑥社交能力的综合评分

4. 讲究卫生能力 ①大小便料理。②衣着整洁。③梳洗。④做室内外卫生和整理床铺。⑤饮食卫生。⑥卫生能力的综合评分

5. 关心和兴趣 ①看电影、电视或书报。②知当代国家重要人物。③知最近重要消息。④思念亲人。⑤有今后学习、工作或生活的安排。⑥对集体心理咨询的兴趣。⑦对文体活动的兴趣。⑧关心和兴趣的综合评分

评分标准:以上36项的评分取0~4分(0——正常,1——轻度缺陷,2——中度缺陷,3——较重缺陷,4——重度缺陷)。

五、精神疾病的康复机构与形式

精神疾病的康复必须注重医院治疗、社区康复和社会预防3个紧密结合的环节,涉及到医学、心理学、社会学及教育学等学科和相关部门,只有动员社会力量齐心协力,建立系列化的康复机构,才能达到预期的目的。

(一)医院康复

医院康复机构有各种类型的专科医院:

1. 收治疾病发作期患者为主的治疗医院。
2. 收治慢性精神病患者为主的康复医院。
3. 收养精神发育迟滞的社会福利院。
4. 专为老年期精神障碍设立的疗养院。
5. 专为神经症及其他心理障碍患者设置的心理卫生保健医院。

可将医院改建成社会化、家庭化、自主化的康复基地,改变既往封闭式管理,而成为一个有进取吸引力的小社会。可将病房设置为不同等级的康复场所,这些场所配备有固定的康复设施。病房是固定的,而患者是流动的,根据患者的病情和行为表现,可以升级或降级,升到最高一级康复病房时,就意味着即将回归社会了,可给患者以希望,鼓励其争取升级,更换休养场所。对于没有职业的患者,更要使他明白职业训练是他就业的必由之路,也是康复训练的重点。

病房的分级:

1. 一级康复区 新入院,病情复发及严重衰退者,实行封闭式管理。患者着治疗员装,可

分为治疗组及衰退组。以药物、物理、心理、教育娱乐和体育治疗为主,配合生活规律化训练,不做工疗。治疗组患者经过一级康复达标,病情稳定3~6个月后,可升入二级康复区。衰退组患者经过一级康复达标半年至1年以后,可升入二级康复区。

2. 二级康复区 患者着疗养员装,可在工作人员陪同下出入病房,可分为手工劳动和生活训练两个组。每天实行工疗、文体活动或生活训练各两小时。待病情和劳动达标后,稳定3~6个月,可升入三级康复区。

3. 三级康复区 患者着休养员装,可在工作人员允许下独自出入病房。根据患者的兴趣、能力和职业的需要分为若干小组。每天训练4小时,文体和学习2小时。对需要求职的患者,以加工劳动为主;对无需求职的患者,可组织兴趣小组。待症状消失,训练达标后3~6个月,可升入四级康复区。

4. 四级康复区 患者着工疗员装,可自行出入病房。可到院内设置的职业训练工场劳动,可组成专业劳动组合,评定工作质量,享受到一定酬劳。每天劳动6小时,文体活动及学习1小时。病情稳定,训练达标后半年,可升入五级康复区。

5. 五级康复区 患者着试工员装,住集体宿舍,在食堂就餐,日常生活活动自主安排,可自由出入医院。每天工作8小时,正式到工厂或固定工作岗位上班,周末可以回家。经过试工,合格者可回归社会。不能回归者,可在工厂就业(或代谋职业),成为工厂的职工。

(二)社区康复

国内不少省市创建了以省(市)—区(县)—街道(乡)为体系的三级精神卫生保健机构,以患者户口所在的社区为中心,院内外结合,对社区内的患者实行全面的、终身的精神卫生保健,使康复措施落实到人。

以北京为例,已形成领导管理及业务实施的两套网络,领导管理系统为市、区(县)、街道(乡)三级精神卫生工作领导小组及其办公室。业务实施系统为三级精神保健所(院、科)。基层保健机构设在街道医院(乡卫生院),是社区康复措施的执行者。

(三)精神疾病康复的形式

各地区情况不同,形式各异,一般大致有以下类型:

1. 门诊部设工娱疗室,心理咨询室。

2. 病房设工娱疗室,心理治疗室。

3. 设置职业训练专门场所,如工疗站、工厂中的工疗车间、监护工场、农场,以及各种工疗制作室。

4. 有监护的住宿所,如精神发育迟滞或者老人护理宿舍、日间住院部、夜间住院部以及其他过渡性住所。

5. 组织康复教室及社团,开展各种娱乐和兴趣小组活动。

6. 社区监护小组。

7. 家庭教育、家庭干预。

第二节　精神疾病 ADL 障碍的治疗方法

长期以来，人们就注意到适当的工作、劳动和文娱活动对精神疾病患者身心状况的改善有益，例如在医院从事劳动的患者较无所事事的患者的治愈率高些，因此作业疗法逐步成为治疗精神病的主要手段。作业疗法的主要任务是帮助精神残疾者恢复或重塑良好的行为能力并使其重返社会。帮助患者在参加日常生活、社会活动和工作就业等方面做好准备，积极进行有关技能的特殊训练，以便在社区生活中发挥适当的作用。另外还要逐步训练和提高患者的独立自主性，减少他们对医护人员的依赖以及改进社会交往能力。精神疾病在不同的阶段有不同的治疗重点，本节在介绍一般治疗方法的基础上，着重介绍 ADL 障碍的治疗方法。

一、精神疾病的康复过程

（一）急性调整期

患者由于急性发作而住院。当务之急是采用心理治疗、特殊护理及药物治疗，尽快控制精神症状。此时医护人员必须采取反复安抚和再保证的姿态，以消除患者自觉精神受损的疑虑。然后安排适合其病情的作业疗法及其他活动。通过调整，逐步建立良好的医患关系，为今后的康复过程做好准备。

（二）过渡期（重新估价期）

此时病情已明显改善，需要促使患者更多地参加各项活动，可采用作业疗法、娱乐疗法、教育疗法等；同时可综合开放管理，即在工作人员的监护下，让患者在一定范围内自由活动。更重要的是要对患者回归社区的可能性作出预见，所以面临重新评估患者的康复目标，并开始进行筹划。一般应由精神病学专家、精神科护士、社会学家（包括社会工作者、心理学家、职业指导等有关人员）共同商讨，具体分析。

（三）恢复期

到达这一时期，患者的生活、工作及社会适应能力已有所恢复，应为回归社区做准备。因此，康复工作重点就是对患者进行具体的社会适应训练和就业技能训练。此时要经常与社会工作者、职业指导人员商讨有关事宜，如果就业目标已经确立，就应当促使患者更多地投入工艺制作活动、教育活动及各种劳动，安排他们参加技能训练。另一重要方面，是协助建立良好的工作习惯和协调的人际关系，这是患者今后维持社区生活和工作的必要条件，否则他们即使有较好技能也无法重返社会。

（四）社区康复期

患者回归家庭和社区，在监护人保护下，由社区医生帮助，完成必要的康复和社区社会活动。

二、起居与作息时间安排

精神疾病患者在发病初期一般能独立完成起居动作，随着病程的延长，患者的智能和体力逐步衰退，日常生活能力下降，在晚期可丧失生活自理能力。同时，精神疾病患者经常出现反常的作息习惯,睡眠障碍,无法正常工作和学习,并影响周围人的休息。因此,防止精神疾病患者智能和体力衰退及养成良好作息习惯是训练的重要目标。安排精神疾病患者参加各种作业活动(工疗)是实现上述目标的常用手段和方法。

工疗的基本目的是根据治疗要求,通过适合病情需要的活动,消除患者精神活动中的病态表现,创造良好的社会环境和各种有利条件,协助患者建立乐观情绪,保持精神愉快。在进行集体工疗的过程中,患者不可避免地相互交往,有助于建立感情,改变与世隔绝的状态,恢复正常的人际关系。通过一些轻重不同的体力活动,患者还可以得到更好的体育锻炼,使躯体的各个生理系统的功能趋向正常。此外,患者可以借此获得良好的学习机会,并且运用所学到的知识和技能为社会服务。在这种集体活动中,又可以培养适应环境和生活需要的独立自主能力。工疗活动中制成的产品,往往给患者带来一种特殊的喜悦和信心,表明其已具有一定的生产能力。

由于环境条件不一,患者的病情以及其本人的职业、习惯、体力、性别、文化水平、爱好和治疗要求各不相同,工疗的方式必须随之作出相应的选择和安排,应根据工疗组织机构的规模和范围,采用由简入繁和不同性质的作业,以适应各式各样的要求,一般分为室内和室外两种形式:

1. 室内工疗　可制作手工艺品,如糊纸盒和纸口袋、编织、刺绣、贴花、雕刻、泥塑、油漆、缝衣、修鞋、制作玩具等。可根据条件开展多种项目,甚至使用车床进行加工、烘烤面包、制作糕点等。

2. 室外工疗　如种植花木、蔬菜、果树,饲养鸡、兔、牛、猪和科学实验用小动物,有条件还可以养鱼,甚至大田劳作、修理花圃等。

三、整容与更衣

精神疾病患者常不注意个人清洁卫生,表现为长期不洗澡、不梳头、不洗脸、不刷牙、不换衣服等。训练人员应主动接近患者,详细了解患者不注意个人卫生的原因,采取相应对策。患者衣着懒散,不修边幅可能是精神疾病的临床表现,也可能是由于下面的原因:

1. 经济原因　患者入院后只穿一套衣服,一年四季都穿一样的衣服,长期不更换,是由于患病后无经济收入,又得不到亲戚朋友的帮助,无法购买衣服及洗漱用具等生活必需品。对于此种情况,训练人员应与社会工作者一起,与患者亲属取得联系,寻求患者亲友的资助。必要时也可与社会福利保障机构联系,寻求他们的支持。

2. 生活习惯　某些患者在日常生活中有不修边幅、不注意个人外表的习惯,对于这些患者,应适当提醒,指导其注意个人卫生,要求日常穿着打扮与季节、场合、身份、年龄、性别等相符合。教会生活常识,如各种化妆品的使用技巧等。

此外,使用遮光镜应注意根据光线强弱戴上或取下,避免在光线弱的地方用遮光镜导致视线模糊而出现意外。

四、进食

精神病患者入院后的饮食问题,是训练人员需要关注的重点之一,训练目标是出院后能正常进食。患者进食问题,可表现为饮食过量、过少、吃异物、偏食等,有时还会出现与别人抢吃食物的问题。精神分裂症患者有时会出现“怀疑食物中有毒药”的迫害妄想,在独自进食时表现更明显。

训练方法是组织患者集体进食,使患者体会“家庭”的温馨感觉和与患者之间的感情交流,减少寂寞感。同时集体进食还有利于增强患者食欲。

五、家务

精神病患者处理家庭中的日常事务的能力降低。家务的范围非常广泛,从简单的扫地到复杂的烹饪,都属于家务的内容。下面以烹饪训练为例加以介绍。

烹饪训练是一种家务劳动及社会生活技能的训练措施。国外一些精神病院早已开展精神疾病患者的烹饪技能训练,作为培养独立生活能力的一种手段。烹饪技能训练的对象多数是合作行为较好、病情稳定的长期住院患者,也可选择劳动态度欠佳和病情基本缓解的急性患者参加。烹饪疗法的疗程为2~3个星期,每星期5天,每天上午2小时参加菜肴的烹饪操作实践,中午共同品尝自己的作品,下午2小时学习烹饪知识。在实施过程中,由有经验的厨师讲解理论知识和操作要求,如刀工、鲜活加工、火候、油温、调味以及菜肴的制作方法。实际操作时进行示范带教,积极辅导患者自己操作,同时安排数名工作人员配合指导并作适当的监护。间歇时间安排患者参加适当的文娱活动。每次品尝作品后,都要共同进行简短的评价。在疗程结束前由工作人员和患者一起进行总的考评,总结交流参加这项活动的收获。由于烹饪技能训练使患者学会了一定的技能,亲口尝到自己的作业成果,特别增长了浓厚的兴趣,更增强了主动参与意识。这项疗法对患者今后回归社区和家庭也有一定的实用意义。

六、交流

每个人在成长过程中反复与亲人、邻居、学校、单位同事、社区中的各种人打交道,形成一定的人际关系,社交礼仪。精神疾病患者与人交流的能力下降,恐惧社交,避免与人交往,日常打招呼用语可能误认为有迫害企图。长期住院以后,因为医院中的人际关系简单,社交能力可进一步下降,出院时不敢面对复杂的社会,常有恐惧心理,不敢与人交流。

1. 训练方法　住院期间,根据病情不同,把患者编成不同小组参加活动,为患者在集体活动中创造交流机会,提高处理人际关系能力。小组活动要求有周密的组织和精心的安排,并且需要创造条件,增加设备,才能使这项治疗有条不紊、按部就班、有计划有步骤地进行。工作人员要有耐心,不厌其烦,加强责任感和同情心,想方设法培养患者的欢乐情绪,随时注意每个患者的举止行动,避免发生意外。小组活动的形式根据患者的不同病情和医院的条件来确定,下述形式可供参考。

(1)工疗小组　三、四级康复区患者可从事包装、装配、缝纫等项目;五级康复区患者可从事印刷厂、制花厂、养殖场、种植场等工、农业生产劳动。

(2)娱疗小组　娱疗是娱乐治疗简称,对于促进人际关系,加强与社会环境的联系,克服逃避环境、孤僻、内向、离群独处的倾向有着显著的作用。娱疗内容包括听音乐、学歌咏、看电影、看电视、跳舞、做游戏、下棋、玩纸牌、阅读书报杂志,以及体育锻炼、做健身操、练气功、打太极拳、各种球赛、田径运动等,甚至还可在充分准备和妥善组织的情况下,游公园和访名胜古迹等。

(3)自我服务劳动小组　如:①帮厨小组。②绿化小组。③环卫小组。④洗缝小组。⑤理发小组。⑥售货小组。⑦治保小组。⑧劳务小组(承做临时性劳动)。

(4)文体及学习小组

1)定时读报,收看新闻,定期进行卫生教育。

2)除每日文体活动外,有计划地组织几次运动会、文娱演出,以及各种竞赛活动,优胜者有奖。

3)组织各种兴趣小组,如书法、绘画、歌舞、朗诵、话剧、故事会、音乐欣赏、文学评论等,组织患者创办墙报、修整园地、作品展览等活动。

4)组织游园、郊游、野餐、生日庆祝等活动。

5)组织联欢会,各级病区之间、职工与患者之间、患者与亲友之间、与邻近单位职工之间、与出院回归社会的老病友之间等各种形式的联欢会,以增加患者与社会的接触,培养良好的人际关系,提高适应社会的能力。

2. 探视与出试　为了加强患者与社会的联系,应动员患者的亲属、朋友、同事及领导来医院探视,没有亲友的也要动员在工场就业的老病友,或已升级的病友,或医院的工作人员来探视,配合医务人员,启发患者生活的欲望和康复升级的要求,增强回归社会的信心。有条件的患者应安排出试,如在周末、节假日、亲人生日或其他纪念活动时出试。出试亦可作为行为治疗的奖励。最好派车送、接患者。出试时间长短可根据奖励程度而定,如允许与亲人见面;与亲人共进一餐饭;与亲人相处半天、一宿、一日等。但不能影响训练计划,不可打乱生活规律。应向家属交待清楚出试作为治疗的目的、注意事项等,取得家属的配合。

七、外出

现代社会的发展日新月异,常有新的交通工具、建筑物出现,对于长期住院的精神病患者来说,出院时的社区环境已发生很大的变化。住院期间患者一般被限制在医院、病房及医院周围的小范围内活动。出院后患者散步、购物面临许多不熟悉的场所,与不熟悉的人见面,很难预测将会发生什么样的事情。另外,交通工具使用困难,如乘坐出租汽车不敢或不会与司机交谈,乘坐公共汽车、电车、地铁不会买票、转车、与售票员沟通,有时还会遭到一些人的白眼甚至辱骂等。因此训练人员在患者住院期间要适当组织一些活动,反复模拟出院后可能出现的情景,加以正确的指导,消除患者紧张、恐慌的心理。对患者的家人也要进行教育,在患者出院的初期,外出时最好有人陪伴,耐心地解答他的困惑。对患者所在社区的人员也要加强教育,要求对待患有精神疾病的人要友善,不能加以歧视。

第三节　精神疾病 ADL 障碍治疗的注意事项

一、精神疾病患者的心理治疗

精神疾病患者的 ADL 障碍与心理异常有很大关系,因此,精神疾病患者的心理治疗应贯穿于整个 ADL 训练的过程,ADL 训练人员应充分认识精神疾病患者心理治疗的重要性,从而提高 ADL 的训练效果。心理疗法的技术主要有精神分析治疗、支持治疗、认知治疗、行为治疗等。治疗方式上可分为个别性和集体性两种,个别心理治疗是通过医生与患者进行个别交谈,鼓励患者充分地谈出自己的病情。集体心理治疗是将有类似病情特点的患者编成小组,先由医生联系这些患者的实际情况,讲授精神疾病的防治知识,每次要重点说明患者所关心的某些问题,然后倾听患者的意见和反映,用以检验效果。同时需要安排一些对疾病有一定认识的患者现身说法在小组发言,可以起相互影响、取长补短的作用,从而达到心理治疗的目的。目前认为,在精神疾病的康复医疗活动中,适当多安排一些集体(小组)交流活动有益于康复过程。这种安排应当是有目的性的,内容可针对患者病情,也可集中于日常生活、工娱疗活动、群体交往以及教育训练等方面存在的问题,这些做法都在一定程度上起着集体心理治疗的作用。

二、精神疾病患者的职业训练

精神疾病患者进行 ADL 训练的同时,应积极安排职业训练,这是精神康复医疗中一项非常重要的任务,直接关系到患者将来的工作和生活。通过职业训练掌握技能并能制成产品,可给患者带来欣愉之感并增强其自信心。这种心理上的影响对促进疾病的康复起着很大的作用,尤其是对那些带有某种躯体残疾或精神发育不全的患者,其意义更为显著。职业训练为培养患者参加集体活动创造条件,加强与他人之间的联系,不但可以纠止精神残疾者与世隔绝的状态,而且对存在沉默不语、强迫动作的患者也能产生积极的治疗作用。

职业技能的选择,应根据患者的躯体状况、缺陷的性质、对生活及工作的影响、病情的需要、患者的兴趣和志愿以及有否学习的可能等情况而定。

三、社区康复与家庭干预

精神疾病患者出院后由社区精神卫生保健机构(精神卫生中心)继续实施康复计划。根据不同条件和需要,可设立一些中间机构或特殊机构,如日间住院、夜间住院、护理宿舍、患者之家等设施。这些设施应占地宽敞、空气新鲜、舒适安静,建筑和布置要美观庄重,便于管理,使患者既有适当的饮食、睡眠等生活场所,又有足够的工娱疗等室内、外活动场所,使患者的疗养生活现实而丰富多彩。环境中宜配备花木园林、淡雅装饰和轻柔音乐,使患者置身其中身心放松、情绪愉快。在有条件的城镇,开办和其他残疾人同等待遇的福利工厂,既有利于患者的集中管理,还增加社会劳动力,增加经济效益,提高精神病患者的自我社会价值,患者能自食其力,减轻了社会和患者家庭的经济负担,另外,在福利工厂及工疗站中,由于社会竞争性小,成员大多是精神病患者,不致受到歧视,心理矛盾会大大减少。再加上按时服维持量的抗精神病药,复发率会大大下降,这不仅可以解决家属的后顾之忧,对社会治安也大有好处,社会效益明显增加。在精神病患者较少的城市街道也可因陋就简地建立较小的工疗站。

世界卫生组织(WHO)和世界心理社会康复协会(WAPR)都强调,贯彻实施精神病的康复任务应由家庭承担一部分责任,这是不可缺少的一个重要环节。这些国际组织还特别重视在社会上将精神疾病患者亲属组织起来,称为精神疾病患者的亲友会或联谊会,尽可能使患者的亲友们充分发挥应有的作用。我国目前的情况,大多数患者经短期住院后,仍需回到家庭生活。在居住的社区内继续巩固治疗和监护管理。应尽量使患者过较正常的社会生活,不要禁闭在深院斗室之中长期与世隔绝，应该消除约束，尽量给患者有自由活动的机会，做到让患者能自己管理自己，并可相当自由地与外界交往。社区精神卫生保健人员，要结合本社区的每位患者设计适宜的康复措施。当前一般的做法是：

1. 定期门诊　每个社区均设有继续治疗、心理咨询及心理治疗门诊。邀请患者及亲属定期来门诊，进行个别指导，研究对患者最适合的维持药量，并解决在家庭康复中的问题，至少每月一次。

2. 家庭访视（随访）　对不能来门诊或不在本地区取药的患者（包括已复工的患者），要进行保健监督，与居委会监护网配合，研究患者的心理和环境保护措施，防止复发并继续提高社会康复的程度。一般每季度家访一次。

3. 康复培训班　将病情与需求相接近的患者，划归一个小组，预约一天来复查，并参加培训班的活动。每次按计划安排一个中心内容，方式可灵活，或讲课，或交流，或专题讨论，解决康复过程中的问题。可每月一次。

4. 举办患者家属和监护人员座谈会或讲座　对患者的康复环境进行指导和安排，教会家属有关的知识和护理患者的方法。可每年举办几次，或与患者康复班同步进行。

5. 争取单位支持　对已复工（就业）的患者，要取得单位的支持，创造有利于康复的环境。可邀请单位领导和保健医生前来参加座谈会，亦可走访患者单位，宣传精神卫生知识及讲解康复措施。请单位领导教育其职工正确对待精神疾病患者，对患者的合理要求，请单位尽量满足，与单位保健医生共同落实患者的康复措施，防止复发。此项活动可与家属座谈会同时举行。

6. 职业训练　职业的训练场所，如城镇工疗站，福利工厂的工疗车间（小组），农村的养殖、种植场等，为无工作、无经济来源以及暂时不能回归社会的患者，开辟一种学习和就业的场所，经过训练达到自食其力。这是当前最需要的，也是较为理想的形式，是从社会救济型转向社会福利型的必由之路。

7. 建立活动站（中心）　对于老年、体弱、家庭主妇及不需要再求职的患者，可组织各种兴趣小组。这是一种自愿、互助的组织，患者自己选出组长，订出活动计划，开展室内外文化、娱乐、体育及工艺等活动。社区康复人员给以指导和督促实施。

四、几种主要精神疾病的康复要点

（一）精神分裂症

1. 大多数康复对象为本病的慢性患者，但实际施行康复措施必须包括急性患者在内，即改善功能障碍需要尽可能从疾病的急性期开始，方能收到更好的效果。所实行的康复措施在原则上就要尽可能提高患者生活质量，尽量提供接近正常生活的环境条件，最大限度地防止心理社会功能减退。

2. 应在医院内提供良好的环境条件，所有本病患者除急性症状严重而尚未控制者外，均应生活在开放式环境结合开放性管理之中。对于某些病情大部分缓解但长期不能回归社区者，可考虑在院内建立培养独立生活能力的集中小区，或称为“模拟社区生活区”。

3. 按照不同的疾病阶段和病情，分别施行各种适合的康复疗法和康复训练，应侧重于工作和职业技能训练。由于本病患者大多数保持部分正常精神活动能力(可公开显示或潜在保留),故应努力发掘和激励其潜力和某些特长,在参与康复训练中充分发挥其作用。

4. 积极开展多样化的文娱活动形式,充实空闲活动内容,提高患者的兴趣和情感活跃度,努力消除本病常见的孤独、懒散及无所事事等表现。文体娱乐活动能力与社交活动技能是密切相关的,应结合起来进行训练,各类社区服务机构及医院都要重视这项工作。根据近年来的进展,无论在社区或医院的慢性患者,都需要进行社交技能训练。

5. 在康复阶段,本病患者一般都需要长期服用维持性抗精神病药。药物剂量以能够控制症状的较小剂量为宜,并可根据病情灵活掌握,以尽量减少药物的副作用,有利于患者参加各种康复活动。也可考虑使用长效药物。

6. 对本病的心理治疗,主要是进行支持性心理治疗,重点是帮助患者树立信心,提高对疾病性质的认识,并应贯穿于整个康复过程。由于慢性患者大部分呈现主动性差、意志要求贫乏及生活能力减退,目前较普遍地采用行为疗法中的代币奖酬法或称为代币强化法,以达到激励和条件性强化而矫正那些适应不良性行为。近年来也有将认知治疗试用于本病患者,以促进重建认知功能及提高自我人格的整合水平。

7. 本病患者是社区康复服务机构和设施的主要服务对象,可根据需要由社区安排进入这些机构和设施,如工疗站、日间医院或日间康复站及中途伴所(国内尚未发展)等。随着精神疾病社区康复的进展,预计将逐步发展适合我国国情的社区康复服务工作,也将有更多精神疾病患者接受这方面的服务。

8. 目前较普遍地认为,家庭干预和家庭心理教育是一项对精神分裂症有效的社区康复措施和治疗手段,故应该在社区中积极推行及鼓励患者家庭参加,尤其需要探索适合国情并适宜推广的家庭干预方案。学者们最近提出,采用综合性系列干预方案可能更为有效。此方案是将各种心理社会性干预(psychosocial intervention)如临床个案管理(clinical case management)、社交技能训练、职业康复及家庭干预等都实施起来,做好适当的协调安排,同时结合必要的药物治疗(或称为"精神药物性干预",psychopharmacologic intervention)。

(二)情感性精神病

1. 情感性精神病是临床症状达到精神病程度的情感性障碍类型。本类型加上轻症类型在内均需要开展康复治疗和训练。康复措施的目标主要是尽可能减轻和纠正认知、情感及行为等方面的功能异常。

2. 首先是努力促进心理康复。一般均可采用支持性心理治疗,即进行解释、劝慰、鼓励、疏导、增强信心及帮助认识自身价值等。如果是重症抑郁患者,可适当给予鼓励性的支持等,不宜过多与其讨论和争辩指正。如果是轻症抑郁患者又具有明显应激因素的情况,则可多做这方面的会谈并帮助其正视现实和适应新境遇等。据称认知治疗对抑郁症有效,一般认为对轻症患者效果较好。基本论点是纠正不合理的错误认识即可矫正由其派生的不合理的异常情感,但这项治疗尚需进一步验证核实。

3. 应根据症状选用精神药物。对抑郁症患者,需应用抗抑郁药,如三环类的丙米嗪或氟西汀等。在症状缓解后,宜持续服用6个月以上以防止复发,剂量可酌情减小。对具有严重消极自杀观念抑郁症患者,必须及早考虑电休克治疗,建议从符合康复原则出发而尽可能采取无抽搐性电休克。对躁狂症患者,可应用氯丙嗪或氟哌啶醇等抗精神病药以迅速控制症状,也可将锂盐制剂(碳酸锂)和氟哌啶醇合用。预防复发可单用锂盐制剂(具体应用需参阅专业教科书及专著)。

4. 适当的康复措施及康复护理对本病有重要临床意义,可减轻病情和促进早日恢复。首先是尽量将患者置于一安静的环境,症状严重时必须持续地进行监管,如必须日夜照看那些有自杀倾向的抑郁症患者,又如躁狂症患者应尽可能与其他人分开但还要给予一定的自由活动范围。安排本病患者参加适合的作业疗法也很重要。对抑郁症患者,必须尽力安排一定量的训练活动,不使他们空闲下来,这样可能会使抑郁程度有所减轻。对未住院的抑郁症患者,可与家属商量如何鼓励每日进行适当的活动。对躁狂症患者,应尽量将其注意力转移到某些作业活动中去,努力避免与他人接触时发生不必要的争吵。

(三)老年性痴呆

1. 老年性痴呆是一组由各种原因所造成的慢性器质性精神病,有不同程度的痴呆表现和明显的生活自理能力减退,以阿尔茨海默病为代表,就是一种常见的老年性痴呆。康复措施的侧重点应放在个人生活能力的照顾和支持,尽最大努力促进躯体、心理及社会功能改善。

2. 尽可能安排患者生活在他所熟悉的环境中,如必须住院应争取准备类似家庭生活的条件。由于大多存在生活自理困难,除耐心护理照顾外,要反复多次示范和手把手带教,并反复训练以养成习惯。

3. 努力培训认知功能,反复地训练定向力、记忆力、辨认力以及日常简单事务的操作能力等。通常组织 4~5 人为一小组,由专业人员带教,可利用电化教具以强化患者的视、听刺激,一般每星期训练 4~5 次,每次 30~40 分钟为宜。

4. 对早期患者,可使用支持性心理治疗。尽量安排平静安稳的环境,以避免产生紧张不安的体验,也要注意保持亲切和蔼的态度以增进其安全感。

5. 安排适合老年人的作业活动也是非常重要的康复要求,其内容和项目要恰到好处。一般以不费体力、不费目力、不计效率、无危险性及较容易接受的简单操作为妥。

6. 由于患者多半有注意障碍,故应该开展一些新奇多样化的文娱活动,目的在于投其所乐、吸引注意和消除忧愁和孤独感。为了努力使这类老年患者能安度余生,安排好他们的休闲活动更具有深刻的康复意义。

7. 在可能范围内要给予适当的体力活动和锻炼。同时也要关心他们的饮食和营养状况,注意确保营养和水分的摄入,尽可能支持躯体功能并适当参加生活活动。

(四)症状性精神病

1. 症状性精神病或称为急性脑器质性精神病,是各类躯体疾病所伴发的急性精神障碍。实际上它是一组器质性精神症状群,故基本病理性质是躯体性的。因此,其康复目标必须以恢复躯体功能为主、精神功能为辅。当精神功能紊乱危及生命时则必须先处理精神方面的问题或精神与躯体两方面并重。

2. 由于本病多半由较严重的躯体疾病所致,大部分呈现明显意识障碍或趋向昏睡、昏迷。在病因尚未明确前,首先要采取有效措施以维持呼吸和循环这两项基本生命功能,如病因明确,需立即使用特异性拮抗剂,及时应用有预防性强心作用的药物等。

3. 本病患者往往因意识障碍而出现严重的兴奋躁动、紊乱不安，这样的精神功能障碍容易引起躯体功能的失代偿及严重衰竭，必须及早使用精神药物加以控制。但选用的精神药物必须符合镇定作用迅速、能有效地控制兴奋及副反应少等条件。这类药物本身均可能有一定的毒性，故应认真选择。

4. 良好的康复护理及心理支持对本病患者与积极的康复治疗措施同样重要，有时甚至更为重要。由于这类患者往往意识不清而曲解环境事物，护理态度必须平静和蔼。实行每项措施即使患者未必领会，仍要加以简明解释，还应努力理解其心理处境而给予心理支持。除非不得已，应尽量避免强制约束。在照顾患者进食时，可适当利用其暗示性而鼓励口服，最好不采用鼻饲法。

（刘根林　汪家琮）

第八章　老　年　病

随着医学技术的发展和人们生活水准的提高，人们的健康水平得到了明显改善，人均寿命延长，老龄人口逐渐增加。据统计，2000年仅北京市60岁以上的人口已占全市人口的14%，全国60岁以上老年人已达到1.2亿。随着老龄人口的增加以及老年人身体特点的需要，老年人群中的残疾人必然是康复领域中的主要对象之一。

世界卫生组织提出的老年标准是：60～74岁为年轻老年人，75～89岁为老年人，90岁以上为长寿老人。老年病是指在老年期出现的与人体衰老有关的各种疾病的统称。老年病的临床特点是：①多发。据Andrews(1985年)报道一组184例住院老年患者，合并与康复有关的疾患就有13种，且多达35%的患者同时患4种以上(表2－8－1)。②呈慢性经过而时有反复。③症状不典型。④容易发生合并症或多脏器性功能衰竭。⑤多种用药和非医嘱用药。

表2－8－1　184例住院老年患者的合并疾患

疾患表现	%	疾患表现	%
平衡障碍	63.6%	听力障碍(严重)	19.6%
关节炎	35.3%	股骨骨折	12.0%
心脏病	30.4%	抑郁症	10.9%
尿失禁	27.7%	周围血管病(不含截肢)	9.2%
精神错乱	25.0%	视力障碍(严重)	7.6%
慢性肺病	22.3%	帕金森综合征	4.9%
卒中	21.7%		

老年病康复的意义在于改善日常生活活动能力，提高生活自理程度，减少发生久病卧床和老年痴呆的机会，减轻老年人对家庭的负担和对社会的压力，充实其精神生活，提高其生活质量。另外，恢复职业即职业康复在老年人并不重要，此点区别于中青年人的康复目标。

老年康复对象包括：①具有明确残疾的老年人，如偏瘫、截瘫、骨折和截肢、神经肌肉疾患等。②虽无明确残疾，但有慢性疾病引起的功能障碍及(或)衰竭，如慢性心脏疾患。③虽未患病，但有年迈体衰引起的耳目失聪、咀嚼困难、活动受限等。

由于老年病的病种很多，本章只能扼要介绍心肺疾病、高血压、糖尿病及帕金森病的ADL训练内容。有关偏瘫和老年性痴呆及关节炎的ADL训练内容，请参考本书前述有关章节。

第一节　老年病的ADL障碍特点

老年病的ADL障碍特点与人体衰老有关，人体衰老(或老化)是指随时间推移而出现的细胞、组织、器官和整体的不可逆的功能衰退。下面先介绍人体衰老对老年人重要器官组织的影响,在此基础上,总结老年病的 ADL 障碍特点。

一、老年人重要器官组织的解剖生理特点与 ADL 障碍特点

(一)神经系统

1. 解剖形态的改变

(1)大脑 老年人脑组织的重量减轻,60 岁可减少 6%,80 岁减少 10%,脑细胞的数量也减少,60 岁以上减少 10% ~ 17%,70 岁以后减少可达 45%。脑组织萎缩、脑血管壁萎缩、脑动脉粥样硬化、脑组织血流量减少导致脑供血不足,甚至脑梗死或脑血管破裂、出血,以致脑组织软化、坏死。

(2)周围神经 供应神经的血管内膜增生,管腔狭窄,可引起神经变性,传导速度减慢。

2. 生理改变

(1)触觉、痛觉、冷热觉、嗅觉、味觉明显下降。

(2)听力、视力也明显下降,影响与人交往。

(3)步态、姿势、平衡等运动功能失调,易跌倒。

(4)神经网状结构和边缘系统的功能减退,导致失眠、压抑、焦虑等精神情绪的改变。

(5)反应迟钝,反应时间延长,尤其对外界有害因素的袭击反应缓慢,故易受到外伤。

(6)记忆力衰退,尤其近记忆力衰退更明显。认知功能下降,影响生活质量。

(二)心血管系统

1. 解剖改变

(1)心肌萎缩,心内膜纤维化、增厚,心瓣膜肥厚和硬化。

(2)左心室增厚,心房扩大,心肌细胞增大,心肌细胞间纤维组织增多,纤维间有淀粉样物质沉积,心肌顺应性下降。

(3)血管壁增厚,大动脉中层和中、小动脉的弹力层弹性减弱,钙质沉积使血管舒张性减弱,血管内膜脂质沉积。

2. 生理改变

(1)心脏每搏量减少。

(2)压力感受器的敏感性下降。

(3)周围血管阻力增大。

(4)运动的动静脉氧含量降低。

(三)呼吸系统

1. 解剖改变

(1)鼻咽部黏膜萎缩、变薄,气管、支气管上皮和腺体退行性变,纤毛上皮细胞和纤毛运动减少,肺泡数目减少,毛细血管数减少,血管壁硬化,弹力纤维减少,使肺实质的弹性下降。

(2)胸廓由扁平变为桶状,顺应性下降。

2. 生理改变

(1)最大通气量减少,90 岁者仅为青年人的 50%。

(2)肺活量降低,70 岁者肺活量约减少 40%。

(3)功能余气量增加,60 岁以上者的肺余气量可占肺总量的 40%。

(4)肺弹性回缩力减弱,肺泡表面活性物质含量减少。

(四)消化系统

1. 解剖改变

(1)胃黏膜、平滑肌萎缩,腺体减少。

(2)肠肌层萎缩,重量减轻,肠蠕动功能减弱。

(3)肝脏萎缩,重量减轻,肝细胞数目减少,肝血流量减少。

(4)胆囊壁和胆管壁增厚,黏膜萎缩。

(5)胰腺萎缩。

2. 生理改变

(1)口腔黏膜萎缩,唾液腺分泌减少,常出现口干、味觉减退、牙周病等。

(2)胃肠功能减弱,胃排空时间延长,胃酸和各种消化酶的分泌减少。

(3)肝脏解毒功能下降。

(五)骨骼肌肉系统

1. 脂肪增多,身体水分减少,骨质减少,单位容积量减少,骨盐减少,骨质疏松。

2. 肌肉的肌细胞体积减少,细胞间液体增加,肌肉失去弹性,功能减退,肌力和肌耐力下降,体力减弱,易疲劳。

3. 关节僵硬,活动范围缩小,不灵活,运动速度减慢,行动不便。

(六)皮肤

皮肤是机体防御外界有害因子侵入的屏障。随年龄增长,皮肤各层细胞萎缩、变薄,真皮乳头变平或消失,微血管减少,血流减少,皮温降低,皮肤干燥、无弹性。温觉、触觉、痛觉均减退。

老年病的 ADL 障碍特点与上述人体器官、系统的衰老改变有关,具体表现见表 2-8-2。

表 2-8-2 老年病的 ADL 障碍特点

ADL	ADL 障碍表现	解决途径
起居	移动困难,易摔倒,出现病理性骨折	地面应防滑,安装各种扶手等
进食	吞咽困难,易呛咳,咀嚼和消化时间延长	选择易消化食物,少量多餐
排泄	转移困难,大小便失禁,便秘	在床边或床上排泄,用缓泻剂
整容	手的协调性和灵活性降低,活动范围受限	使用自助具或改装整容用品
入浴	不能拿毛巾搓后背,易滑倒	使用自助具,安装各种扶手
更衣	穿脱衣服不能独立完成	衣服应宽松,必要时给予帮助
交流	近事遗忘	给予各种提醒
家务	易疲劳	使用各种节省体力的工具
健康管理	不能按时服药	给予各种提醒
外出	上下台阶、公共汽车时易摔倒,可能迷路	环境改造,设立各种标志
作息时间安排	难入睡,易醒	保持环境安静,丰富日常生活
公共设施的利用	认知障碍导致不能去邮局、银行	护理人员给予帮助

二、老年人的心理特点

老年人的心理因素在健康和疾病的相互转化过程中起着非常重要的作用，故在康复评定与康复治疗时必须重视老年患者的心理状态。

(一)导致老年人心理改变的因素

1. 生理因素　老年人由于各脏器的衰变，尤其大脑皮层的退化，导致记忆力下降、听力下降，影响与人交往，上述原因可造成老年人不爱活动、孤独、抑郁、多疑等心理改变。

2. 外界因素　老年人离、退休后与周围交往少，从每天工作到休闲产生失落感，待遇的改变或受到冷落，心态易不平衡。若再有家庭纠纷、亲人病故等不良因素的刺激，个性趋于僵化，对环境变化的应变能力差，变得消极、沉默寡言或急躁易怒。

3. 疾病因素　老年人多有慢性病或多脏器疾病，由于疾病与痛苦的折磨，容易导致悲观、不安、急躁等情绪。

(二)老年人心理特点

1. 情绪与情感变化　情绪是对内外界事物变化在精神或心理上的反应。情感是在情绪的基础上形成与发展的。老年人的情绪与情感容易波动。

2. 记忆改变　老年人因感觉器官不能有效地接受信息，而大脑皮质萎缩、老化，影响信息的储存，导致记忆力减退。其特点是瞬时记忆和近期记忆的减退，对往事记得清楚，对生疏或需要强记的事记忆差，而对与过去生活有关的事或有逻辑联系的内容记忆较好(即理解力强)。ADL 训练中应注意发挥这一特点。

3. 思维　思维是一种最为复杂的心理活动，是人认识过程的最高阶段。思维的基本过程是分析、综合和概括，用以认识事物的本质，揭示内在的联系，以全面的反映客观的事物。

老年人思维易迟钝，尤其创造思维。反应迟钝，思维、联想易间断，说话可突然中止。逻辑障碍、推理及概念混乱。思维奔逸，说话不着边际等。

4. 意志　意志是“自觉地确定目的，并根据确定的目的来支配和调节自己的行为，克服困难，进而达到预定目的的心理过程”。它是达到确定的目的而表现出的毅力和精力。部分老年人由于体力和精力的不足，自叹力不从心，自暴自弃，精神空虚，意志消沉。

5. 性格　性格是个人对自己、对别人、对客观事物和整个现实环境所持的态度，以及与之相关的惯常行为方式。老年人自控能力相对较弱，对自己言行控制力差，易急躁。由于健忘说话重复、罗唆。

三、老年病康复的目标

老年病康复的目标，其基本点只能是获得足够的独立，避免依赖。为此要考虑以下几点：强调 ADL 为重点，保持独立；不要求功能完全恢复，只是根据个体现实水平去争取最佳结果；功能改善是缓进的过程，而且可能出现反复，思想上应有所准备；充分估计社会、环境因素影响；尽可能早期活动，因为制动愈久，身心受害愈大。以上考虑似乎是低调，但确实是实事求是的。不切实际过高的企求可能导致患者及家属的失望与不满，或者无休止的需求，特别是患者会因此感到挫折，加重抑郁，反而有害。

根据康复的概念，最好的康复成绩应该是恢复到伤病之前的功能和技能水平。但老年人或许在发生伤病前就已经退休，因而往往不牵涉教育和职业问题，只要能恢复到生活自理的水平就是最高的目标。根据这种认识提出了老年病康复理论上应达到的目标(theoretically achievable goal, TAG)，即通过康复最终应能够达到的身体、心理、社会方面的最理想状态。TAG是以一些基本的功能性活动评分为指标的(表2-8-3)。

表2-8-3 TAG评分标准

项目	分值
Ⅰ ADL方面	(50分)
1. 大小便自理	10分
2. 进食自理	10分
3. 梳饰自理	10分
4. 穿衣自理	10分
5. 独立进行言语交流	10分
Ⅱ 移动方面	(10分)
1. 不能步行，但能独立转移和非步行移动	5分
2. 能独立步行	10分
(1和2只能任选一种)	
Ⅲ 业余活动、教育和就业方面	(40分)
1. 能进行伤病前全部业余活动	10分
2. 能进行伤病前职业活动	15分
(1和2只能选择一种)	
3. 在1的基础上能参加业余书画班	3分
4. 在1的基础上能参加普通成人中、高级教育单科证书班	8分
5. 在1的基础上能参加普通成人中、高级教育全科证书班	15分
(3、4、5只能选择一种)	
6. 在2的基础上还能进行第二职业培训与就业	10分
	合计100分

TAG评分的说明：50分 ADL自理水平；60分 独立移动水平；70分 休闲活动；80分 有就业能力；90分 有受教育能力。

四、老年病康复评定中应注意的问题

康复医学是以功能恢复为主导的学科，所以功能评定在康复医学中占重要地位。老年病的功能评定重点应在日常生活活动的自理能力和生活质量，结合病情有重点地进行。

1. 由于老年人能力、认知功能均有减退，故评定时应尽量选择简单、易懂、易行的量表。

2. 老年人多有心理障碍，有消极心理、抑郁，并有个性僵化、固执等表现，在功能评定前应向患者仔细说明评定的重要性，以及评测过程中应注意的问题，取得患者的配合。

3. 老年人心肺功能衰退，多脏器疾病同时存在。心肺功能情况在康复治疗中起着重要作用，所以如有条件应进行心肺功能评定，包括心电图和肺功能检查。

4. 老年人易疲劳，功能评定时必须严密观察患者情况，在评定过程中可适当休息，也可分次进行，不要强求一次完成。

5. 因老年人多有慢性病和多种疾病，服药种类多，功能评定时应考虑服药情况，如有的药物可使心率改变,安眠、镇静药会影响患者情绪。

6. 老年人视力、听力、理解力多有下降,工作人员必须热情、诚恳、细心、耐心,不能有厌烦情绪。

7. 评定前要详细询问病情,全面检查,评定时对不能一时确定结果的项目应重复进行。

8. 日常生活自理能力(ADL)和生活质量(QOL)的评定是老年病最重要的评定。ADL 的评定多用以自理能力为重要内容的评定表,如用 Barthel 指数与 PULSES 记分。QOL 评定主张评定生活的满意度。

五、老年病康复治疗中应注意的问题

(一)治疗原则

1. 首先要正确认识康复治疗在老年疾病中的重要作用,应改变“康复是治疗慢性病的”、“康复是恢复期进行的治疗手段”的片面认识。康复治疗早期介入,要进行预防性康复,减少残疾。例如脑卒中昏迷抢救时,就要注意肢体的正确摆放,以避免关节挛缩。

2. 对老年病的康复要采取积极的态度,相信老人个体差异和潜能,认识康复对提高生活质量的积极意义,热情帮助老年患者,尊重老年患者,并积极动员其家属参与康复工作。

3. 制定治疗目标时,不能和成人一样,必须按照老年人的生理、解剖和心理特点制定治疗计划、目标,以提高生活质量,达到生活自理为主要目的。首先争取恢复到病前水平。

4. 要抓住主要矛盾(即主要疾病),有针对性地、少而精地选择治疗项目。

5. 要按病情(即疾病和疾病的不同阶段)选择适合的治疗种类、方法、剂量,不同治疗种类的合理配合及适当的疗程。

6. 注意个体化治疗、个体化训练。因为老年人健康差别大,而且即使同龄人,健康状况也相差甚远。

(二)运动治疗中应注意的问题

1. 注意循序渐进,逐步增加运动量。一般先采用徒手操等方法,然后再进行器械训练。

2. 运动中应严密观察呼吸和脉搏的变化,如果呼吸急促、心率增快、血压增高或收缩压、舒张压分离,应暂停治疗(一般 60 岁患者心率控制在 100 次/分钟左右,70 岁以上患者,心率应控制在 100 次/分钟以内)。

3. 最好应用间歇式训练法,即运动 10 分钟,休息 3~5 分钟。

4. 每次运动开始时先做 3~5 分钟的热身运动,运动结束时做 3~5 分钟的放松运动,总的治疗时间不要超过 45 分钟。

5. 注意安全,运动场所地面必须防滑。

6. 老年人平衡功能差,必要时要增加平衡功能训练。

(三)老年病的健康管理

1. 饮食

(1)热量　老年人一般活动少,基础代谢率低,所需热量少。热量过高,体重就会超过标准。一般每日给 1800 卡热量可满足需要,但不应强调低热量饮食,只要体重不再增加,可以自由摄食,不必限量。

(2)饮食组成　老年人由于胃肠功能减退,不适于摄取油腻大的饮食,脂肪占热量20%即可,蛋白质每日1~1.5g/kg体重,不必过分限制,以免引起低蛋白血症及贫血等。此外,应有足够的钙、铁和各种维生素,老人应多吃蔬菜、水果,除增加维生素摄取外,对通便也有好处。

(3)盐量　膳食中盐量与高血压呈正相关关系,吃盐过多,会使钠在体内潴留,引起水肿、血压增高。老年人由于味觉衰退,盐进量增多,最好控制在6g/d以下,如影响食欲,则不必勉强。

(4)餐次　应改善每日进餐习惯,鼓励每日三餐,三餐食品总量分配可按早餐占30%,午餐占40%,晚餐占30%。肥胖的老年人,早餐和午餐可各占40%,晚餐占20%。多吃晚餐往往招致肥胖,且进食量多对心血管也不利,高龄老年人可少吃多餐,每日4~5餐,每餐食量减少。

(5)嗜好　如烟、酒、茶等,除非影响健康,不宜多加限制,以免影响老年人的生活情趣。

(6)一般老年人无需严格限制肉、蛋等食品,但清淡些为好,烹调食物要适合老年人需要,做到软、烂、热,进餐时要细嚼慢咽。

2. 体重　肥胖者易患高血压、冠心病、脑动脉硬化、糖尿病等疾病,以致影响寿命。另外,肥胖会增加支持体重关节的负担,日常生活动作困难。因此,肥胖老人要控制体重,争取减到标准体重。减肥措施有二:一是限制进食量,控制摄取的热量;二是增加运动量,尽量多消耗热量,以减少脂肪蓄积。增大运动量当然不能像青少年那样激烈地运动,但依靠老年人的体育活动(如散步、打太极拳等)来减肥又很困难,有时反而会因运动引起食欲亢进而致相反作用。因此控制体重应以减少摄取食量,尤其是以减少碳水化合物摄入量为重点,但要防止低蛋白血症。

3. 睡眠　老年人睡眠时间有缩短趋势,老年人睡眠浅,夜尿多或睡前精神兴奋很容易发生失眠,为改善睡眠需注意:

(1)避免精神兴奋和夜间起床小便,晚饭后不喝浓茶、咖啡,不过多饮水,白天不过多睡眠,晚间不会客,不看容易激动的电影或电视剧,不参与伤脑筋的家务等。

(2)晚上用温水洗澡(水温在42℃度以下)或用热水泡脚,以减轻疲劳和改善末梢循环,促进入睡。

(3)消除影响睡眠的各种症状,如疼痛、瘙痒、咳嗽等。

(4)对不能入睡的失眠者,可以给安眠药,但应注意避免形成习惯。对长期使用安眠药的老年人,除注意交替使用各种制剂外,还可使用安慰剂。注意不使用有蓄积作用的安眠药(如苯巴比妥等)。

4. 二便

(1)老年人习惯性便秘的调治

1)如既往有早晨解大便习惯,应坚持晨起坐便桶,在大便前可先喝一杯水,以促进肠蠕动。

2)利用老年人胃-结肠反射增强的特点,在大量进食的餐后二三十分钟,嘱老人去坐便桶。

3)多吃纤维素含量高的蔬菜和豆类,以增加肠蠕动,减少便秘。

4)上述方法无效时,可在睡前吃缓泻药,历时数日者,可应用开塞露或灌肠,必要时可用手指抠出粪便。

5)有便意不要忍耐,以免养成便秘的习惯。

(2)老年人排尿障碍的调治　常见症状有:尿少、尿闭、尿频、尿失禁、尿线变细等。小便的管理应注意：

1)饭后应喝水，尽量不喝含有咖啡因的饮料，室温要合适，被褥要保暖，避免夜间排尿增多。

2)除非病情重，必须卧床用便器外，应避免卧床小便，夜间下床排尿时，可先行膀胱按摩，局部热敷，针灸治疗，尽量避免导尿，留置尿管，以减少尿路感染的机会。

5.洗澡　洗澡有改善末梢循环、缓解肌肉紧张、减轻疼痛、镇静或兴奋等作用，对老年患者的保健和康复有很大作用，但是也有一定的危险性，因此老人洗澡应注意：

(1)避免洗澡水过热　水温过高，下水后可引起血压暂时升高，心跳加快，增加心脏负荷，高血压、冠心病、脑动脉硬化者，容易发生意外。40℃以下水温为宜。

(2)避免长时间洗澡　盆浴时由于水压使静脉血不易回流至右心室而增加右心室负荷，所以洗澡时间应限制在半小时左右，以防疲劳。另外，为减少心脏负担和避免发生意外，盆浴时应当减少洗澡水的深度，坐浴时水深平脐或乳腺以下为宜。

(3)不应在饱餐后洗澡　餐后至少1小时才能入浴。洗澡或水疗后应卧床休息半小时。

(4)浴室及浴盆　均应注意防滑，以免跌倒造成骨折。

6.心理保健　老年患者常合并精神障碍。老年精神障碍最常表现为抑郁、老年精神分裂和老年期神经官能症。这些精神障碍妨碍康复计划的实施，同时又是加速衰老与残疾过程的重要原因。因此，老年人的心理保健很重要。

(1)勤用脑与科学用脑　延缓大脑衰老的最直接方法是勤用脑、科学用脑。老年人每次用脑的时间不宜过长，用脑强度不能过度，思考的内容要多样化。

(2)保持乐观而稳定的情绪　坚持正确的世界观、人生观，培养广泛的兴趣，充实生活内容。老年人离退休后要开始新的生活，自寻乐趣，如参加有益的文艺活动及力所能及的社会活动，发挥自己的专长，继续工作，适当做一些家务劳动，教育第三代等。

要善于控制和消除不良情绪。遇到刺激时要冷静，遇到大喜事时别激动，遇到不顺心的事时要找朋友、家人、组织等谈心。

(3)保持良好的人际关系　老年人也有交往的需要，人际关系好就可以解除老年人孤独和寂寞的情绪，使老年人有更多幸福感，包括夫妻、家庭及社会人际关系。

(4)加强自我教育，培养良好的性格　性格与健康、疾病有密切关系。老年人要健康长寿，必须矫正不良性格和培养良好性格。

第二节　老年病ADL障碍的治疗方法

一、心脏病

(一)概述

心脏病(heart disease)康复是使心脏病患者的心脏功能恢复到理想水平的综合医疗。心脏病康复方案涉及体力、心理、社会和职业活动等方面，其中运动治疗是心脏病康复方案的核心。心脏病康复的对象包括急性心肌梗死(无合并症或合并症已得到控制)、稳定型心绞痛、慢性心衰稳定状态、心脏手术后等患者。临床上以心肌梗死患者为主要的康复对象。

心肌梗死是指心肌的不可逆转性坏死，通常是因原先较大的冠状动脉管壁损伤或粥样硬化斑块破裂，引起血栓形成所致。多见于40岁以上中老年患者，常有冠心病、心绞痛、高血压、高血脂、肥胖或长期大量吸烟史或冠心病家族史。

过去对急性心肌梗死患者的治疗，主张卧床数周，尽量避免活动。现在从心脏病康复的观点强调三个环节：即早期下床和运动训练、对患者和其家属进行宣教、早期及重复运动试验。心脏病康复的目的包括：①提高心功能，增加机体对体力负荷的耐受性。②改善冠状动脉血流，增加心肌供血。③控制冠心病危险因素，如肥胖、高血脂、高血压、糖尿病等。④降低冠心病的复发率和死亡率。⑤减少由于卧床造成的不良影响。⑥保持健康的心理状态，提高生活质量。据报道，65岁以下无合并症的急性心肌梗死患者，其住院日期已缩短为6~7周，多数于发病后4周末可上下二层楼或步行900m。

(二)临床康复评定

心脏康复中的心功能评价一般采用心电图的运动负荷试验，它是指在给予心脏一定负荷的情况下，通过观察心电图的改变来评价心脏功能的一种检查方法。临床上常采用改进的Bruce方案(表2-8-4)。

表2-8-4 改进的Bruce运动试验方案

分级	时间(min)	能量需要		速度(km/h)	坡度(%)
		摄氧量 ml/(kg·min)	代谢当量(MET)		
A	2	3.5	1.5	2.4	0
B	2	7.0	2.1	2.4	3
C	2	11.2	3.2	2.74	6
Ⅰ	3	17.5	4.9	2.74	10
Ⅱ	3	24.5	7.0	4.02	12
Ⅲ	3	35.0	10.1	5.56	14
Ⅳ	3	46.0	13.1	6.76	16
Ⅴ	3	66.5	16.1	8.05	18

1. 运动试验的禁忌证

(1)急性心肌梗死(1周内)，不稳定型心绞痛。

(2)严重心律失常(如室速、Ⅲ度房室传导阻滞等)。

(3)急性心肌炎或心包炎、心内膜炎、风湿热。

(4)严重主动脉瓣狭窄、梗阻性肥厚型心肌病。

(5)严重左心衰竭，充血性心力衰竭。

(6)急性肺梗塞或栓塞。

(7)严重高血压或低血压。

(8)急性或严重的非心脏疾病。

(9)电解质紊乱如高钾、低钾、低镁血症。

(10)严重残疾。

2. 停止运动试验的指征

(1)临床表现 出现胸痛、呼吸困难、心悸、头晕、恶心、极度疲乏、冷汗、面色苍白、步态不稳和视物模糊等。

(2)心电图改变 运动时ST段平坦或呈下斜型压低>0.30mV或ST段抬高>0.20mV,出现室性心动过速,成对室性早搏或室性早搏增加超过心率的25%,持久的室上性心动过速,房室或室内传导阻滞。

(3)收缩压下降>1.33kPa(10mmHg)或血压≥30.7/17.3kPa(230/130mmHg),心率不升或降低。

(4)被检人不愿继续进行试验或监护设备故障。

(三)心脏病运动训练的方式

1. 运动训练的类型

(1)等张运动训练 又称动力性训练或耐力性运动,系大肌群持续节律性运动的训练方法,可提高心脏的耐受力和心功能。等张运动包括散步、步行、慢跑、骑自行车、游泳、划船、球类等。

(2)等长运动训练 又称静态运动或力量性运动,是用力对抗物体但不发生物体移位的运动。因其收缩压增高,外周血管阻力增加造成后负荷增高而不利于心脏,故心脏病患者慎用。等长运动包括举重、哑铃、抗阻性健美运动、负重登梯等。

2. 有氧训练与无氧训练

(1)有氧训练 动力性运动的强度在80%最大耗氧量以下者是以有氧训练为主的,有氧训练是提高长时间进行有氧工作能力的专门训练。有氧训练是依靠糖原、脂肪等分解代谢供能的。有氧训练有利于心脏的自身调节,并可降低LDL-ch和提高HDL-ch、降低糖耐量等,有利于心脏功能的恢复,是心脏康复的主要方法。有氧训练包括慢跑、骑自行车等。

(2)无氧训练 无氧训练由于氧的缺乏,能量由无氧分解代谢提供。血中乳酸水平增高,代谢性酸中毒可加重心脏负担,故不用来作心脏病患者的康复锻炼。无氧训练包括短跑、短池游泳、多次重复疾跑等。

(四)运动强度的估测

1. 用心率表示运动强度 心率和运动强度之间成线性关系,运动试验达最大运动强度时的心率称为最大心率(HR_{max}),达70%~85%最大心率时的心率称为靶心率(THR),靶心率指的是运动中应该达到和不可超越的心率范围。用心率估测运动强度时,必须教会患者自己数运动中或运动后10秒钟脉率,学会判断是否达到预期心率。计算方法如下:

(1)实际测量法 用多级运动负荷试验测出最大耗氧量和最大心率,以70%~85%的最大心率来作为靶心率。此法最为准确,但心脏病患者因不能做极量运动试验求得最大心率,故心脏康复中不实用。

(2)年龄计算法 以(200-年龄)为预期的HR_{max}的70%~85%作为靶心率。用公式表示如下:THR=(200-年龄)×70%~85%。此公式虽较粗略,但在心脏康复中常用。

2. 用最大耗氧量(VO_{2max})的百分数表示运动强度 50%~70%VO_{2max}是增加有氧能力取得运动效果的最合适范围。<50%VO_{2max}对老年人和心脏病患者也可取得较好的运动效果。

3. 用代谢当量(metabolic eguivalents, MET)规定运动强度 代谢当量也称必需耗氧量,简称

MET,国内学者常译为梅脱。1MET 相当于消耗氧气 3.5ml/kg·min(相当于 17.5cal/kg·min)。代谢当量也可用运动试验的结果来测算,其方式为:梅脱值=耗氧量(ml/kg·min)×3.5。

一般是以运动负荷试验求得的运动终点时 MET 值的 70%予以应用,指导康复训练,超过 85%可能不安全,低于 50%则意义不大。采用梅脱值的测定,可对心脏病患者家庭生活、娱乐活动、职业活动的管理提供参考(表 2-8-5~7)。

表 2-8-5 各种自理活动的能量消耗

活 动	kcal/min	MET
卧床休息	1.0	1.0
坐位	1.2	1.0
立位,松弛地	1.4	1.0
进餐	1.4	1.0
说话	1.4	1.0
穿衣,脱衣	2.3	2.0
洗手,洗脸	2.5	2.0
床边坐马桶	3.6	3.0
走路(4km/h)	3.6	3.0
淋浴	4.2	3.5
床上用便盆	4.7	4.0
下楼	5.2	4.5
走路(6km/h)	5.6	5.5
用矫形器和拐杖走路	8.0	6.5
用轮椅前行	2.4	2.0

表 2-8-6 各种家务活动的能量消耗

活 动	kcal/min	MET
用手缝纫	1.4	1.0
扫地	1.7	1.5
机械缝纫	1.8	1.5
擦拭家具	2.4	2.0
削土豆皮	2.9	2.5
立位擦洗	2.9	2.5
洗衣服	3.0	2.5
揉面团	3.3	2.5
擦玻璃	3.7	3.0
铺床	3.9	3.0
立位烫衣服	4.2	3.0
拖地板	4.2	3.5
用手拧干衣服	4.4	3.5
悬挂衣服	4.5	3.5
敲打地毯	4.9	4.0

表 2-8-7　各种娱乐活动的能量消耗

活　动	kcal/min	MET
绘画(坐位)	2.0	1.5
弹钢琴	2.5	2.0
驾驶汽车	2.8	2.0
划船(4km/h)	3.0	2.5
慢行	3.0	2.5
滚木球游戏	4.4	3.5
自行车(8.8km/h)	4.5	3.5
游泳 20 码[1 码(yd)=0.9144m](1.83m/min)	5.0	4.0
跳舞	5.6	4.5
园艺	5.6	4.5
网球	7.1	6.0
骑马小跑	8.0	6.5
滑雪	9.9	7.5
自行车(30km/h)	11.0	9.0

(五)训练注意事项

1. 按照运动处方强度进行,但绝不要勉强,处方仅为训练时参考标准。

2. 注意个体化,因人施量。训练强度要循序渐进,避免突然达到较高强度,因心脏未适应而造成危险。

3. 运动时必须进行准备运动及整理运动。

4. 在温热环境下,即使同等量运动对心血管造成的负担也大,因此尽可能避免在这种环境下运动较为安全。寒冷环境下应注意防寒,气候不适宜时应暂停运动或减量。

5. 身体不适如感冒、发热、腹泻情况下不要勉强运动。

6. 避免在大量进餐、喝浓茶、咖啡等 2 小时内锻炼,也不应在运动后 1 小时内进餐或饮浓茶。

7. 运动后如出现心悸、胸痛、头晕、极度疲乏等症状,应减少运动量或找医师咨询,重新修订运动处方。

(六)心脏病康复的 ADL 训练要点

心脏病康复采取分阶段、多学科参与的康复方案。心脏病康复分为三个阶段,即住院期(Ⅰ期)、门诊期(Ⅱ期)及社区康复期(Ⅲ期)。

1. 住院期　急性心肌梗死患者住院康复开始时间,一般在发病后 2 周以内,最早可在心肌梗死发病后第 2 天即可开始。

选择Ⅰ期 ADL 训练方案的基本原则是:①低强度运动。②逐渐增加代谢。③安全。大多数住院患者的运动和活动从 2~3MET 开始,出院时达到 3~5MET。初期 ADL 训练活动中,主要包括床上自理活动,如保持直立坐位、独立翻身起坐、更衣、进食等,入厕应在床边或床上进行,特别注意排便时不能用力憋气,以免加重心脏负担,必要时在大便前口服缓泻剂或使用栓剂,步行活动限制在室内进行。

ADL训练开始时,每次5~10分钟,每日2~4次。随着耐力的不断提高,训练时间可延长至20~30分钟,而训练频率则减少至每日1~2次。

在训练过程中应进行运动监测。运动监测的项目包括心率、血压、心电图、症状和体征。心脏病患者无法耐受当前运动强度时会出现一系列缺血性的表现。患者出现下述任何一种情况时,应立即中止当前的训练并在下一阶段训练中减少运动强度:①持续呼吸困难。②头晕和精神恍惚。③心绞痛。④严重跛行。⑤面色苍白、出冷汗。⑥过度疲劳。⑦全身协调性下降。⑧肺部啰音。运动终止以后存在:①持续疲劳。②失眠。

2. 门诊或家庭康复　心脏康复的第Ⅱ期为患者出院回家后的早期阶段,通常指出院后8~12周内。

每次ADL训练均应包括准备活动、训练活动和整理活动三部分。以轻体力活动为主,选择MET值在5MET上下的日常生活活动,可以开始室外短距离步行并做简单的家务活动。步行距离可逐步加大(表2-8-8)。

表2-8-8　急性心肌梗死出院后步行程序(Ostermann稍改)

周	距离(m)	时间(min)	速度(m/min或km/h)	MET
2~	402	8~10	40~50或2.4~3.2	1.5~2
4~	804	15	53或3.2	2~3
6~	1608	30	53或3.2	2~35
8~	1608	35	67或4.0	2.5~3.5
10~	1608	20	80或4.8	3~4
12~	1608	17.5	93或5.6	4~5
14~	1608	15	107或6.4	5~6

训练强度保持在40%~50%HR_{max},每周训练3~4次。每次持续时间从最初10~15分钟,直到30~60分钟。

训练可采用循环式训练方法,即耐力训练和力量训练交替进行,或将不同种类的活动编组轮流进行,各种训练之间只有短暂的休息或不休息。也可采用间歇式的训练方法,即一组活动训练与休息,或与一个持续训练(长时间、慢速度,至少15~20分钟的运动强度保持在靶心率范围内)交替进行。

门诊治疗期间,康复治疗的重点是运动训练,但对患者的宣教仍是不可忽视的一个部分,以利进一步调整生活方式,懂得只有长期坚持运动训练,才能保持已取得的效果。

3. 社区康复　Ⅲ期康复训练持续时间为数月,亦可无限期。随着心功能能力的提高,患者从在治疗师监视和指导下锻炼逐渐过渡到自己根据自身情况随时调整运动方案进行锻炼。

Ⅲ期患者一般能做到ADL基本自理,ADL训练重点是作业活动,包括家庭卫生、厨房活动、园艺活动、在附近购物等。在选择作业活动时,应结合患者的生活和工作背景以及患者的愿望,有针对性地进行恢复锻炼,以提高康复效果。经过康复治疗训练,大多数患者可参加一定的体力活动或坐位工作。职业活动中应注意,峰值心率不宜超过最大心率的75%~85%。

ADL训练强度保持在70%～80% HR_{max}，持续≥45分钟/次，3～4次/周。

心脏病患者进行ADL训练时应避免出现以下情况：①做静力练习及憋气。②负荷过重。③温度过冷或过热（桑拿浴或冰涡流浴）。④超过靶心率。⑤心律失常超过6～8次/分钟仍运动。⑥感冒时运动。⑦活动停止时即刻进食。⑧日常生活中情绪急躁。

ADL训练中发现下列症状应停止运动，及时就医：上身不适（可表现为胸、臂、颈或下颌酸痛、烧灼痛、缩窄感和胀痛），无力，气短，骨关节不适、疼痛等。

二、肺疾病

（一）概述

肺疾病的康复又称呼吸康复，主要针对慢性阻塞性肺疾病（chronic obstructive pulmonary disease，COPD）。它以持久性气道阻塞为特征，包括慢性支气管炎、阻塞性肺气肿、支气管哮喘及肺源性心脏病。

COPD由于其慢性进程，开始常不被重视，后因支气管壁遭腐蚀破坏而阻塞，发展至肺气肿，出现劳力性呼吸困难。康复治疗宜及早进行，才能取得较好效果。其目的在于改善通气功能，延缓病理进程，保持呼吸道通畅，提高生活质量，延长生存时间。

（二）呼吸功能评定

在制订康复方案前，应对患者的呼吸功能进行评定，对患者进行全面了解，包括询问个人病史、家庭肺病史、日常生活活动和运动能力、营养情况、吸烟史、职业及生活环境。询问临床症状，如咳嗽、咳痰、胸闷、气喘、发绀、嗜睡、精神恍惚等。体检注意体型、胸廓类型、呼吸形式、呼吸音、心音等。了解胸部X线改变等。

1．肺功能测定　有条件者应进行此项检查，包括肺容量、肺通气功能，特别是小气道功能。常用指标有肺活量（VC）、最大通气量（MVV）、时间肺活量（FVC或FEV）、一秒用力呼气容积（$FEV_{1.0}$）、残气量（RV）等。此外，可进行血气分析，测 PaO_2、$PaCO_2$ 及动脉血氧含量等。

2．自觉气短症状评定

0级：如常人，活动不受限制，无症状。

1级：一般劳动时气短。

2级：平地步行无气短，较快行走、上坡或上下楼时气短。

3级：慢走不及百步即有气短。

4级：说话、穿衣、轻微活动时气短。

5级：安静时气短，不能平卧。

（三）呼吸康复的ADL训练要点

ADL训练常于缓解期进行，其适应证为：无明显发热，无需供氧或呼吸机辅助，咳嗽基本控制，如曾有心力衰竭现症状已控制和缓解。

肺疾病患者在缓解期一般能独立完成起居、整容、更衣、进食、排泄等日常生活动作，ADL训练的要点是指导患者的健康管理，即指导患者在日常生活中坚持呼吸训练，教会护理人员和患者家属进行体位排痰和辅助排痰的方法，并进行必要的健康宣教和心理治疗。

1．呼吸训练　慢性肺疾病患者，由于通气不足，加上横膈活动受限，常需用力呼吸而形成不正确的呼吸方式。多为胸式呼吸,呼吸浅快而且用力,即使能维持通气量,但因肺泡通气量减少,且呼吸肌的耗氧量大,却不能纠正低氧状态。严重呼吸肌疲劳时,出现错误的腹式呼吸,即吸气时收腹,呼气时鼓腹。

呼吸训练的主要方式有:

(1)腹式呼吸　亦称膈肌呼吸(diaphragmatic breathing),通过增大横膈的活动范围,进行深而慢的呼吸。腹式呼吸能提高肺的伸缩性。膈肌较薄,收缩时耗氧量较小,其活动每增加1cm,可增大肺通气量250~300ml。呼吸深而慢,使呼吸频率及每分钟通气量减少,但一次通气量及肺泡通气量增加,提高了呼吸效能,可纠正过度通气,还有利于气体交换,提高动脉血氧饱和度。

(2)吹哨式呼气　用鼻吸气口呼气,呼气是口唇缩成吹哨状,可使支气管内压增高约5cmH_2O,防止支气管过早萎缩,减少死腔通气。由于呼气阻力减小使呼吸减少。

呼吸训练的项目是:①全身放松。②特别放松颈部及肩胛带紧张的呼吸辅助肌。③纠正不正确的姿势,如耸肩、胸椎后凸、代偿性腰椎前凸等。④加强颈、胸椎间小关节及肩胛部活动。⑤取各种体位练习腹式呼吸、深慢呼吸、吹哨式呼吸。

具体步骤可参照 Hass 法:

(1)仰卧位,全身放松。左手置胸前,右手置上腹。用鼻深吸气,隆腹,并左手确感胸部不活动。吹哨式缓慢呼气,右手将腹部向内上方推。吸气2~3秒,呼气4~6秒,即呼气时间是吸气的两倍。

(2)俯卧位,屈膝使足跟触及臀部,练习同上。

(3)左侧卧位,下肢取舒适屈曲位。练习同上。然后右侧卧位练习。

(4)头低卧位(床头低10°,去枕),500g重沙袋置上腹。腹式呼吸,呼气时用力按压沙袋。随训练进展增加沙袋重量。

(5)直背坐椅上,用长150cm、宽窄适宜的布带缠在胸下部,手紧握带子两端。腹式呼吸,吸气时松带子,呼气时拉紧带子。然后立位,最后步行时进行上述练习。步行时吸气走2步、呼气走4步。习惯腹式呼吸后,可不用带子。

(6)吹烛练习　坐椅上,嘴与桌上烛火高度一致,相距20cm。缩唇缓慢呼气,使火苗向对侧摆动。每次练习距离增加10cm,直至90cm为止。

以上各项训练最初约需3分钟左右,熟练后只需1分钟,每天进行2~4次,共约15分钟左右。

2. 体位排痰　利用重力使液体流向低处的原理,根据肺段解剖,采取各种体位,使消耗少量的能量而高效率地排痰。适用于气道分泌物多且不易咳出的支气管炎或合并气管扩张者。支气管哮喘者分泌物亦多,但排痰时因刺激而加重气管痉挛,故不适用。

各种体位可藉改变床的倾斜度,垫以枕头或带垫木架等达到,常用的体位如下:

(1)头低45°俯卧位　引流下叶后底区。

(2)头低45°左右侧卧位　引流左右下叶外底区。

(3)头低45°仰卧位　引流左右下叶前底区。

(4)头低30°左右半侧卧位　引流舌叶及右中叶。

(5)半卧位　引流上叶前区。

(6)前倾位　引流左右上叶肺尖后区。

具体步骤可参照 Hass 修改法：

(1)坐位，躯干前后左右各倾斜 10 秒钟左右，或取基本体位(5)，引流中叶。

(2)去枕，取仰卧位及俯卧位，引流上叶前区及上叶后区。

(3)头置枕上，左右侧卧位，尽可能旋转对侧肩部及躯干，引流上叶及下叶侧区。

(4)俯卧，下腹部垫以枕头，双手交叉放额部，引流下叶。

(5)床头低倾 15°，臀下垫以枕头，屈膝使小腿与床垂直，或取基本体位(4)，引流舌叶及右中叶。

(6)床头低倾 15°，侧腹下及头部垫以枕头，或取基本体位(2)，引流左右下肺外底区。

(7)头低仰卧位，去枕，躯干离床约 45°向左旋转，恢复仰卧位，再行向右旋转。引流舌叶及右中叶。

(8)俯卧位，头及躯干于床边呈 45°下垂，两臂交叉于地面托住前额部。亦可取基本体位或床上肘膝位。引流除上叶外的全肺，特别是下叶后底区。

每种体位 1～2 分钟，每天 2～4 次。

体位排痰时，由治疗者用空拳侧部以腕力有节奏地叩击胸背部，或予以颤动(可用电按摩器)，若同时配合腹式呼吸，可使排痰效果更佳。

3．辅助排痰　适用于咳嗽无力的患者。要点是：患者平卧，当患者呼气时，辅助者将双手置于剑突下快速向上向内用力，帮助患者将痰排出。

4．健康宣教和心理治疗　慢性肺疾病患者的心理特征是抑郁并绝望、无价值感、疑病，呼吸困难、病情恶化常加剧心理障碍。如童年开始支气管哮喘发作的患者，虽然功能性残疾只在急性发作时出现，但可造成社会心理残疾，常因社会成熟和基础教育的推迟而造成被动、依赖、缺乏自信和抑郁。

对患者和家属进行教育，介绍肺的结构和呼吸的病理生理，康复计划的依据及具体技术，药物治疗的目的及其副作用，以及生活自理、职业等方面可能达到的改善程度。给予生活指导(如戒烟、节省能量、适应环境)，强调重视缓解期的呼吸训练并长期坚持，消除或减轻周围环境对支气管的刺激，避免受凉，特别要强调戒烟。

根据患者的心理障碍进行疏导，康复治疗对症状的改善、生活及体力活动能力的提高能减轻患者的心理障碍。

COPD 患者的工作安排取决于呼吸残疾的程度和表现，轻度呼吸困难者一般可望继续工作 5 年以上。休息及运动时血气分析正常，能上四层楼者一般可做重体力劳动，能上三层楼者可做中等体力劳动，能上二层楼者可做家务，只能上一层楼者，做家务会感到吃力。

三、高血压病

(一)临床康复评定

目前国际上尚无完全统一的标准。世界卫生组织(WHO)高血压专家委员会 1978 年确定，超出下列正常血压者即可诊断为高血压病(hypertension)。

1．正常血压 收缩压18.6kPa(140mmHg)和舒张压12kPa(90mmHg)。

2．高血压严重程度分类 1993年世界卫生组织和高血压学会(WHO/ISH)联合提出高血压分类和分期。

(1)按血压水平分类(表2－8－9)

表2－8－9 高血压分类(按血压水平)

收缩压[kPa(mmHg)]		舒张压[kPa(mmHg)]
正常 18.7(140)	和	<12(90)
轻度 18.7～24(140～180)	和(或)	12～14(90～105)
亚型：		
临界 18.7～21.3(140～160)	和(或)	12～12.7(90～95)
中重度≥24(180)	和(或)	≥14(105)
纯收缩期性≥21.3(160)	和	<12(90)
亚型：		
临界收缩期性 18.7～21.3(140～160)	和	<12(90)

(2)按靶器官损害程度分期(表2－8－10)

表2－8－10 高血压分期(WHO/ISH，1993年)

一期：	无器官损害客观表现
二期：	至少有一项器官损害表现
	左心室肥厚(X线、心电图、超声)
	视网膜动脉变窄
	蛋白尿和(或)血肌酐轻度升高(106～177mmol/L)
	超声或X线示有动脉粥样硬化斑块(颈、主、髂、股动脉)
三期：	出现器官损害的临床表现
	心：心绞痛、心肌梗死、心力衰竭
	脑：短暂脑缺血发作(TIA)、脑卒中、高血压脑病
	眼底：视网膜出血、渗出物伴或不伴视乳头水肿
	肾：血肌酐>177mmol/L、肾衰竭
	血管：动脉夹层、动脉闭塞性疾病

(二)高血压病的ADL训练要点

早期的高血压病患者起居动作能独立完成，ADL训练的要点是指导患者的健康管理，即指导患者在日常生活中如何有效地控制可能引起血压升高的各种因素，并了解高血压病的一般处理方法。其目的是：①使血压下降到接近正常范围。②防止或减少心脑血管并发症。③减少对单纯药物降压的副作用及费用。④提高生活质量。对于已经出现心、脑并发症的后期患者，其ADL训练方法可参考本书前述有关章节的内容。

1．适应证

(1)轻度高血压病，不用降压药物者。

(2)第一、二期高血压,血压波动幅度大,受精神因素影响明显,降压药物的应用难以掌握者。

(3)经降压药物治疗,虽血压下降或恢复正常,但头晕、头痛等症状仍明显或加重者。

2. 高血压病患者的健康管理

(1) 一般指导　首先,通俗介绍老年人动脉硬化引起管壁弹性下降造成血压升高的机制,目前医学上有多种方法能够控制高血压,帮助患者消除对高血压病的恐惧心理。其次,指导患者合理安排饮食,避免高脂、高碳水化合物、高盐等膳食,多选用富含植物蛋白、植物纤维素及维生素 C 的蔬菜及水果类食品,以消除或控制动脉硬化的诱发因素,如高血脂、糖尿病等。劳逸结合:睡眠充足,早睡早起,规律生活;培养心胸开阔的性格,遇事不急不怒,避免焦虑、紧张、发怒等情绪波动;适当参加体育锻炼;防止大便干燥,避免大便时长时间用力;定期监测血压,根据血压变化在医生指导下灵活调整药物剂量和服药次数,病情突然变化时,不要私自更换药物或随便加大药物剂量,而应及时就医,以免贻误病情,带来不良后果。

(2) 运动指导

1)运动种类:降压运动应选择等张运动即动力性运动,如步行、慢跑、骑自行车、体操等。

2)运动强度:不宜过大,一般认为运动强度在 6~8MET 以下,运动时心率以维持在 100~125 次/分钟为宜。平素心动过缓或应用β受体阻滞剂者,则运动后心率与安静时相比增加 20 次/分钟为宜。

3)运动持续时间、频率:每次 30~60 分钟,至少每周 3 次。每日坚持者效果更佳。

四、糖尿病

(一)临床康复评定

糖尿病(diabetes mellitus)是一种常见的内分泌代谢疾病,随着生活水平的提高,发病率呈上升趋势。1980 年我国糖尿病患病率为 0.61%,1996 年已上升到 3.21%。1985 年 WHO 推荐的糖尿病诊断标准(表 2-8-11)被世界各国广泛应用。糖尿病控制程度可参考表 2-8-12。

表 2-8-11　糖尿病诊断标准(WHO,1985)

糖尿病	血糖值[mmol/L(mg/dl)]	
	静脉全血	毛细血管全血
空腹,和(或)	≥6.7(120)	≥6.7(120)
葡萄糖负荷后 2 小时	≥10.0(180)	≥11.1(200)

表 2-8-12　反映糖尿病控制程度的血糖值(mg/dl)

	控制(良好)	控制(一般)
早餐前	70~90	70~100
每次餐前	70~105	70~130
餐后 2 小时	80~120	80~

(二)糖尿病的 ADL 训练要点

早期的糖尿病患者起居动作能独立完成,ADL 训练的要点是指导患者的健康管理,主要内容包括对患者进行糖尿病知识教育、饮食指导和运动指导 3 个方面。对于已经出现心、脑、肾血管病变的后期患者,其 ADL 训练方法可参考本书前述有关章节的内容。

1. 糖尿病知识教育　糖尿病的治疗是终身性的,其治疗效果在很大程度上取决于患者的主动配合。医患双方的密切合作,完全可以保证患者达到正常人的生活质量。饮食不当和运动不足是糖尿病很重要的诱因,在日常生活中要给予充分的重视。

2. 饮食指导　饮食治疗是糖尿病治疗的基础,应严格和长期坚持执行。饮食治疗的主要内容是计算每日总热量,在进行总热量的合理分配的基础上,制定食谱。

每日总热量根据理想体重推算,理想体重(kg) = 身高(cm) - 105。成人卧床休息状态下每日每公斤理想体重给予热量 25 ~ 30 千卡,轻体力劳动 30 ~ 35 千卡,中体力劳动 35 ~ 40 千卡,重体力劳动 40 千卡以上,根据性别、年龄再适当调整。

碳水化合物摄入量通常应占总热量的 50% ~ 60%,提倡食用粗制米、面和定量的杂粮,忌食蔗糖、葡萄糖、蜜糖及其制品(各种糖果、冰激凌、甜糕点及含糖软饮料等)。脂肪摄入量占 20% ~ 30%,蛋白质摄入量占 15% ~ 20%。按每日三餐分配为 1/5、2/5、2/5 或 1/3、1/3、1/3;也可按 4 餐分配为 1/7、2/7、2/7、2/7。

举例:标准体重为 60kg 的 55 岁男性患者,建议每日膳食总热量为 1500 千卡,其中碳水化合物 220g,脂肪 40g,蛋白质 65g。每日饮食内容:谷类 250g,瘦肉类 150g,牛奶 250g,蔬菜类 500g,烹调用植物油 20g。

3. 运动指导

(1)适应证　无临床症状的Ⅱ型糖尿患者,空腹血糖 6.1 ~ 7.7mmol/L(110 ~ 139mg/dl)不用口服降糖药和胰岛素治疗,让其至少进行 4 周的饮食控制和运动疗法。

对正在治疗中的糖尿病患者进行运动指导时,要排除酮症、重症心血管疾患及感染。必须具备近期(1 ~ 2 个月)病情控制情况的指标,空腹血糖 < 7.8 ~ 7.9mmol/L(140 ~ 160mg/dl),餐后血糖 < 11.1 ~ 13.9mmol/L(200 ~ 250mg/dl),糖化血红蛋白(HbAl)在 9% ~ 10% 以下。

(2)运动方式

1)步行、慢跑和跳绳等全身运动(即动态运动)。

2)采用训练器训练肌力、肌肉耐力(即静态运动)。

3)做准备运动和整理运动(如广播体操)。

4)如果确实没有专门时间进行运动,要在日常生活中尽可能地想到“运动”。例如要上 3 ~ 4 层楼时不要坐电梯,近距离的路不要乘车,来回步行等。

(3)运动强度　作为运动强度的定量标准有以下两种:

1)以能量消耗为标准:不同运动方式的耗能参考本章第二节一(四)。

2)以最大氧耗量的百分率为标准:可以脉搏换算(表 2 - 8 - 13)。

运动强度一般采用相当于最大氧耗量 40% ~ 60% 的运动,每日早晚 1 次,开始每次 10 分钟,逐渐增至 20 ~ 30 分钟。

表 2-8-13 运动强度-脉搏指数

运动强度	最大耗氧率（%）	代谢当量（MET）	脉搏(次/分)				
			20~29岁	30~39岁	40~49岁	50~59岁	60岁以上
大	80	10.0	165	160	150	145	135
	70	7.0	150	145	140	135	125
中	60	6.5	135	135	130	125	120
	50	5.5	125	125	115	110	110
小	40	4.5	110	110	105	100	100

(4)注意事项

1)Ⅱ型糖尿病患者运动可使周围组织对胰岛素的敏感性增高，因此在运动期间，胰岛素及口服降糖药用量较日常用量可减少1/2~1/3，必要时可补充食物。

2)Ⅰ型糖尿病患者原则上不减少胰岛素的用量，即使发生运动后低血糖也应以加餐纠正。

3)使用胰岛素的患者，应在腹部皮下注射，以免胰岛素过快起效而发生低血糖。

4)要学会运动前自我监测：运动前血糖在13.9mmol/L(250mg/dl)以上则禁止运动；运动中发生低血糖，则运动前、中加餐或减少胰岛素用量。运动后即刻低血糖，则运动前、中加餐（应除外胰岛素加量超过了运动能量消耗）；血糖上升则胰岛素加量2~4单位（但应除外是由于出现低血糖而在运动前、中加餐所致）；运动后2小时出现血糖升高，胰岛素用量增加2~4单位；血糖下降则运动后加餐（如运动消耗能量过多，应减少胰岛素用量）。

5)运动结束后应进行必要的整理运动（如广播体操）。因为在运动结束后的短期内，血中游离脂肪酸有诱发心率失常的危险，此时如果继续轻度运动一段时间，可使游离脂肪酸被消耗，而减少运动后心律失常的发生。

6)夏天要补充水分，冬天要注意保暖。服装和鞋袜要舒适。

五、帕金森病

（一）概述

帕金森病（Parkinson's disease PD）是一种锥体外系统变性疾病。多在50~65岁发病，男多于女，约2:1。主要病变在黑质和纹状体。由于制造多巴胺减少，导致多巴胺与乙酰胆碱、组胺与5-羟色胺等神经递质系统之间的平衡遭受破坏。动脉硬化、颅脑损伤、基底节肿瘤以及某些化学药物中毒等均可产生类似本病的临床表现，这些疾病则统称为帕金森综合征（Parkinsonism）。主要障碍是：①震颤，上肢远端较重，常影响手功能，表现为书写障碍。②强直，全身肌肉均可罹患，一般屈肌较重，早期表现起始动作缓慢，不能随意圆滑地变换动作，随后引起关节活动范围受限，最后导致"头部前倾、躯干俯屈、髋膝屈曲等"异常姿势。③行走障碍，表现起步困难，动作不能协调的慌张步态。④构音障碍，言语不清。⑤表情障碍，呈面具脸。⑥自主神经功能障碍，流涎、多汗、吞咽困难、便秘。⑦心理障碍，表现情绪抑郁、缺乏主动性、思维迟钝和记忆力减退等。

(二)康复评定

1. 评定方法和内容

(1)询问病史　了解起病时间、主要症状和治疗情况。

(2)体格检查　观察面部表情、姿势、步态,检查关节活动范围、肌力和肌张力。

(3)平衡试验　不扶持下:①单足站立。②双足站立。③双足站立,且重心转移。④双膝跪立。⑤手足支撑。上述姿势保持三秒钟为正常,不能则为异常。

(4)协调试验

1)上肢:①30 秒内能按动计数器的次数。②1 分钟内能从盆中取出的玻璃球数。③1 分钟内能插入穿孔板内的小棒数。④1 分钟内在两线间隔 1mm 的同心圆图的空隙内,能画出圆圈的个数和画出线外的次数。⑤1 分钟内在两线间隔 1mm 的直线图空间能画出直线的条数和画出线外的次数。

2)下肢:①闭眼状态下,双足跟与足尖并拢能站立的时间。②睁眼状态下,单足能站立的时间。③睁眼状态下,前进、后退、横行分别行走 10m 距离所需的时间。④闭眼状态下,前进、后退、横行分别行走 10m 距离所需的时间。⑤睁眼状态下,在 20cm 宽的两直线内行走,计算 10 秒内的步行距离和足出线的次数。

2. 综合评定　帕金森病的综合评定常用修订韦氏综合评定量表(Webster scale)(表 2-8-14)。

表 2-8-14　韦氏综合评定量表

1. 手动作	不受影响	0
	精细运作减慢,取物、系扣、书写不灵活	1
	动作中度减慢,单侧或双侧各动作中度障碍,书写明显受影响,有小字症	2
	动作严重减慢,不能书写、系扣,取物显著困难	3
2. 强直	未出现	0
	颈、肩部有强直,激发征阳性,单或双侧腿有静止性强直	1
	颈、肩部中度强直,不服药时有静止性强直	2
	颈、肩部严重强直,服药仍有静止性强直	3
3. 姿势	正常,头部前屈 < 10cm	0
	脊柱开始出现强直,头前屈达 12cm	1
	臂部开始屈曲,头前屈达 15cm,单、双侧手上抬,但低于腰部	2
	头前屈 > 15cm,单、双侧手上抬高于腰部,手显著屈曲,指关节伸直,膝开始屈曲	3
4. 上肢协调	双侧摆动自如	0
	一侧摆动幅度减小	1
	一侧不能摆动	2
	双侧不能摆动	3
5. 步态	跨步正常	0
	步幅 44~75cm,转弯慢,分几步才能完成,一侧足跟开始重踏	1
	步幅 15~30cm,两侧足跟开始重踏	2
	步幅 < 7.5cm,出现顿挫步,靠足尖走路,转弯很慢	3

（续表）

6. 震颤	未见	0
	震颤幅度<2.5cm，见于静止时的头部、肢体，行走或指鼻时手有震颤	1
	震颤幅度<10cm，明显而不固定，手仍能保持一些控制能力	2
	震颤幅度>10cm，经常存在，醒时即有，不能自己进食和书写	3
7. 面容	表情丰富，无瞪眼	0
	表情有些刻板，口常闭，开始有焦虑、抑郁	
	表情中度刻板，情绪动作时现，激动阈值显著增高，流涎，口唇有时分开，张开>0.6cm	2
	面具脸，口唇张开>0.6cm，有严重流涎	3
8. 坐位起立	能自如地从椅子上起立	0
	坐位起立动作慢	1
	起立时需用手帮助	2
	不能自坐位起立	3
9. 言语	清晰，易懂，响亮	0
	轻度嘶哑，音调平，音量大可能听懂	1
	中度嘶哑，单调，音量小，乏力呐吃，口吃不易听懂	2
	重度嘶哑，音量小，呐吃，口吃严重，很难听懂	3
10. 生活自埋能力	能完全自理	0
	能独立自理，但穿衣速度明显减慢	1
	能部分自理，需部分帮助	2
	完全依赖照顾，不能自己穿衣进食、洗刷、起立、行走，只能卧床或坐轮椅	3

3. 障碍分期　Yahr从日常生活活动能力的角度提出障碍分期的评定方法（表2-8-15）。

4. ADL评定　可采用偏瘫患者的ADL评定量表或FIM评定法。

表2-8-15　Yahr分期评定法

一期	日常生活不需帮助	Ⅰ级	仅一侧障碍，障碍不明显，相当于韦氏量表总评0分
		Ⅱ级	两侧肢体或躯干障碍，但无平衡障碍，相当于韦氏量表总评1~9分
二期	日常生活需部分帮助	Ⅲ级	出现姿势反射障碍的早期症状，身体功能稍受限，仍能从事某种程度的工作，日常生活有轻至中度障碍，相当于韦氏量表总评10~19分
		Ⅳ级	病情全面发展，功能障碍严重，虽能勉强行走、站立，但日常生活有严重障碍，相当于韦氏量表总评20~28分
三期	需全面帮助	Ⅴ级	障碍严重，不能穿衣、进食、站立、行走，无人帮助则卧床，或在轮椅上生活，相当于韦氏量表总评29~30分

(三)帕金森病的 ADL 训练要点

本病是进行性变性疾病,目前尚无治愈方法,也不能阻止其病理过程的进行性发展,只有合理地综合应用各种措施,才能获得较满意和较长期的疗效。ADL 训练目标是:设法维持或提高日常生活活动能力,延长寿命,提高生活质量。

1.一期的治疗　此期病理上虽有黑质神经元减少,但尚存的细胞多巴胺合成反而增加,因此脑内多巴胺并不减少。在此阶段要积极采用心理支持治疗,指导患者及其家属了解病情,正确对待疾病,解除消极、悲观、抑郁、不安情绪,密切与医护人员合作,积极进行运动训练维持正常的运动、平衡、协调功能,防止关节活动范围受限和姿势、步态异常。

此阶段的患者 ADL 能独立完成,运动训练的目的是防止 ADL 能力下降,一般常用物理疗法,主要内容是:①关节活动范围的主动训练:主要进行颈、肩、肘、腕、指、髋、膝等关节的各种屈伸和旋转动作训练。此外,俯卧撑动作对防止与纠正前倾姿势特别有益,要坚持长期训练。②行走训练:重点是训练平衡、协调功能,防止与纠正起步难、抬腿低、步幅短、转弯慢和上下肢动作不协调的异常步态。训练双足站立时重心向左右前后转移,单足站立,躯干及骨盆旋转,上肢随之摆动,足跟行走,高抬腿原地踏步,走正步,上肢协调大幅度摆动。因震颤和强直能量消耗多,容易疲劳,在训练中要特别注意经常间断休息,以防发生过度疲劳,肌力下降。

2.二期的治疗　此期在病理上黑质神经元已明显减少,残存的细胞不能合成正常所需数量的多巴胺。这时需要多巴胺药物治疗与康复措施综合应用,预防继发性损害,能使障碍减轻至最小限度,并在一定程度上推迟疾病的发展进程。此阶段的患者 ADL 能力开始下降,主要表现坐位平衡、立位平衡、步行能力、双手精细功能及协调功能障碍,需不同程度的他人帮助,可伴有发音嘶哑、口吃等语言障碍,影响人际交流。

(1)物理疗法　①关节活动范围训练:主动与被动运动各关节,着重增加颈后伸、肩外展、肩外旋、膝伸等活动范围,纠正前倾姿势。②坐位与立位平衡训练。③协调功能训练:双足站立墙前用粉笔在墙上画圆圈、波浪、横线、斜线、直线,训练上肢、躯干、下肢协调能力。④步行训练:患者两手分开握棒,治疗师同样握棒,行走时与患者步调一致前后摆动;原地高抬腿踏步,抬头、挺胸、上肢协调摆动;利用步行线、步行脚印、步幅横线,增加视觉刺激,训练前进、后退、横行、转弯动作,同时训练上下肢协调动作。

(2)作业疗法　①捏橡胶泥、做实物模型、编织等作业可训练手的功能和增加关节活动范围。②站立位进行抬头高位操作则可纠正前倾姿势。③进行洗脸、梳头、进食、写字、穿衣、系纽扣、穿鞋袜、系鞋带等日常生活技能的训练,教会患者在日常生活中节省体力的各种方法。

(3)言语训练　指导患者有意识地大声讲话,强调每一个字音都要尽力咬音准确,并面对镜子训练,注意口形、舌的位置和面肌表情。在深吸气后大声连续数 1~10,反复并逐渐加快速度,使一口气能念完的数字逐步增加。在嘴唇涂蜂蜜后用舌舔以训练舌唇动作。练习唱歌可训练发音,又可提高患者兴趣。

3.三期的治疗　此期为多巴胺治疗的疗效衰减期。应尽早采用药物联合治疗,减少副作用。物理疗法、作业疗法虽可改善一些功能障碍与提高日常生活活动能力,但效果不能持久。

(1)物理疗法　主要是被动运动各个关节,训练翻身、起坐、坐位平衡、立位平衡、起立、步行等能力。特别注意保护患者以防跌倒。同时进行呼吸训练,提高肺活量,减轻咳痰困难,这对预防肺部感染有积极作用。

(2)作业疗法　主要训练手功能和日常生活活动技能,特别是洗脸、漱口、梳头、进食、穿衣、上厕所等实用技能,训练使用自助具并对环境进行适当改造。如果口吃严重,影响日常交流活动,可练习使用画写板,有条件者也可使用环境控制系统,有助于提高患者生活质量。

(孙谢文　汪家琮)

第三篇

环　境　改　造

第一章　环境改造概述

第一节　ADL障碍与环境改造的关系

经过一段时间的PT和OT康复训练与综合治疗，ADL障碍的患者掌握了一定的日常生活技能，为这些患者回归家庭或社会创造了必要的条件。但这些患者要真正回到家庭或社会中去，还需要具备其他重要条件，这就是环境改造。试想一下：残疾人的就业很重要，但是任何工作单位的门前都是高台阶挡路，他怎样去求职呢？提高残疾人的文化水平很重要，但是所有教室的门前都是高台阶挡路，他怎样去上学呢？自学很重要，可是一切书店和图书馆的门前都是高台阶挡路，他怎样去了解人类文化的成就和发展方向呢？爱情和婚姻对残疾人也很重要，可是自家门前就是高台阶挡路，他到哪儿去寻那志趣相投的姻缘呢？因此，对残疾人来说，在任何重要的事情上都存在着一个更为重要的前提：在外出时需要一条没有障碍的通道。

联合国《关于残疾人的世界行动纲领》明确指出："要达到'充分参与和平等'的目的，仅仅着眼于残疾人的康复措施是不够的。事实表明，决定残疾对于一个人日常生活影响的主要因素是环境，如果一个人失去了获得生活基本因素的机会，而这些机会对于社会其他人都是人人有份的，那就构成了障碍。这些基本因素包括：家庭生活、教育、住房、经济和人身保障，参加社会团体与政治团体、宗教活动、亲密关系和性关系，享有公共设施、行动自由以及一般的日常生活方式。"

环境改造（environmental adaptation）就是通过对环境的适当调整，使环境能够适应残疾人的生活、学习或工作的需要。环境改造的目的就是通过建立无障碍设施（barrier free accessibilities），消除环境对残疾人造成的各种障碍，为残疾人参与社会活动创造基本条件。

第二节　环境改造的历史与现状

一、欧、美等发达国家和地区环境改造的历史回顾

20世纪初，由于人道主义的呼唤，建筑学界产生了一种新的建筑设计方法——无障碍设计。它运用现代技术建设和改造环境，为广大残疾人提供行动方便和安全空间，创造一个"平等、参与"的环境。国际上对于物质环境无障碍的研究可以追溯到20世纪30年代初，当时在瑞典、丹麦等国家就建有专供残疾人使用的设施。

美国是世界上第一个制订"无障碍标准"的国家，其无障碍环境建设既有多层次的立法保障，又已进入了科研与教育的领域。各种无障碍设施既有全方位的布局，又与建筑艺术协调统

一,同时给残疾人、老年人带来了方便与安全,堪称世界一流水平。1961 年美国国家标准协会制定了第一个无障碍设计标准。1968 年和 1973 年美国国会分别通过了《建筑无障碍条例》和《康复法》,提出为了使残疾人平等参与社会生活,在公共建筑、交通设施及住宅中实施无障碍设计的要求,并规定所有联邦政府投资的项目,必须实施无障碍设计。为了从根本上转变观念,美国许多高等院校建筑系,已专门设立无障碍设计技术课程,作为必须训练的一项基本功。现在新建道路和建筑物基本能做到无障碍建设,改造也能考虑无障碍,尤以残疾人居住的建筑最为突出,针对使用者的特殊要求,采取了更多措施,包括建筑设施的灵活调整等,以使残疾人通行安全和使用方便。

日本的大阪府 1993 年制定的无障碍规定(蓝皮书)是日本全国最早制定的。目前已有 7 个县(相当中国的省)制定了无障碍设施建设的法规。日本政府还制定奖励措施,采用补助金、减免税、低利融资等奖励办法来促进无障碍建设。1996 年建立住宅金融公库,由国家建设省掌握,促使房地产商考虑无障碍设施建设,符合政府"节能和适合老年人居住" 这两个条件的,就能获得国家的低息贷款。日本目前为残疾人、老年人增设的无障碍设施比较普及,国家所制订的统一建设法规中就包括残疾人、老年人无障碍设计。每一幢建筑物竣工时,有专门部门验收其是否符合残疾人、老年人无障碍设计。在一些公共设施中,尤其是商店,是按商业建筑面积大小实现不同等级的无障碍设计,建筑面积大于 $1500m^2$ 的大中型商业建筑,要为残疾人、老年人提供专用停车场、厕所、电梯等设施。在机场、电力火车站、电力火车以及道路等地方和设备,无障碍设施已经非常系统和完善。

《香港残疾人通道守则》自 1976 ~ 1984 年多次修订。香港对规定道路的无障碍要求是很高的,乘轮椅者在规定的无障碍道路上要实现通行无阻。跨车行道的建筑物、交通信号与标志、地铁的无障碍设施十分完善和发达,有关建筑物都做到无障碍设施齐全。香港的所有路口全部坡化;主要路段人行横道口都装有盲人过街音响指示器;公用设施内轮椅可以通达所有地方;所有地铁站都装有升降机,并带有盲文的按钮;每列地铁列车都有专门设有轮椅席位的车厢;盲道从地上一直铺到地铁站台。香港的地面公交无障碍设施也很发达,仅九龙公交公司拥有的 4000 多辆公交汽车中,轮椅能够安全使用的无障碍公交汽车(也称低底盘公交汽车)就达 600 多辆,方便坐轮椅的人使用。

二、我国环境改造的现状

我国无障碍设施的建设是从无障碍设计规范的提出与制定开始的。1985 年 3 月,在"残疾人与社会环境研讨会"上,中国残疾人福利基金会、北京市残疾人协会、北京市建筑设计院联合发出了"为残疾人创造便利的生活环境"的倡议。北京市政府决定将西单至西四等四条街道作为无障碍改造试点。1985 年 4 月,在全国人大六届三次会议和全国政协六届三次会议上,部分人大代表、政协委员提出了"在建筑设计规范和市政设计规范中考虑残疾人需要的特殊设置"的建议和提案。1986 年 7 月,建设部、民政部、中国残疾人福利基金会共同编制了我国第一部《方便残疾人使用的城市道路和建筑物设计规范(试行)》,于 1989 年 4 月 1 日颁布实施。

1990 年 12 月在全国人大常委会上审议通过的《中华人民共和国残疾人保障法》,规定了残疾人在政治、经济、文化、社会和家庭生活等方面享有同其他公民平等的权利,残疾人的公民权利和人格尊严受法律保护，禁止歧视、侮辱和侵害残疾人。这部法律对残疾人的康复、教育、劳动就业、文化生活、福利、环境及应当承担的法律责任都做出了具体的规定。其中第四十六条规定："国家和社会逐步实行方便残疾人的城市道路和建筑物设计规范，采取无障碍措施。"1991年5月15日，《中华人民共和国残疾人保障法》正式实施。

《中华人民共和国残疾人保障法》第一次以国家的名义确定了残疾人的权利保护、特别扶助、特别保障、政府职责、社会责任和残疾人义务等，这些为残疾人回归社会、全面参与社会生活开辟了广阔的前景，创造了有利条件。

《残疾人保障法》规定：国家和社会采取扶助、救济和其他福利措施，保障和改善残疾人的生活。除了经济上的扶助和救济外，"其他福利措施"包括：对无劳动能力、无法定抚养人、无生活来源的残疾人按规定给予供养；帮助残疾人参加社会保险；举办社会福利院和其他安养机构，按规定收养残疾人；为残疾人提供优先服务与辅助性服务；对残疾人搭乘交通工具给与便利或免费；减免农村残疾人的各种社会负担等。

《残疾人保障法》的实施，为我国的无障碍设施建设事业的发展创造了条件。

中国发展残疾人事业是从人口多、经济水平较低的国情出发的，应该遵循讲求实效、打好基础的原则，首先要集中力量抓好涉及面大、受益广、见效快、效益好、病伤残者迫切需要解决的问题。政府首先通过抓设计规范来抓城市建筑中的无障碍设计，就是贯彻了这个指导思想。

为了使这一规范能切实贯彻实施，1990年5月，在《规范》发布1周年时，建设部、民政部、国家计委、中国残疾人联合会等又向全国发布了"关于认真贯彻执行《方便残疾人使用的城市道路和建筑物设计规范》的通知"。其中规定：

1. 新建的城市道路，以及国家级、省级和大城市、沿海开放地点、重点旅游城市中的重要公共建筑，必须执行本规范。

2. 上述城市中原有的道路、重要公共建筑，应按本规范的要求有步骤地予以改建。

3. 对中、小城镇，凡有条件的，在新建、改建和扩建项目中亦应积极推行本规范。

《通知》还要求各级地方政府中主要建筑工程的部门，将执行这个《规范》纳入到城市规划和工作建设计划中去，进行统筹安排，并结合本地区的具体情况制定补充规定和实施细则。

国务院批准执行的中国残疾人事业的5年工作纲要、"八五"、"九五"、"十五"计划纲要，也都规定了建设无障碍设施的任务与措施。

1998年4月，建设部发出《关于做好城市无障碍设施建设的通知》，主要内容是有关部门应加强城市道路、大型公共建筑、居住区等建设的无障碍规划、设计审查和批后管理、监督。

1998年6月，建设部、民政部、中国残疾人联合会联合发布《关于贯彻实施方便残疾人使用的城市道路和建筑物设计规范的若干补充规定的通知》，主要内容是切实有效加强工程审批管理，严格把好工程验收关。公共建筑和公共设施的入口、室内，新建、在建高层住宅，新建道路和立体交叉中的人行道，各道路路口、单位门口，人行天桥和人行地道，居住小区等，均应进行有关无障碍设计。

为推动全国的无障碍设施建设，中国残疾人联合会组织的无障碍设施考察团于1999年8月23日～9月1日参观考察了日本及香港的无障碍设施。在其随后发表的考察报告中提出了一些新的认识：

1. 无障碍建设绝不仅仅是方便残疾人，而是方便全社会所有的人，建设无障碍，方便你我他，这应成为人们的共识。

2. 城市建设应该以人为本，无障碍就是以人为本的集中表现。

3. 无障碍设施建设，既不是技术难题，也不是加大投资问题，主要是一个观念和认识的问题。

4. 无障碍设计应该成为建筑设计和市政设计的基本元素，建筑设计要有无障碍就如建筑物要有门一样重要，这一观点，应大力宣传。

5. 加大公共传媒对无障碍知识的宣传。使公众了解无障碍，关心无障碍，爱护无障碍设施，使无障碍环境成为全社会公认的21世纪文明的标志之一。

《城市道路和建筑物无障碍设计规范》于2001年8月1日起正式实施。

2003年1月，建设部、民政部、全国老龄工作委员会、中国残疾人联合会在联合提出的《关于加强无障碍设施建设和管理工作的通知》中进一步强调：

1. 加大执行《城市道路和建筑物无障碍设计规范》和强制性条文的力度。

2. 加快已建设施的无障碍改造。

3. 加强对已建无障碍设施的管理。

4. 积极开展全国无障碍设施建设示范城活动。

5. 做好《规范》的培训工作，提高执行《规范》的自觉性和能力。

6. 加强宣传，营造全社会关心残疾人、老年人等特殊群体，关注无障碍设施建设的良好氛围。

十多年来，随着经济发展和社会进步，我国的无障碍设施建设取得了一定的成绩，北京、上海、天津、广州、深圳、沈阳、青岛等大中城市比较突出。在城市道路中，为方便盲人行走修建了盲道，为方便乘轮椅残疾人修建了缘石坡道。建筑物方面，大型公共建筑中修建了许多方便乘轮椅残疾人和老年人从室外进入到室内的坡道，以及方便使用的无障碍设施（楼梯、电梯、电话、洗手间、扶手、轮椅位、客房等）。但总的来看，设计规范还没有得到较好执行，同残疾人的需求及发达国家和地区的情况相比，我国的无障碍设施建设还较为落后，有较大差距，例如，目前国内尚未使用无障碍公交汽车。

第三节　环境改造的基本要求

环境改造的基本要求就是建立无障碍环境，包括物质环境、信息和交流的无障碍。物质环境无障碍主要是要求：城市道路、公共建筑物和居住区的规划、设计、建设应方便残疾人通行和使用，如城市道路应满足坐轮椅者、拄拐杖者通行和方便视力残疾者通行，建筑物应考虑出入口、地面、电梯、扶手、厕所、房间、柜台等设置残疾人可使用的相应设施和方便残疾人通行等。信息和交流的无障碍主要是要求：公共传媒应使听力言语和视力残疾者能够无障碍地获得信息，进行交流，如影视作品、电视节目的字幕和解说、电视手语、盲人有声读物等。下面具体介绍国际通用的无障碍设计标准和我国《城市道路和建筑物无障碍设计规范》的主要内容。

一、国际通用的无障碍设计标准

国际通用的无障碍设计标准大致有六个方面：

1. 在一切公共建筑的入口处设置取代台阶的坡道,其坡度应不大于1/12。

2. 在盲人经常出入处设置盲道,在十字路口设置利于盲人辨向的音响设施。

3. 门的净空廊宽度要在0.8m以上,采用旋转门的需另设残疾人入口处。

4. 所有建筑物走廊的净空宽度应在1.3m以上。

5. 公厕应设有带扶手的坐式便器,门隔断应做成外开式或推拉式,以保证内部空间便于轮椅进入。

6. 电梯的入口净宽均应在0.8m以上。

二、《城市道路和建筑物无障碍设计规范》的主要内容

《城市道路和建筑物无障碍设计规范》由建设部、民政部、中国残疾人联合会联合发布,系全国范围实施的强制性规范。主要内容是:

1. 城市道路 实施无障碍的范围是人行道、过街天桥与过街地道、桥梁、隧道、立体交叉的人行道、人行道口等。无障碍内容是,设有路缘石(马路牙子)的人行道,在各种路口应设缘石坡道;城市中心区、政府机关地段、商业街及交通建筑等重点地段应设盲道,公交候车站地段应设提示盲道;城市中心区、商业区、居住区及主要公共建筑设置的人行天桥和人行地道应设符合轮椅通行的轮椅坡道或电梯,坡道和台阶的两侧应设扶手,上口和下口及桥下防护区应设提示盲道;桥梁、隧道入口的人行道应设缘石坡道,桥梁、隧道的人行道应设盲道;立体交叉的人行道口应设缘石坡道,立体交叉的人行道应设盲道。

2. 居住区 实施无障碍的范围主要是道路、绿地等。无障碍要求是,设有路缘石的人行道,在各路口应设缘石坡道;主要公共服务设施地段的人行道应设盲道,公交候车站应设提示盲道;公园、小游园及儿童活动场的通路应符合轮椅通行要求,公园、小游园及儿童活动场通路的入口应设提示盲道。

3. 房屋建筑 实施无障碍的范围是办公、科研、商业、服务、文化、纪念、观演、体育、交通、医疗、学校、园林、居住建筑等。无障碍要求是建筑入口、走道、平台、门、门厅、楼梯、电梯、公共厕所、浴室、电话、客房、住房、标志、盲道、轮椅席等应依据建筑性能配有相关无障碍设施。

三、加强无障碍环境建设的意义

一个坡道,既可使残疾人走出家门,又方便其他公民;影视字幕,既可使聋人走出无声世界,又利于社会信息传递……无障碍环境,是残疾人走出家门、参与社会生活的基本条件,也是方便老年人、妇女儿童和其他社会成员的重要措施。同时它也直接影响着我国的城市形象与国际形象。加强无障碍环境建设,是物质文明和精神文明的集中体现,是社会进步的重要标志,对提高人的素质,培养全民公共道德意识,推动精神文明建设等都具有重要的社会意义。

(汪家琮 刘松怀)

第二章　环境改造的实施

建设部、民政部、中国残疾人联合会联合发布的《城市道路和建筑物无障碍设计规范》是全国范围实施的强制性规范，是进行物质环境改造的主要依据。《规范》主要针对城市道路、公共建筑物和居住区这些公共环境的无障碍设施的建设作出了具体规定，未涉及家庭住房及其内部设施等个人环境的无障碍改造问题。

一般来说，公共环境的改造属于政府行为，应该有统一标准，而个人环境的改造，由于其特殊性，每个人的具体需求不一样，无法规定或设计统一标准。但对于有 ADL 障碍的残疾人来说，首先需要面对的是回归家庭的问题，首先需要解决的是家庭住房的无障碍改造问题。

在发达国家，由专门的社会工作者协调有关部门来解决患者的住房无障碍改造问题，PT 和 OT 负责具体的技术指导。这方面的工作在国内尚处于起步阶段。本章重点介绍住房改造的主要内容，对于公共环境的无障碍改造只作扼要的简单介绍。

第一节　住房改造

住房改造是一个复杂的系统工程，涉及许多方面的社会问题，难以在短时间内完成。住房改造之前应认真做好仔细的评定工作，为住房改造的顺利完成创造条件。

一、住房条件的评定

（一）评定时间

住房改造应争取在患者出院前完成，否则患者的住院时间就会延长。由于住房改造所需时间较长，应尽量提前做好准备工作。住院患者一般要安排初期、中期和末期评定，在这三次评定中应包含住房评定的内容。另外，患者外宿时也是进行住房评定的好机会。有条件时，最好安排一次家庭访问进行实地的住房评定，并在患者回归家庭后进行随访。由于住房问题的特殊复杂性，住房评定需要多次反复进行。

1．初期评定　初期评定时可以从病历收集患者的住房资料，亦可通过直接询问患者或其家属来收集住房资料。患者及家属对住房评定的意义可能不了解，为取得他们的配合，需要做一定的解释工作。收集的主要内容包括：自有住房还是租房，是独门独院还是集体住宅，生活方式是使用垫子还是使用床，厕所是蹲式还是坐式，有无浴缸及其类型等。一般采用简单提问的方式来收集住房资料。最后，让家属画一住房平面图。

2．中期评定　得到平面图以后，综合考虑患者的治疗进展程度，预测患者出院后是使用轮椅还是在屋内步行，设计与平面图相关部位入口的有效宽度和台阶的高度。参考以上数据，在医院内设计类似的场地，进行ADL练习，评定房屋的情况是否适应身体机能状况。

根据上述资料，提出住房改造的初步建议。

3. 外宿　当患者的症状稳定，并且ADL能力有明显提高以后，可以安排患者进行外宿试验。外宿前交给患者外宿调查表，调查表中将ADL的每个动作进行分类，要求患者在外宿期间如实填写调查表的有关内容。根据调查表的填写结果可以掌握患者本人实际的ADL自理程度和家属能提供的帮助程度，据此进一步评定患者生活环境中存在的问题，初步确定住房改造的实施方案。

4. 家庭访问　家庭访问是指PT、OT与康复医师、社会康复工作者及其他有关人员一起，到患者家中进行生活环境的评定。家庭访问也可以与外宿试验同时进行。家庭访问的目的是观察患者本人在家庭中实际能进行的各种ADL动作及障碍情况，同时结合患者出院后可能担任的家庭成员角色，在充分征求患者及其家属意见的基础上，最终确定住房改造的实施方案。随后，社会康复工作者安排具体实施。

5. 末期评定　末期评定重点是分析住房改造的落实情况，听取患者本人及其家庭成员的意见，解决住房改造过程中存在的问题，争取在患者出院前完成住房改造。社会康复工作者应注意掌握住房改造的阶段性进展情况，做好组织协调工作。

(二)评定内容

1. 基本事项

(1)姓名、年龄、性别、身高、体重。

(2)诊断、障碍、发病时间、愈后。

(3)PT、OT开始时间。

(4)评定时间、评定者、记录者。

(5)有无矫形器、名称、使用时宽度和高度。

(6)保险的种类，有无记录和等级。

(7)职业。

(8)在家庭中的作用(以前、今后)。

(9)家庭成员。

(10)主要帮助者：年龄、性别、身高、体重、既往情况。

(11)经济情况。

(12)交通工具。

(13)房屋性质　房屋情况(自有、租房、其他)，楼层(楼房的第几层)，有无电梯，构造(木制、砖制、钢筋混凝土、其他)，房间数。

(14)住房平面图(另外附纸)。

2. 日常生活能力(发病前、发病后、治疗后)

(1)基本动作(功能障碍的评定另外附纸)　起居动作；坐位→椅子(轮椅)的移动；椅子→立位；立位平衡；室内移动(主要的移动方法及使用的矫形器)；轮椅的操作(闸的操作、脚踏板的操作)。

(2)身边的应用动作　进食动作,排泄动作(穿脱裤子、清理),洗漱动作(洗脸、刷牙、梳头),更衣动作(穿脱上衣、穿脱裤子、穿脱鞋、穿脱袜子、穿脱矫形器),洗澡动作(洗身、拧毛巾),各种插座的操作,家务劳动,散步。

(3)交流能力。

(4)精神功能(有无痴呆、有无半侧空间失认、有无性格异常等)。

3. 生活环境

(1)每天的作息习惯,今后的生活安排。

(2)改善生活环境的欲望。

(3)发病前有无自己的房间。

(4)回归家庭后有无自己的房间。

(5)家庭环境　房屋内的设施,经济收入,家庭成员提供帮助的可能性,患者的配合程度。

(6)与近邻、社区的关系　有无亲密朋友,外出购物的次数(每周),利用交通工具的次数(每周),利用公用设施的次数(每周)。

(7)社区有无下列资源　入浴服务,护理员,保健员,家庭医生或护士,老人短期照顾,志愿者,社会工作者,出租矫形器,提供住宅改造贷款,其他。

4. 住房结构　调查内容包括:卧室、起居室、厕所、浴室、化妆室、厨房的面积,出入口的宽度,台阶数及高度,门的种类,有无冷暖设备,有无扶手,家具的数量、大小,屋外有无坡道,有多少台阶及其高度、距离,有无扶手和停车场,道路的状况(平坦、坡道、其他)等。

(三)评定结果的总结分析

一般从下列4个方面进行考虑:

1. 患者本人的要求　患者对自身依赖轮椅或拐杖生活的现实能否接受,有无独立生活的要求,有无对环境改造的愿望,对环境改造的方案以及实施进展情况是否满意,有何特殊要求等。

2. 家庭成员的意见　患者本人与家属及其他家庭成员的关系如何,家属及其他家庭成员是否愿意提供帮助以及帮助的程度。

3. 房屋结构　房屋结构特点,改造的难易程度,改造过程是否牵涉法律问题。

4. 经济方面的问题　改造住房所需资金和以后维护所需费用有无可靠来源。

二、住房改造计划的制订

1. 制订住房改造计划时应注意的问题

(1)基本要求　实用、安全、卫生、确保个人隐私、维护与管理简便。

(2)尽量减轻改造规模　措施包括:

1)移动动作的灵活指导、辅助器具(轮椅或拐杖)的灵活应用。

2)家具的重新放置或更换。

3)使用自助具和各种升降装置。

4)增建、新建住房。

(3)广泛征求意见

1)充分倾听患者心声。

2)促进患者本人及家属自己决定。

3)康复小组全体成员的意见。

2. 住房改造计划应包含的主要内容 住房改造计划主要根据患者 ADL 障碍特点(如偏瘫或截瘫、四肢瘫)及其生活自理程度来制订,主要内容有 4 个方面:

(1)转移、移动

1)通行的宽度。

2)消除屋内楼梯。

3)消除屋外楼梯。

4)扶手的高度。

5)安装电动升降机。

6)设置电梯、扶梯。

(2)排泄

1)到便器的移动。

2)扶手的位置。

3)便器的选择。

4)白天和晚上排泄的不同安排。

(3)入浴

1)出入浴缸。

2)浴缸的选择。

3)消除浴室入口的台阶。

4)使用轮椅。

5)入浴使用升降机。

(4)卧室

1)使用不同的床。

2)床的高度。

3)桌子和椅子的安排。

4)其他(如报警装置的安装)。

三、实施住房改造的参考标准

由于不同疾病的患者 ADL 自理程度及原有住房条件差别很大,下面提供的住房改造标准仅供实施时参考。

1. 门厅(玄关) 门厅指的是住房门口与客厅之间的部分,有的住房没有门厅,住房门口与客厅直接相连。如果门厅与室外地面的高度差在 2cm 之内,一般不需要特别改造,只需将门槛拆除即可。如果患者能拄拐杖行走,也可以保留门槛或将门槛高度进行适当调整。如果高度差在 2~10cm 之间,根据患者移动能力和移动方式来决定改造方案,对于拄拐杖者可能仍不需做特别改造,但对于坐轮椅者则需要在门口建坡道。如果门厅比室外高出 20cm 以上,对于坐轮椅者必须修建坡道。修建坡道的具体要求详见本章第二节的有关内容。客厅的改造与门厅的改造要求相同。

2. 卧室 卧室与客厅有高度差时应设法消除。应保证最低限度的通风保暖条件。床的高度的调整很重要,床和床垫加在一起的高度应该与轮椅和轮椅垫加在一起的高度一样,以方便患者完成转移动作。必要时还可以在床边适当位置安装扶手,供患者做起立动作或转移动作时使用。

3. 厨房 厨房灶具的高度要调低,灶台下方应留有适当空间供轮椅足踏板进入,使患者坐在轮椅上能够得着炒锅炒菜并能看见锅底部。洗手池和洗菜池的台面也要降低,使患者能方便操作。水龙头开关要求改造为长柄、易开关,容易够着。

4. 厕所 由于一般住房的厕所面积较小,轮椅进出非常困难。最低要求是,家庭厕所的宽度不能小于0.8m,厕所门口与坐便器间距离不小于1.2m,患者转移到坐便器上后,脸朝里完成排便动作。在大便器、小便器邻近的墙壁上,应安装能承受身体重量的安全抓杆,抓杆直径为30~40mm,高度为0.7m。公共厕所的无障碍改造要求详见本章第二节的有关内容。

5. 浴室 浴室内的轮椅活动面积不能小于1.2m×0.8m,在浴盆或淋浴邻近的墙面上应安装安全抓杆,抓杆直径为30~40mm,抓杆共两个,高度为0.6m和0.9m。

6. 其他 根据患者的ADL障碍特点,必要时可在床边、厨房、沙发、餐桌旁边均安装扶手,以利患者完成转移或起立动作。如果患者是四肢瘫,可安装使用环境控制系统(详见本书第三篇环境改造第三章的有关内容),使患者能够独立完成开关电灯、电视、电扇、窗帘及打电话等动作。对于有认知功能障碍的偏瘫患者,家庭住宅门口应做一些特殊显眼的标志,以免患者走失。同时在住宅内的各个房间门口做一些特殊装饰,帮助患者记忆和辨别各个房间的位置。有条件时,还应安排一处患者在家训练的场地。

第二节 城市道路和建筑物无障碍改造

本节介绍《城市道路和建筑物无障碍设计规范》的主要内容,并对公共交通工具的无障碍改造要求作一简单介绍。不同道路和建筑的改造要求见表3-2-1~2。

表3-2-1 城市道路设施设计内容

道路设施类别	执行本规范的设计内容	基本要求
非机动车车行道	通行纵坡、宽度	满足手摇三轮车通行
人行道	通行纵坡、宽度,缘石坡道、立缘石触感块材,限制悬挂物、突出物	满足手摇三轮车者、轮椅者、拄拐杖者通行,方便视力残疾者通行
人行天桥和人行地道(坡道式、梯道式)	纵剖面,扶手,地面防滑,触感块材	方便拄拐杖者、视力残疾者通行
公园,广场,游览地	在规划的活动范围内解决方便使用通行	同非机动车道和人行道
主要商业街及人流极为频繁的道路交叉口	音响交通信号装置	方便视力残疾者通行

表 3-2-2　建筑物设计内容

建筑类型	执行本法规范围	基本要求
政府及纪念性建筑(政府及司法部门办公楼,集会、纪念建筑场馆等)	接待部门及公共活动区	残疾人可使用相应设施 集会场所应设残疾人席位
文化、娱乐、体育建筑(图书馆、美术馆、博物馆、文化馆、影剧院、游乐场、体育场馆等)	公共活动区	残疾人可使用相应设施 主要阅览室、观众厅等应设残疾人席位 根据需要为残疾人参加演出或比赛设相应的设施
商业服务建筑(大型商场、百货公司、零售网点、餐饮、邮电、银行等)	营业区	残疾人可使用相应设施 大型商业服务楼应设可供残疾人使用的电梯 中小型商业服务楼出入口应设有坡道
宿舍及旅馆建筑	公共活动区及部分客房层	残疾人可使用相应设施 宿舍及旅馆根据需要设残疾人床位
医疗建筑(医院、疗养院、门诊所、保健及康复机构)	病患者使用的范围	残疾人可使用相应设施
交通建筑(汽车站、火车站、地铁站、航空港、轮船客运站等)	旅客使用的范围	残疾人可使用相应设施 提供方便残疾人通行的路线

注:残疾人可使用相应设施指各类建筑为公众设的通路、坡道、入口、楼梯、电梯、坐席、电话、饮水、售品、厕所、浴室等设施。具体设施内容可根据实际使用需要确定。

一、城市道路和建筑物无障碍设计的基本要求

1.出入口

(1) 供残疾人使用的出入口,应设在通行方便和安全的地段,室内设有电梯时,该出入口宜靠近侯梯厅。

(2) 出入口的地面应平坦,如室内外地面有高差时应采用坡道连接。

(3) 出入口的内外,应留有不小于 1.5m×1.5m 平坦的轮椅回转面积。

(4) 出入口设有双扇门时,门扇开启后应留有不小于 1.2m 的轮椅通行距。

改造实例:宿舍楼门口台阶的无障碍改造方法(图 3-2-1a~b)。

2. 坡道

(1) 供残疾人使用的门厅、过厅及走道等地面有高差时应设坡道,坡道的宽度不应小于 0.9m(图 3-2-1)。

(2) 每段坡道的坡度,允许最大高度和水平长度要求如下:

1) 坡道坡高(高/长)比例为 1/12。

2) 每段坡道允许高度 0.75m。

3) 每段坡道允许水平长度 9m。

4) 坡道的起点和终点应留有深度不小于 1.5m 的轮椅回转缓冲地带。

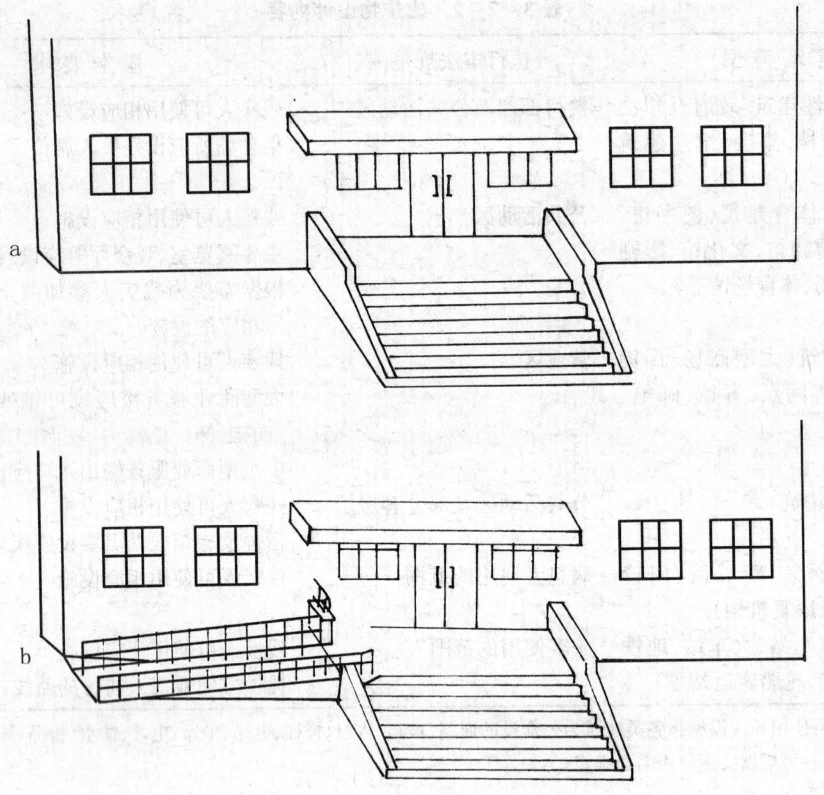

图 3－2－1 楼门口台阶的无障碍改造

a.改造前;b.改造后。

5) 坡道两侧应设扶手,高度为 0.9m,起点终点应水平延伸 0.3m 以上。

3.走道

(1) 走道宽度不小于 1.2m(一轮椅宽度),如两轮椅同时使用应不小于 1.80m(图 3－2－2a～c)。

(2) 走道两侧应设扶手,高度为 0.9m,扶手应保持连贯。

(3) 走道两侧不能设置突出墙面影响通行的障碍物。

4.门

(1) 供残疾人通行的门不能采用旋转门或弹簧门,最适合的为横拉门或横开自动门。

(2) 门扇开启的净宽不能小于 0.8m。

(3) 门扇把手应适合残疾人坐轮椅时开启。

(4) 门洞净宽不小于 1.1m。

5.楼梯和台阶

(1) 不宜采用弧形楼梯。

(2) 楼梯净宽不小于 1.2m。

(3) 不宜采用无踢面踏步。

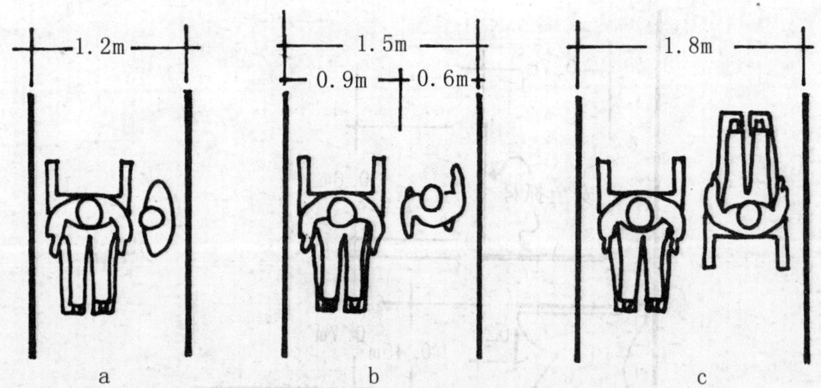

图 3-2-2　走道宽度

(4) 楼梯两侧应有挡板,以防拐杖滑出。

(5) 楼梯两侧应设 0.9m 高扶手且保持连贯。

6. 电梯

(1) 电梯开启后净宽不小于 0.8m。

(2) 电梯均需另设坐轮椅残疾人使用的低位开关。

(3) 电梯轿厢面积不能小于 1.4 m×1.1m。

7. 地面

(1) 室内外通路及坡道地面应平整,地面应采用不滑不松动的表面材料。

(2) 入口处的擦鞋垫和卫生间入口处,室内外地面高差不能大于 20mm。

(3) 室外通路上的及入口处的雨水铁篦子孔洞不能大于 20mm×20mm。

8. 厕所

(1) 公用厕所应设残疾人厕位,厕所内应留有 1.5m×1.5m 轮椅回转面积。

(2) 厕所隔间门应向外开,隔间内轮椅回转面积不小于 1.2m×0.8m(图 3-2-3)。

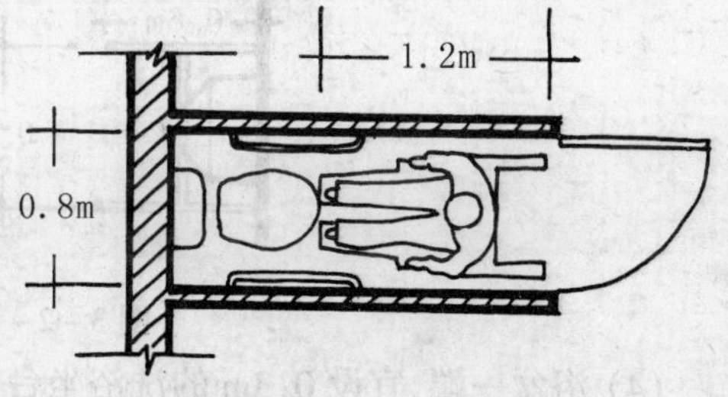

图 3-2-3　残疾人厕位

(3) 残疾人厕位应安装坐式大便器,周围应安装能承受身体重量的安全抓杆(图 3-2-4),抓杆直径为 30~40mm。

(4) 厕所内应有低位洗手盆(高 60~70mm)和洗手液盒。

(5) 在厕所内应设残疾人小便器,小便器两侧应有安全抓杆(图 3-2-5)。

9. 浴室

(1) 浴室隔间门向外开。

(2) 靠近浴位处应留有轮椅回转面积 1.5m×1.5m。

(3) 浴室隔间内轮椅回转面积不小于 1.2m×0.8m。

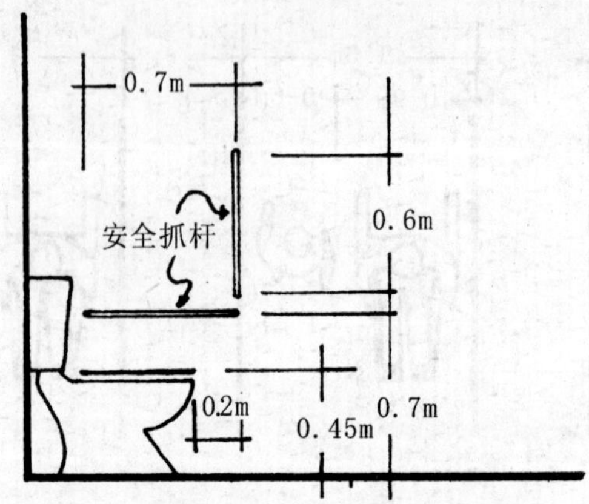

图 3-2-4 大便器安全抓杆

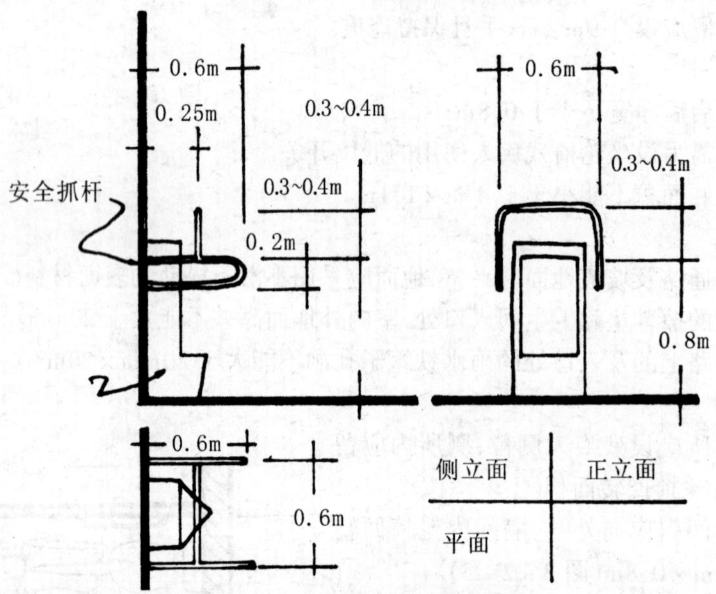

图 3-2-5 小便器安全抓杆

(4) 浴盆一端,宜设 0.3m 的洗浴坐台。在淋浴室喷头下方,应设可移动或墙挂折叠式安全坐椅(防水生锈)(图 3-2-6a~b)。

(5) 淋浴应采用冷热水混合器。

(6) 在浴盆和淋浴邻近的墙壁上,应安装安全抓杆,高度 0.6m、0.9m(图 3-2-7)。

10. 轮椅席

(1) 会堂、报告厅、影剧院及体育馆等应设轮椅席位置,并应没在便于疏散的出入口附近。

(2) 轮椅席深 1.1m,宽 0.8m(图 3-2-8)。

(3) 轮椅席位置的地面应平坦无倾斜坡度,与周围地面有高差时,宜设高 0.88m 的栏杆或栏板。

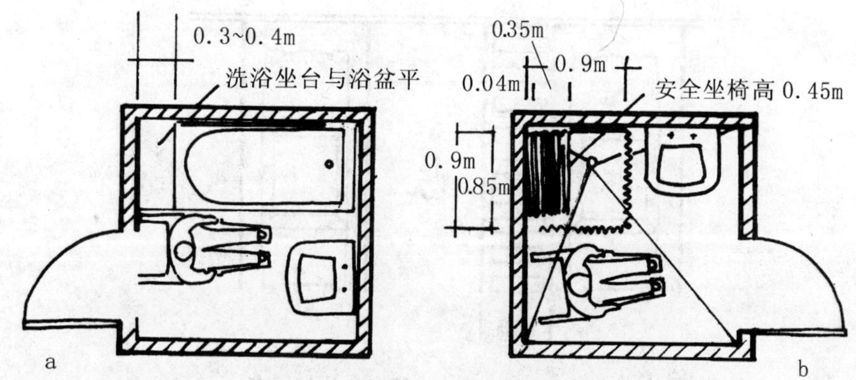

图 3-2-6 洗浴坐台和安全坐椅

a. 盆浴间;b. 淋浴间。

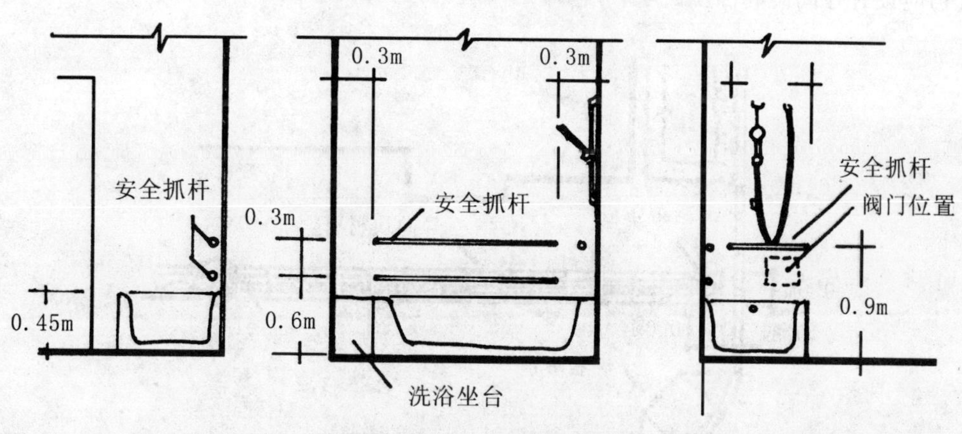

图 3-2-7 浴室安全抓杆

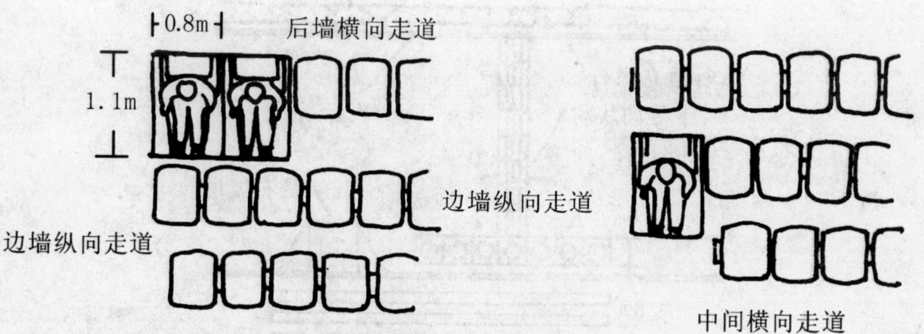

图 3-2-8 轮椅席

11. 停车车位

(1)残疾人停车车位应位于停车车场进出方便地段,靠近人行通路。

(2)相邻车位之间,应留有轮椅通道,宽度不小于 1.5m。

(3)残疾人停车的车位,应有明显标志(图 3-2-9)。

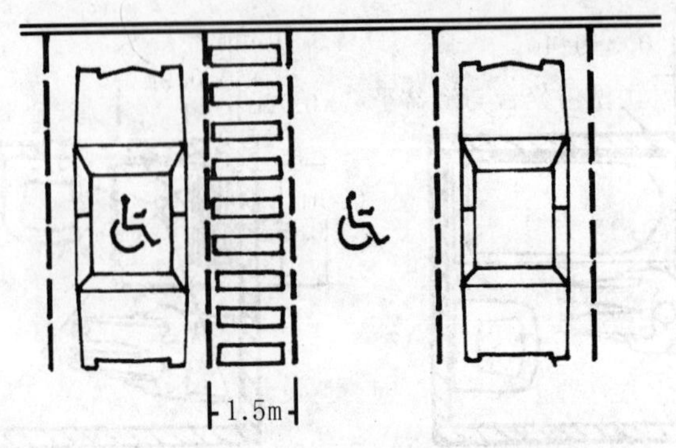

图 3－2－9　残疾人停车车位与标志

12. 视力残疾通道

(1)应设有导向砖和停步砖块,导向砖道不应有任何障碍(图 3－2－10a～b)。

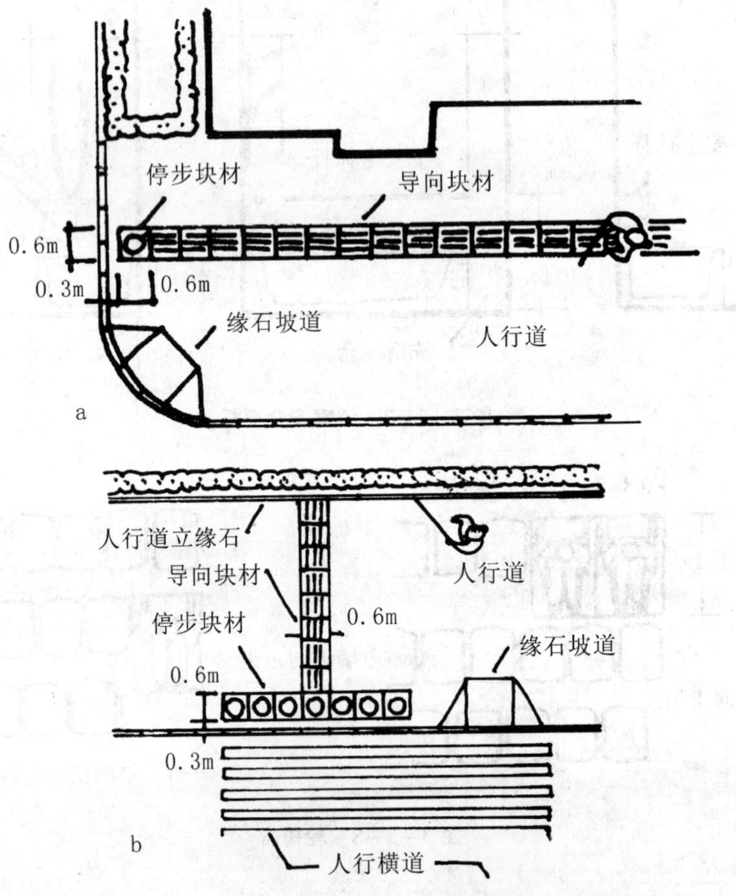

图 3－2－10　人行道中和人行横道处的触感块材布置

a. 人行道中;b. 人行横道处。

(2)如台阶超过三级时,应在台阶两侧设扶手。

(3)视力残疾通过的十字路口设置语言声音(通过和禁止通过)播音器。

二、公共交通工具的无障碍改造要求

公共交通工具如公共汽车、火车、地铁、轮船、飞机等都需要进行无障碍改造,以适应残疾人外出活动的需要。公共交通工具的无障碍改造标准由国家有关部门制订后实施。以公共汽车为例,未来将规定投入使用一定数量比例的无障碍公共汽车,又称低底盘公共汽车,其特点是,车门靠近地面,车门内没有台阶,坐轮椅者可直接进入车内,车内有固定轮椅装置,防止轮椅在汽车行驶过程中出现滑动(图 3-2-11a~b)。

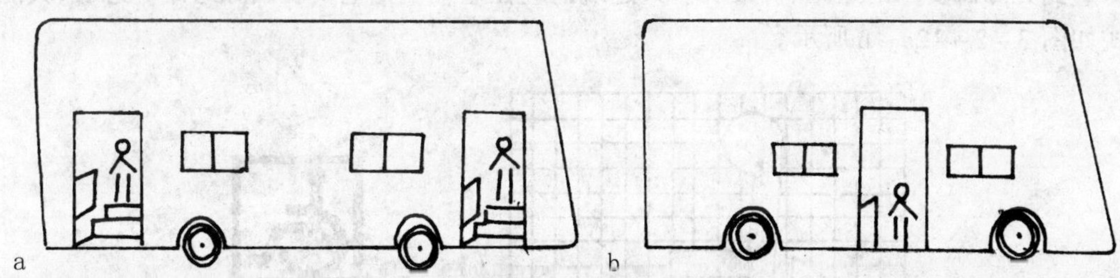

图 3-2-11 无障碍公共汽车

a. 普通公共汽车;b. 低底盘公共汽车。

第三节 农村生活环境改造

1. 路面　农村残疾人轮椅通道应铺设硬质路面,不能使用土路(下雨后无法通行)。路面宽不应小于 1.2m,尽量避开上下坡道。

2. 坡道　农舍门口应设坡道,宽度不小于 0.9m,坡道高度和水平度之比不超过 1/8。

3. 农舍

(1)农舍门不设门栏,各房间之间应平顺,无障碍。

(2)农舍内窗台高度不超过 0.8m,使残疾人在屋内可看到院落。

(3)农舍内如有土坑,应将土坑高度降低为 0.6m,与轮椅高度基本一致。如有条件,另设宽大的床位更佳。

(4)半山坡的农舍,经当地政府批准,应改建在离公用交通道路较近、平缓地段。

4. 厨房

(1)农村用沼气做饭的灶台应不高于 0.6m,使用柴锅做饭的灶台应改造为不低于 0.5 m,做饭工具木杷应改造加长,以适应坐轮椅残疾人使用。另外,应配备长把铁夹,以便于坐轮椅残疾人方便添柴草。

(2)农村的自来水设备应由院落引进到屋内,方便洗涮和做饭。

5. 厕所　农村厕所在院落的,改造困难可在屋内设置可移动座椅式便器(男性残疾人可另设小便壶),便器椅应有靠背和双扶手,坐圈应为防水革面软垫,圈下设可移动清洗之便盆。

6. 洗澡　农村洗澡应给残疾人设一可移动坐式塑料浴盆。如能固定一处,应安排有上下水和淋浴喷头。有电源和自来水的农村可使用电热水器,无条件者可安装太阳能热水器。

7. 其他　有电源、自来水(上下水)条件的农村可安装带烘干功能的洗衣机,以方便残疾人洗衣(免去外出晾晒之不便)。农村的图书馆、影剧院、商店、饭店,均应按城市建筑中的规定,设立无障碍设施和轮椅席。

第四节　国际通用标志

达到无障碍要求的道路、桥梁及公共建筑物应在显著位置上安装国际通用标志牌,其图案样式如图 3－2－12a～b 所示。

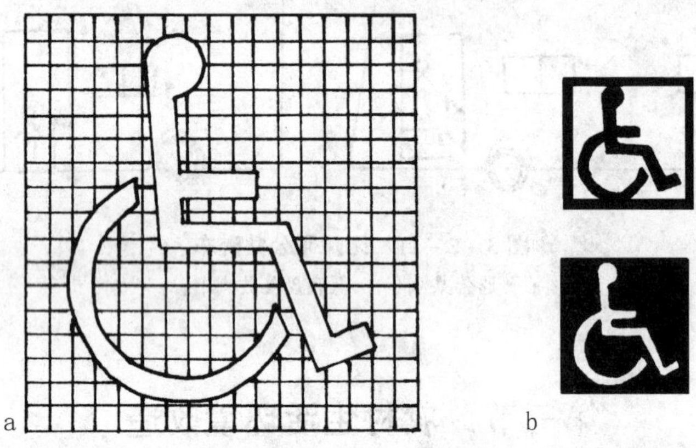

图 3－2－12　国际通用标志牌

a. 国际通用标志牌的比例;b. 国际通用标志牌。

标志牌尺寸为 0.1～0.45m 的正方形,白色轮椅图案黑色衬底或相反,轮椅面向右侧。加文字或方向说明时,其颜色应与衬底形成鲜明对比。所示方向为左行时,轮椅面向左侧。

标志牌用于指示方向,提供如下信息:

1. 指示建筑物出入口及安全出口。
2. 指示建筑物内、外通路。
3. 指示专用空间位置。
4. 指示城市道路、桥梁等设施。

(孙谢文　汪家琮)

第三章　环境控制与机器人护理

随着现代工业、交通和体育运动的日益发展，残疾人口总数不断增加。仅脊髓损伤患者我国目前就有50多万人，其中约1/3是四肢瘫患者，他们的残疾程度重，日常生活自理能力低下，需要家庭成员或专门护理人员的护理，使患者家庭成员要花费大量时间和精力。摆脱对他人的依赖，独立地生活和工作，是残疾人的迫切要求。计算机技术的广泛应用使残疾人独立生活的梦想有可能成为现实。

目前世界发达国家都非常重视家庭环境控制装置的研究，并且已推出各种各样的残疾人家庭护理电子辅助装置。这些装置根据用途的不同，可划分为：视觉装置、盲人行走装置、聋人助听装置、聋哑人语言与通讯装置、触觉装置、运动障碍环境控制装置（包括书写装置、阅读装置、操作与移动装置）、电子控制假肢、功能性电刺激装置等。

本章重点介绍用于运动障碍的环境控制装置，包括残疾人家庭环境控制装置和护理机器人研究的进展情况。患者利用身体上现存的某些能力来操作这些装置，能够达到或接近健全人控制环境设备的能力，如开关家用电器、打电话、开关门、升降病床、操作计算机、驱动轮椅和紧急呼叫等。

第一节　残疾人家庭环境控制装置

一、环境控制装置的一般性结构

环境控制装置（environmental control unit，ECU）又称为环境控制系统（environmental control system，ECS），其作用是使残疾人能够对家庭生活环境进行一定控制，从而提高残疾人的生活自理能力。它由接口单元，控制单元，输出单元和控制信号监视四部分组成（图3－3－1）。典型的环境控制装置如图3－3－2。

1.接口单元　接口单元又称界面单元，它提供了残疾人与环境控制装置的联系。接口类型主要取决于残疾的性质，为适应残疾人残存的功能，设计合适的人机接口。所谓残存的功能，是指：如果丧失下肢功能，则利用上肢功能，如手、臂、肘的动作；如果丧失上肢功能，则利用下肢功能，如脚趾、脚、腿、膝的动作；如果上下肢功能均丧失，则利用头部和头部器官的功能，如头动（前后、左右晃动或摇动）、皱眉、眨眼、下颌触压、口叼（口棒）、咬牙、吹气/吸气、语音、注视等。

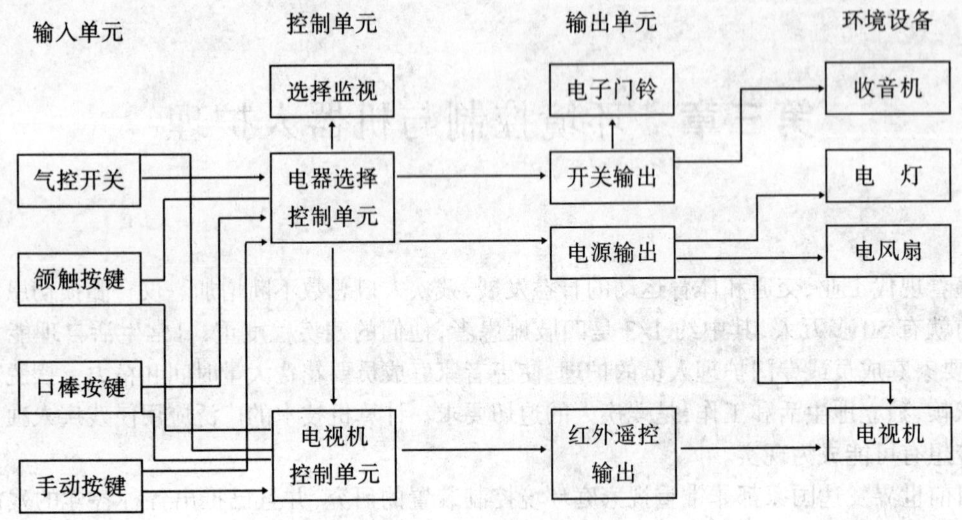

图 3－3－1 ECU－1 环境控制器的系统框图

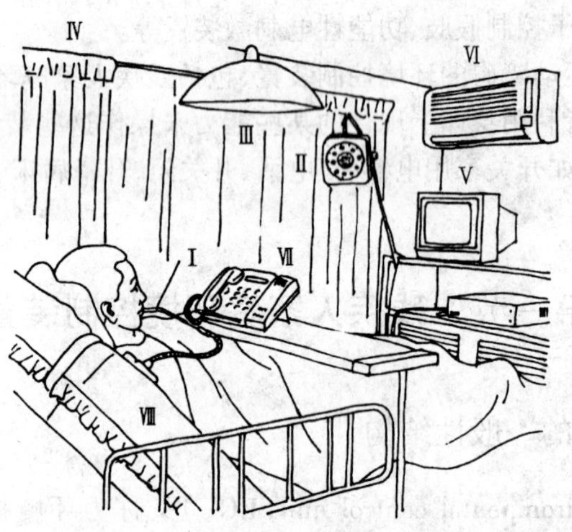

图 3－3－2 典型的环境控制装置

通过吸管（Ⅰ）和控制选择器（Ⅱ），可以随意控制电灯（Ⅲ）的开关、窗帘（Ⅳ）的开关、电视机（Ⅴ）的开关、空调器（Ⅵ）的开关、打电话（Ⅶ）和床（Ⅷ）的升降调节等。

根据上述不同需要，设计不同机械开关，如头触微动开关、脚踏开关、颌触开关，头指点器和口指点器用的指点键盘，吹/吸气开关，皱纹开关、操纵杆、鼠标等。除机械开关外，还有电子开关及生物电位开关。电子开关有光敏式、压敏式、热敏式、电磁感应式等。生物电位开关是利用皱眉产生的肌电信号或眨眼产生的眼电信号进行控制。声控采用的是语音识别技术。注视采用的是摄像和图像处理技术。对残疾人来说，声控或注视无疑是较便利的接口方式。

2.控制单元 控制单元又称处理单元。它是环境控制装置的核心，由电子电路或微机软硬件组成，其作用是对来自接口单元的开关信号进行解码，并转化为输出控制信号。

由于受控环境设备有多种，而每种设备又有多种功能的选择，所以确认选择方式是控制单元的重要问题。一般有两种确认选择方式:直接选择和扫描选择。直接选择方式要求每一种设备和每一种功能都对应一个开关,因此需用的开关数量较多,这种选择方式用于头指点器或口指点器用的指点键盘控制。扫描选择方式用得较多,因为它只需残疾人的一个或两个简单的开关动作。如果采用“线扫”,只需一个开关;如果采用“行/列扫描”,则只需两个开关,一个选中行(选中某种装置如电灯、电视机、电话等),另一个选中列(选中某种装置的某种功能,如电视的某个频道,电话的某个自拨号码等)。扫描方式又分为单步和自动两种,扫描速度和方向均可调节。

控制单元有繁有简,简可简到只一根导线,繁可繁到由一个计算机系统组成。不同厂商的环境控制装置或护理机器人,主要在控制单元上表现其技术特点,并朝着集成化控制系统(integrated control system, ICS)的方向发展,ICS能够使残疾人通过简单的输入接口来完成一系列控制功能,对家庭环境设备、轮椅及通讯设备进行集成化控制。控制单元可用软件实现,也可用硬件实现。多媒体计算机控制系统已用于残疾人环境控制装置和护理机器人的控制,虽然这种控制系统造价过高,一般残疾人家庭难以购买,但代表了今后残疾人环境控制系统的发展方向。

3.输出单元　输出单元是接受控制单元的控制命令,对受控设备执行操作的部分。输出方式有多种,例如:机械臂或机器人的控制输出;直接继电器控制器如翻页器、磁碟装入器等;直接输出如电话、传真等;电器连接输出(又称功率输出)如电灯、电风扇等各种电器的电源;数字输出如音响设备;遥控输出如红外遥控电视机、空调器等。

输出单元与受控设备间可以是有线联系,也可以是无线联系。有线联系要求使用者位置保持固定,而无线联系允许使用者在较大范围内灵活操作,一般装在轮椅上的环境控制装置大都采用无线联系。无线联系常采用射频或红外。

由于受控设备多是电器设备,因此输出单元多是电子开关控制的直流微继电器,继而再控制与设备相连的主继电器。

4.控制信号监视　控制信号监视是控制信号的视觉反馈信息,是为残疾人指示自己给出的选择项目是什么。一般采用LED陈列指示,有的厂家采用LED液晶显示屏或电视监视屏显示字符或图符,为了使残疾人无需高度注视显示板,有的系统还增加听觉反馈信息,如音响指示或语音指示。

二、国内外几种ECU介绍

1.清华大学电机系ECU-1系统　该系统由清华大学电机系和中国康复研究中心合作研制。其输入接口有气控(吹气/吸气)、口棒指点键盘、颌触及手动四种输入方式。可有线控制8个交流电器、2个开关输出、2个呼叫信号、3种风扇速度,以及红外遥控电视机的频道转换、音量色调调节等。该装置于1998年通过国家有关部门验收,在2000年又增加了语音控制输入方式,是适合我国国情的简便实用的残疾人环境控制装置,在该领域填补了国内空白,将于近期正式投入生产。

2003年11月,清华大学生物医学工程系与中国康复研究中心合作,开始研制依靠视觉诱发电位来控制环境设备的新型ECU,经部分四肢瘫患者试用,取得了满意的效果。

2.美国 Preutke Rounich 公司 ECU 系统　该公司 ECU 系统由Ⅰ型发展到Ⅲ型,接口方式采用摇杆开关和气动(吹气/吸气),有 LED 显示板和音响指示。ECU - Ⅲ型可无线控制 8 个交流电器,自动拨号电话可存储 9 个电话号码。

3.美国 Northwest University 的 Microdec 系统　该系统接口单元有两只开关组合,控制单元用 MC6802 微处理器控制,使用两个并行口,控制 16 种设备。用 8 个 LED 数码管显示,采用自动行/列式扫描,当扫描到待控设备时,按第一只开关实现设备选中。接着进行该设备的功能自动扫描,按第二只开关时实现功能选中,该系统能控制各种电器、病床升降、电视机及电话。使用电话时可以使用预先存入的电话号码,也可以采用"扫描选数字"方式拨新的电话号码。

4.美国 University of Texas 的红外遥控 ECU 系统　该系统是基于标准件的红外遥控 ECU 系统,其特点是成本较低。其控制单元采用行/列扫描,用两只按键开关操作。红外发射器控制 4 类外设(①视听设备:如电视机、影碟机、音响,②电器:如电风扇,③电话,④病床)的各种功能,由 LED 矩阵屏显示选择项目。受控设备的编号及功能编号预先存储于控制单元的存储器中,当选中某一种设备或某一种功能时,微机将相应的编号通过串行口送到红外发射器调制发射,由设备端的红外接受器接收解调并译码,解调的信号控制多达 16 种操作。

5.英国健康与社会保险机构(DHSS)Steeper 系统　该系统接口单元是用一个单键开关实现对一系列设备的控制。它采用 PC 机控制,在两个房间都可以使用该系统。该系统的一个显著特点就是其通讯能力,在主房间、次房间及前门都安装有有线对讲机,主房间还有一个伺服电话。一个报警装置在户外,用后备电池供电,当此系统发生故障时可呼唤邻居的帮助。该系统针对无语言能力的残疾人又设计了一个语言单元,此单元可提供 8 条简单语句如"是"、"否"、"请进"、"您是哪位?"等,当使用者需使用哪条时只需按下相应的按键即可。

第二节　护理机器人

一、固定作业式护理机器人

固定作业式护理机器人(health care robot, HCR)实际上是一个以工作站形式进行工作的机械手。机械手放在平台上,在平台四周的相应位置上放置着残疾人日常生活工作所需要的物品及设备(如药品、饮料、书籍、磁盘、计算机、电话等)。在工作站内根据预先编制的程序,机械手可以代替残疾人完成一系列工作。

法国原子能协会研制的 Master 护理机器人系统,其输入是两只按键和一个操纵杆,另外还有语音控制输入。受控设备除了机械手外还有许多种环境设备(如翻页器、电话、电灯、音响、电视机、计算机等)。Master 的自动程序可实现喝水、吃饭、抽烟、下棋、翻书、打电话、听音响、看电视、装磁盘等工作。由此可见,Master 的功能是很全面和完备的,它被公认为是具代表性的固定式 HCR 的杰作之一。

二、移动作业式护理机器人

移动作业式护理机器人由清华大学精密仪器系研制。它以高位截瘫患者为护理对象，可在无人看护的情况下独立承担4~8小时的护理工作，患者可借助它完成取药、饮水、翻书、操纵家用电器等工作。机器人由自动导引小车在患者与装有受控设备的工作站间移动。

此系统的接口方式以语音控制为主，控制单元是一台多媒体计算机。患者可通过直接控制模式来控制机器人的每一个动作，也可通过自动控制模式使机器人完成某项工作。另外，患者可随时调用环境控制模式来控制环境设备。对环境的控制不影响对机器人的控制。

三、未来展望

残疾人环境控制装置和护理装置建立了残疾人与环境间的桥梁，使患者不同程度地恢复了生活自理的能力，因而增强了他们生活的信心和勇气，提高了他们的生活质量，减轻了家庭和社会的负担。同时，随着社会的进步，经济的发展，人均寿命不断延长，老年人口比例增加，对家庭护理的需求也越来越大。因此，残疾人环境控制装置和护理装置的研究今后在国内将会有较大的发展。

(汪家琮　周红俊)

主要参考文献

1. 缪鸿石．康复医学理论与实践．上海:上海科学技术出版社,2000
2. 南登昆,缪鸿石．康复医学．北京:人民卫生出版社,1993
3. 汤小泉,高文铸．社区康复．北京:华夏出版社,2000
4. 中国残疾人联合会．肢体残疾系统康复训练．北京:华夏出版社,1997
5. 北京市卫生局．物理医学与康复科诊疗常规．见:临床医疗护理常规．北京:中国协和医科大学出版社,2002
6. 姚瑾．北京博爱医院康复病案范例 .2000
7. 卓大宏．中国康复医学．北京:华夏出版社,1990
8. WHO.ICF 国际功能、残疾和健康分类．日内瓦:世界卫生组织,2001
9. 吴弦光．康复医学导论．北京:华夏出版社,2003
10. 韦伯斯特著．康复用电子装置．孙永鉴译．北京:华夏出版社,1992
11. 谢德利主编．现代康复护理．北京:科学技术文献出版社 .2000
12. 鶴見隆正．日常生活活動学·生活環境学 .in:標準理学療法学．医学書院,2001
13. 早川宏子．日常生活活動 .in:作業療法学全書．協同医書出版社,2002
14. 邱卓英．对功能、残疾和健康国际分类中文版的研究．现代康复杂志,第 5 卷,第 11 期:16
15. 金德闻．肢体功能代偿装置和环境控制系统的现状与发展．中国康复医学杂志,1993,第 5 期:215 - 217
16. 金德闻,张济川．康复工程学的研究与发展．现代康复,第 4 卷,第 5 期:643 - 646
17. 朱磊,唐庆玉,崔子经．基于语音识别技术的残疾人环境控制系统的研制．北京生物医学工程，第 19 卷，第 2 期:65 - 62
18. 李建军，张济川，金德闻．移动式护理机器人的控制系统．中国康复医学杂志,第 10 卷,第 4 期:168 - 171
19. 汪家琮，周红俊，刘根林等．ECU - 1 型残疾人家庭环境控制装置的研制和使用．中国康复,第 14 卷,第 3 期:186
20. Pier Luigi Emilini, Constantine Stephanidis, Jan Ekberg. Rehabilition in Europe IEEE Transations on Rehabilition Engineering, 1995 Vol. 3, No. 1, March : 62 - 64
21. Holme - S - A, Kanny - E - M, Guthrie - M - R. et al. The use of environmental control units by occupational therapists in spinal cord injury and disease services. Am - J - Occup - Ther, 1997 Jan; 51(1): 42 - 8
22. E. A. Dymond, R. Potter, P. A. Griffiths , E. J. W. McClement. A week in the life of mary: the impact of microtechnology on a severely handdicapped person. Journal of Biomedical Engineering, 1998 Vol. 10, Nov:483 - 489

23. Wolf W. von Multzahn, Maithili Daphtary and Richard L. Roa. Usage patterns of environmental control units by severely disabled individuals in their homes. IEEE Transations on Rehabilitation Engineering. 1995Vol.3, No.2, June:222 – 227

24. R. cammoun, J.M. Delriche, F. Lauture and B. Lesigne. Clinical evaluation of the MASTER robot system and development of a new version. Robotica, 1993Vol. 11,: 535 – 539

图书在版编目(CIP)数据

日常生活技能与环境改造/汪家琮主编．-北京:华夏出版社,2005.3
高等医学院校康复治疗学专业教材
ISBN 7-5080-3721-9

Ⅰ.日… Ⅱ.汪… Ⅲ.①康复医学-医学院校-教材 ②残疾人-基本设施-改造-医学院校-教材 Ⅳ.①R49 ②F299.24

中国版本图书馆 CIP 数据核字(2005)第 018081 号

日常生活技能与环境改造
汪家琮　主编

出版发行　华夏出版社
(北京市东直门外香河园北里 4 号　邮编:100028　电话:64663331 转)
经　　销　新华书店
印　　刷　北京市人民文学印刷厂
开　　本　850×1168　16 开
印　　张　19.75
字　　数　440 千字
版　　次　2005 年 3 月北京第 1 版
2005 年 3 月北京第 1 次印刷
定　　价　39.00 元